国家自然科学基金项目（70473086）研究报告

中国贫困地区农村居民家庭食物安全研究

Study on Household Food Security of Rural Residents in Poor Areas of China

肖海峰　李瑞锋　鲜祖德　王祖力

刘旭玲　卢　娟　王裕雄　　　　著

U0238932

中国农业出版社

图书在版编目（CIP）数据

中国贫困地区农村居民家庭食物安全研究/肖海峰等
著.—北京：中国农业出版社，2008.12
ISBN 978-7-109-13107-1

Ⅰ.中… Ⅱ.肖… Ⅲ.不发达地区-农村-食品卫生-
研究-中国 Ⅳ.R155

中国版本图书馆 CIP 数据核字（2008）第 173648 号

中国农业出版社出版
（北京市朝阳区农展馆北路 2 号）
（邮政编码 100125）
责任编辑 闫保荣

中国农业出版社印刷厂印刷 新华书店北京发行所发行
2008 年 12 月第 1 版 2008 年 12 月北京第 1 次印刷

开本：850mm×1168mm 1/32 印张：12.75
字数：330 千字 印数：1～2 000 册
定价：30.00 元
（凡本版图书出现印刷、装订错误，请向出版社发行部调换）

前　言

　　中国是一个人口大国，确保食物安全一直是中国政府农业政策最主要的政策目标之一，中国的食物安全问题也是中外学者关注的焦点问题之一。长期以来，我国对食物安全问题的研究都将目光主要集中在国家层次上，根据绝大多数专家学者的研究成果，目前我国从总体上来说食物安全已达到一个较高的水平。但是在我国农村贫困地区，由于自然环境条件恶劣、经济落后和居民收入水平低等原因，尽管政府已采取多种反贫困措施，居民家庭层次的食物安全问题并没有完全解决。

　　在上述背景下，对我国贫困地区农村居民家庭层次的食物安全问题进行全面系统研究就具有非常重要的理论和现实意义。理论意义在于：本项研究可以丰富中国关于食物安全问题研究的视角与方法，进一步提升我国关于食物安全问题研究的整体水平。现实意义在于：本项研究的成果对于政府制定我国农村贫困地区的食物安全政策具有重要参考价值。

　　正是因为本项研究具有重要的理论与现实意义，所以本项研究获得了国家自然科学基金委员会的资助，研究期限为 2005 年 1 月至 2007 年 12 月。课题组基于大量调查数据，经过三年的潜心研究，于 2007 年底顺利完成该研究项目。本书就是该研究项目的结题报告。

1

本项目研究报告包括1份主报告和3份分报告。主报告的题目是"中国贫困地区农村居民家庭食物安全研究",3份分报告的题目分别为:"中国贫困地区农村居民家庭膳食质量状况及影响因素研究","中国贫困地区农村居民食物消费行为及影响因素研究","中国贫困地区农户粮食生产行为及影响因素研究"。

主报告"中国贫困地区农村居民家庭食物安全研究"的主要内容包括以下八个方面:①我国农村居民家庭食物安全状况的总体分析。利用相关指标分析目前我国农村居民家庭食物安全的总体水平,主要包括食物消费支出、食物消费量、恩格尔系数、能量摄入、蛋白质摄入、脂肪摄入等,并对比分析农村居民与城市居民、农村内部不同收入水平群体的食物安全状况。②中国贫困地区农村居民家庭食物安全水平分析。通过计算一系列指标(能量摄入量、脂肪摄入量、蛋白质摄入量等),对我国贫困地区农村居民家庭食物安全总体水平进行分析,并从不同的角度(地区、收入、家庭规模等)分析贫困地区农村居民家庭食物安全水平。③中国贫困地区农村居民家庭食物不安全广度和深度分析。通过计算营养摄入不足家庭比例和营养摄入平均缺乏度两个指标,对我国贫困地区农村居民家庭食物不安全广度和深度状况进行分析,并从不同的角度(地区、收入、家庭规模等)分析贫困地区农村居民家庭食物不安全广度和深度。④中国贫困地区农村居民家庭食物安全影响因素分析。在定性分析可能影响我国贫困地区农村居民家庭食物安全各影响因素的基础上,建立计量经济模型分析和检验哪些因素有显著影响，以及各种影响因素的影响程度。⑤中国贫困地区农村居民家庭食物安全状况的自我评价及影响因素分析。利用问卷调查数据分析贫困地区农村居民对家庭食物安全的意识和自我评价，并对其影响因素进行定量分析。⑥中国贫困地区农村居民家庭食物不安全风险承受能力及影响因素分析。利用问卷调查数据对我国贫困地区农村居民家庭所面临的食物不安全风险及对风险的承受能力进行分析，并建立计量经济模型对其影响因素进行定量分析。⑦我国政府解决家庭食物不安全问题的主要政策措施和存在问题分析。归纳和总结现有的提高我国贫困地区农村居民家庭食物安全的主要政策措施，主要包括提高食物可获得性和提高食物获得能力的政策措施，并分析存在的主要问题。⑧提出进一步提高我国贫困地区农村居民家庭食物安全水平的政策建议。在总结前面研究结论的基础上，提出进一步提高我国贫困地区农村居民家庭食物安全水平的政策建议。

分报告之一"中国贫困地区农村居民家庭膳食质量状况及影响因素研究"的主要内容包括以下三个方面：①我国贫困地区农村居民家庭膳食质量的总体分析。利用人均膳食质量分值（DDP 分值）这一指标对我国贫困地区农村居民家庭总体膳食质量状况进行分析，得出贫困地区农村居民家庭膳食质量状况的历史变化特征。②我国贫困地区农村居民家庭膳食质量状况的比较分析。利用 DDP 分值对不同贫困地区（省份）、不同收入水平、不同家庭规模（常住人口数）、不同家庭结构类型和不同兼业程度家庭膳食质量状况进行比较，找出不同类别家庭膳食质量状况的差异特征。③我国贫困地区农村居民家庭膳食质量状况影响因素分析。利用家庭膳食质量状况影响因素模型测算各影响因素对我国贫困地区农村居民家庭膳食质量水平的影响方向及影响程度。

分报告之二"中国贫困地区农村居民食物消费行为及影响因素研究"的主要内容包括以下四个方面：①贫困地区农村居民消费水平和消费结构分析。利用统计年鉴相关数据，对贫困地区农村居民收入、消费水平和消费结构进行分析，每一方面的分析均从自身纵向比较、与城市和农村平均水平比较、地区内部差异比较三个角度展开。②贫困地区农村居民各类食物消费状况分析。利用统计年鉴相关数据，具体考查各类食物消费量的历年变化情况，并分别就各类食物消费量与城市和农村平均水平进行比较分析。③贫困地区农村居民食物消费影响因素分析。采用二阶段 ELES—LES 模型估计贫困地区农村居民食物消费的收入弹性、价格弹性以及边际消费倾向，在此基础上对贫困地区农村食物消费的影响因素进行分析。④主要结论及政策建议。对前三部分的研究结论进行总结，根据研究结果，提出提高我国贫困地区农村居民食物消费水平和食物安全水平的政策建议。

分报告之三"中国贫困地区农户粮食生产行为及影响因素研究"的主要内容包括以下四个方面：①我国贫困地区粮食生产状况分析。主要分析贫困地区的总体生产环境及我国 592 个国家级贫困县的粮食生产变化情况。②我国贫困地区农户粮食生产行为特征。根据专门组织的农户调查资料，从种粮意愿、生产投资及新技术采用三个方面分析农户行为特征分析，并比较不同地区、不同收入水平、不同耕地规模、不同兼业程度的农户之间行为特征的差异。③我国贫困地区农户粮食生产行为影响因素分析。通过建立计量经济模型，分析农户种粮决策行为、生产投资行为以及新技术采用行为的影响因素及影响程度。④我国贫困地区粮食生产发展对策。在对我国贫困地区农户粮食生产行为及影响因素研究结论总结的基础上，提出贫困地区粮食生产发展的对策建议。

本书主要作者有：肖海峰、李瑞锋、鲜祖德、王祖力、刘旭玲、卢娟、王裕雄，参与项目调查、资料收集的还有杨光、曹佳、丁丽娜、张成玉、张海霞、周树辉等。

在项目研究和本书写作过程中，得到了国家自然科学基金委员会的经费资助，同时也参考了众多专家学者的相关研究成果，在此一并表示感谢。由于贫困地区农村居民家庭食物安全是一个非常复杂的问题，加之作者的知识水平和对这一问题的认识所限，书中不可避免出现不当之处甚至是错误，恳请读者不吝赐教。

作　者

2008 年 10 月

目　录

分报告之一：中国贫困地区农村居民家庭膳食质量状况及影响因素研究

分报告之二：中国贫困地区农村居民食物消费行为及影响因素研究

分报告之三：中国贫困地区农户粮食生产行为及
影响因素研究

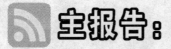

主报告：

中国贫困地区农村居民家庭食物安全研究

第一章

导　论

1.1　研究背景与意义

1.1.1　研究背景

　　20世纪70年代，发生了世界性的食物危机（Food Crisis），许多国家开始关注食物安全（Food Security）这一战略问题，特别是资源禀赋相对不足的国家，对此更是给予高度关注。作为一个曾经遭受过严重饥荒影响的人口大国，中国一直以来都非常重视食物安全问题，食物安全历来都是我国经济社会发展中的重大战略问题。但我国关注更多的是国家层次的食物安全问题，强调食物供应的充足性，并且主要强调粮食供应的充足性，政策措施也旨在解决我国的粮食短缺问题。经过几十年的努力，我国在食物供应方面取得了巨大成就，粮食产量于1996年首次突破5亿吨大关，人均粮食占有量达到并超过世界平均水平，畜禽产品、蔬菜、水果、油料等农产品产量也大幅度提高，我国农产品供求实现了由长期短缺到供求平衡、丰年有余的历史性跨越，农产品供求形势发生了根本性变化，创造了举世瞩目的辉煌成就。中国用占世界7％的耕地养活了占世界22％的人口，不仅解决了中国人自己的吃饭问题，而且也为世界食物安全作出了贡献。

　　然而，国家层次食物安全的实现，并不必然表明家庭层次食物安全的实现，即使是发达国家也是如此。例如，虽然美国国内食物供给充足,但由于微观个体的食物获得能力不足,仍然存在微观层次的食物不安全问题:2004年美国有1 350万家庭处于食物不安全状况中,占总家庭总数的11.9%[①]。而按照食物安全的定义,只有每个家庭和个人都实现了食物安全,才真正意味着一国实现了食物安全。因此,随着经济的发展和人们生活水平的提高,世界各国开始从关注国家食物安全转向对微观的家庭食物安全的关注。黄季焜(2004)也指出,中国食物安全的核心问题应该是家庭层次的食物安全,家庭食物获得能力是目前和未来中国食物安全的主要问题。

目前我国总体的食物安全已经得到基本保障,而不同群体的家庭食物安全水平却存在很大差异。我国仍然存在大量的遭受饥饿和营养不良折磨的人口,这些人口的家庭食物安全水平相对较低,而且主要集中在贫困农村地区。目前我国有592个国家扶贫开发工作重点县,贫困人口仍然很多。2005年末全国农村绝对贫困人口2 365万人,占农村人口总数的比重为2.5%,初步解决温饱但还不稳定的农村低收入人口为4 067万人,占农村人口总数的4.3%。当其他人群开始更多关注食物营养、食品卫生等问题时,这些人群却由于自然环境条件恶劣、经济落后和居民收入水平低等原因无法获得充足的食物、营养摄入不足,难以达到食物安全的基本要求。中国农村贫困监测报告数据显示,2005年我国扶贫开发工作重点县农村居民人均食物消费支出为793.2元,仅相当于农村居民平均水平的68%,恩格尔系数为51.9%,高于农村平均水平6.4个百分点;从具体的食物消费数量来考察,2005年我国扶贫开发工作重点县农村居民粮食消费量人均206.8千克,低于农村平均水平2千克,肉类、蛋类和水产品等营养丰富的动物性食物消费量与农村平均水平差距更大,2005年我国重点县农村居民的肉类消费为19.6千克,相当于农村平

① Mark Nord, Margaret Andrews, Steven Carlson. Household Food Security in the United States, 2004

均水平的 87.5％，蛋类消费为 1.8 千克，相当于农村平均水平的 38.3％，水产品消费为 1.3 千克，相当于农村平均水平的 26.5％。从营养摄入角度考察，我国农村贫困监测报告显示，2005 年重点县农村居民能量摄入 2 415 千卡，低于农村平均水平 22.2 千卡，蛋白质摄入 62.1 克，低于农村平均水平 5 克，脂肪摄入量 50.7 克，低于农村平均水平 2.2 克，脂肪供能比仅为 18.9％，低于农村平均水平 0.63 个百分点。尽管政府已经采取了多种反贫措施，这些居民的食物安全问题仍然没有得到很好地解决。从某种程度上讲，解决好这些地区的食物安全问题也就基本上解决了我国总体的食物安全问题。在总体经济处于稳定增长，社会大多数人达到或正在向小康生活水平迈进的今天，贫困地区农村居民家庭食物安全问题应引起决策者和社会的关注。

1.1.2 研究意义

当前，我国存在大量食物不安全人口，而且主要集中在贫困农村地区，研究我国贫困地区农村居民家庭食物安全问题具有非常重要的理论和实践意义。

首先，本研究可为研究微观层次食物安全提供方法上的探索。从世界范围来看，其他国家从 20 世纪 80 年代开始就非常关注家庭和个人层次的食物安全问题，而我国给予的关注还远远不够，研究也相对较少。本研究通过对我国贫困地区农村居民家庭食物安全状况及影响因素进行分析，可以为研究微观层次食物安全提供方法上的探索。

其次，本研究可增强对中国食物安全状况了解的全面性和系统性。我国关于国家食物安全的研究和讨论已很充分，但对家庭食物安全的研究还相对较少。在国家食物安全状况相对较为稳定的背景下，大量遭受饥饿和营养不良人口的存在向我们提出了要求，需要站在更加微观的角度分析我国食物安全问题。通过对贫困地区农村居民家庭食物安全状况进行分析，可以使认识更加全面,增强对中国食物安全状况了解的全面性和系统性。

再次,本研究可为政府制定有针对性的食物安全政策提供参考。通过对影响我国贫困地区农村居民家庭食物安全主要因素的分析,可以使我们真正了解影响我国贫困地区农村居民家庭食物安全的关键性影响因素及影响程度,为有针对性地制定食物安全政策提供参考。

最后,本研究对我国制定"以人为本"的长期农业政策具有重要参考价值。确保国家和家庭食物安全是政府的责任,也是一个战略性问题,需要采取一系列政策措施予以保证。但政策的制定和执行最终都需要通过农民的粮食生产行为来实现,农民对食物安全的意识、态度和风险承受能力对政策的执行效果都将产生重要影响。通过分析贫困地区农村居民食物安全的意识、态度和风险承受能力,可以使我们更加准确的了解农民的主观意识,为制定"以人为本"的长期农业政策提供参考。

1.2 研究目标

本研究的总体目标是在深入分析食物安全内涵的基础上,全面客观地分析和评价我国贫困地区农村居民家庭食物安全状况,并进一步了解贫困地区农村居民对家庭食物安全的态度和风险承受能力,分析贫困地区农村居民家庭食物安全状况、态度及风险承受能力的影响因素,在此基础上,结合现有政策提出提高我国贫困地区农村居民家庭食物安全水平的政策建议。

具体目标包括:

第一,客观评价当前我国贫困地区农村居民家庭食物安全状况,分析影响我国贫困地区农村居民家庭食物安全状况的影响因素;

第二,从农户主观评价角度分析我国贫困地区农村居民家庭食物安全状况,以及农户对食物安全的意识和态度,分析影响农户意识和态度的关键因素；

第三，深入分析我国贫困地区农村居民面临的食物不安全风险，以及应对家庭食物不安全风险的策略选择、应对能力和影响因素；

第四，分析评价当前我国贫困地区农村居民家庭食物安全的政策措施和执行效果；

第五，提出提高我国贫困地区农村居民家庭食物安全水平的政策建议。

1.3　研究内容

基于以上研究目标，本研究的主要内容包括以下八个部分：

第一部分：我国农村居民家庭食物安全状况的总体分析。通过各种指标分析目前我国农村居民家庭食物安全的总体水平，主要包括食物消费支出、食物消费量、恩格尔系数、能量摄入、蛋白质摄入、脂肪摄入等，并对比分析农村居民与城市居民，农村内部不同收入水平群体的食物安全状况。

第二部分：中国贫困地区农村居民家庭食物安全水平分析。通过计算一系列指标（能量摄入量、脂肪摄入量、蛋白质摄入量等指标），对我国贫困地区农村居民家庭食物安全总体水平进行分析，并从不同的角度（地区、收入、家庭规模等）分析贫困地区农村居民家庭食物安全水平。

第三部分：中国贫困地区农村居民家庭食物不安全广度和深度分析。通过计算营养摄入不足家庭比例和营养摄入平均缺乏度两个指标，对我国贫困地区农村居民家庭食物不安全广度和深度状况进行分析，并从不同的角度（地区、收入、家庭规模等）分析贫困地区农村居民家庭食物不安全广度和深度。

第四部分：中国贫困地区农村居民家庭食物安全影响因素分析。在定性分析可能影响我国贫困地区农村居民家庭食物安全各影响因素的基础上,通过计量模型分析和检验哪些因素有显著影响,以及各种影响因素的影响程度。

第五部分:**中国贫困地区农村居民对家庭食物安全的自我评价和意识。**利用问卷调查数据分析贫困地区农村居民对家庭食物安全的意识和自我评价,通过对农民主观判断的调查,全面了解他们对食物安全的意识和态度,并对其影响因素进行定量分析。

第六部分:**中国贫困地区农村居民家庭食物不安全风险、承受能力及应对能力分析。**利用问卷调查数据对我国贫困地区农村居民家庭食物不安全风险进行分析,进而对他们的风险承受能力,应对策略和应对能力进行分析,并对影响因素进行定量分析。

第七部分:**我国政府解决家庭食物不安全问题的主要政策措施和存在的问题。**本部分主要归纳和总结现有的提高我国贫困地区农村居民家庭食物安全的主要政策措施,主要包括提高食物可获得性和提高食物获得能力的政策,并分析运行中存在的主要问题。

第八部分:**提出进一步提高我国贫困地区农村居民家庭食物安全水平的政策建议。**通过分析当前我国贫困地区农村居民家庭食物安全状况和影响因素,以及现有政策和执行效果,提出进一步提高我国贫困地区农村居民家庭食物安全水平的政策建议。

1.4 研究思路与研究方法

本研究的思路是:首先从文献综述出发,结合食物安全的定义和我国的具体实际,构建评价我国家庭食物安全状况的方法体系,从客观和主观两个角度进行分析;其次,客观评价我国农村居民当前的家庭食物安全水平,针对农村地区最为特殊的贫困地区,分析居民家庭食物安全水平、食物不安全广度和深度,例如有多少家庭面临食物不安全风险,营养缺乏程度如何等,在此基础上分析我国贫困地区农村居民家庭食物安全的影响因素；除客观分析我国贫困地区农村居民家庭食物安全状况外，进一步分析我国贫困地区农村居民对家庭食物安全的自我评价和意识；再次，对贫困地区农村居民应对家庭食物不安全风险的策略选择和应对能力进行分析，并对政府针对家庭食物不安全风险的现有政策措施和存在的问题进行分析；最后，提出改善的政策建议。

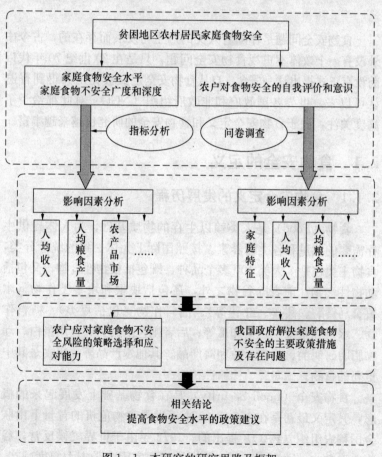

图1-1　本研究的研究思路及框架

第二章
国内外研究现状

食物安全问题是伴随着人类的产生与发展而存在的，古今中外没有一个政体不重视食物安全问题，只是在 20 世纪 70 年代以前没有正式提出这一概念。自从食物安全定义被提出并得到普遍认可以来，世界各国政府和非政府组织（NGO）对此都给予了高度关注，关于食物安全定义和食物安全的研究也越来越丰富。

2.1 食物安全的定义

2.1.1 食物安全定义的发展历程

食物（Food）是人类赖以生存的物质基础，为人体提供生存需要的能量和各类营养素。按照国际上大体一致的统计分类，食物主要包括 8 大类 100 多个品种，既包括植物性食物，又包括动物性食物。前者除谷物之外，还包括块根和块茎类作物（木薯、马铃薯、甜薯、红薯等）、油料作物（包括豆类）、糖料作物、水果和浆果、蔬菜和瓜等；后者则包括肉类、食用蛋白、动物脂肪、奶类、蛋类、鱼和海产品、其他水产品等。粮食是其中重要的食物。

食物安全（Food Security）是在食物基础上发展起来的概念，其定义最初是在 1972—1974 年世界食物危机的背景下由联合国粮农组织（FAO）提出的。1972 年由于世界气候反常，谷物普遍歉收，欧洲、亚洲和非洲许多国家因为受灾大幅度减产，粮食市场供求严重不平衡，进口需求激增，导致价格猛涨。国际谷类价格指数 1969—1971 年为 100，1973—1975 年上升为 190，1976 年小麦出口价比 1971 年上涨 1 倍，玉米出口价上涨 1.1 倍，大米出口价上涨近 1 倍。国际贸易条件恶化使发展中国家特别是低收入国家无法通过正常渠道获得必需的食物以解决本国的食物危机，几十万人死于饥饿，加剧了这些国家国内秩序的不稳定和动乱，也影响了整个世界政治经济的发展。与此同时，世界粮食储备也出现了问题。1970 年世界谷物结转库存为 1.79 亿吨，占当年总消费量的 23%，相当于三个月的储备。而到 1975 年谷物库存只有 0.93 亿吨，占总消费量的 11%，即只有 40 天的储备①。这是第二次世界大战后 30 年来发生的最严重的世界性食物危机，大范围的食物危机使得人们认识到获得充足的食物对于人类生存和发展的重要性。1974 年 11 月联合国根据不结盟国家首脑会议的倡议在罗马召开了世界食物会议，并通过了《消除饥饿和营养不良世界宣言》，签署了《世界食物安全国际约定》，这个约定的目的是通过建立国家粮食储备协调体系，向发展中国家提供特别援助等，保证世界有充足的基本食物供给，特别是谷物供应。该约定认为，保障世界食物安全是一项国际性的责任。在联合国粮农组织（FAO）的倡导下，许多国家开始关注食物安全，并采取了一系列切实可行的措施保障本国的食物安全。由此，食物安全的定义被第一次真正提出，即"保证任何人在任何时候都能得到为生存和健康所需要的足够食物"。

　　自那时开始，食物安全在理论界受到广泛关注，食物安全概念不断发展，许多学者和机构由于工作目的和性质的不同，以及当时面临的食物安全状况和环境的不同，对食物安全曾给予了不同的定义，仅在 20 世纪 90 年代之前就有上百种关于食物安全的

---

①　孙振远．中国粮食问题．河南人民出版社，2000

定义（Smith et al，1992），表2-1中的几种定义是国际上公认的、比较权威的表述，这些定义也反映了这一概念的不断发展变化过程。20世纪80年代，在粮食供应相对充足的背景下，却存在大量面临饥饿的人群，这使得食物安全概念被赋予新的内涵。1983年联合国粮农组织世界食物安全委员会通过了总干事爱德华·萨乌马提出的食物安全新概念："确保所有人在任何时候既能买得到又能买得起他们所需要的基本食物"，这一概念不仅强调充足的食物供应，而且强调消费者具有足够的食物获得能力。1992年，由联合国粮农组织（FAO）和世界卫生组织（WHO）联合召开的"国际营养会议"，提出了"营养安全"的概念，号召把"食物安全"和"营养安全"结合起来，从此食物安全定义中更加突出强调了营养安全的重要性。最新的定义是1996年由联合国粮农组织提出的，即"只有当所有人在任何时候都能够在物质上和经济上获得足够的、安全的和富有营养的食物，来满足其积极和健康生活的膳食需要及食物偏好时，才实现了食物安全"，这一定义进一步赋予了食物安全以新的内涵，这是针对全世界仍然存在8亿多面临饥饿和营养不良的人口而作出的具体反应。

表2-1　国际上关于食物安全的代表性定义

年份	机构/个人	会议	定　义
1974	联合国粮农组织（FAO）	世界食物大会	保证任何人在任何时候都能得到为生存和健康所需要的足够食物
1983	FAO总干事爱德华·萨乌马		确保所有人在任何时候既能买得到又能买得起他们所需要的基本食物
1986	世界银行（World Bank）		任何人在任何时候都能获得充足的食物来维持能动的和健康的生活

（续）

年份	机构/个人	会议	定　义
1992	联合国粮农组织（FAO）世界卫生组织（WHO）	国际营养大会	在任何时候任何人都可以获得安全营养的食物来维持健康能动的生活
1996	联合国粮农组织（FAO）	第二次世界食物首脑会议	只有当所有人在任何时候都能够在物质上和经济上获得足够的、安全的和富有营养的食物，来满足其积极和健康生活的膳食需要及食物偏好时，才实现了食物安全

资料来源：根据综合资料整理。

从食物安全定义的发展过程可知，食物安全是一个不断发展的概念，随着经济发展和现实提出的挑战，食物安全在现实中的发展和理论界的研究进展不断深入，其内涵和外延也不断丰富和扩展，关注的重点也不断深化，这些变化主要体现在以下几个方面：

第一，从层次上来讲，食物安全逐渐从宏观层次深入到微观层次，并提出家庭食物安全概念。食物安全是一个多层次概念，完整的食物安全体系包括宏观和微观等多个层次，即世界食物安全、国家食物安全、地区食物安全、家庭食物安全和个人食物安全。世界食物安全是许多国际组织所关注的重点，目标是避免全球性食物危机的发生和蔓延，确保全世界所有人都能获得充足的食物，远离饥饿，FAO就致力于实现一个无饥饿的世界。国家食物安全是各国政府所关注的重点，目的是保证国民都能获得充足的食物来满足其生存的需要。一旦发生食物危机，对于一国经济社会发展的影响是巨大的，政权的稳定性也将受到挑战，各国政府都致力于实现本国食物供应的充足性。家庭食物安全是指家庭成员都能获得满足生存需要的充足食物,是一个比较微观的食物安全概念,要实现家庭食物安全,首先必须保证食物供应的充足性,其次要保证家庭具有足够的食物获得能力。个人食物安全是一个更加微观的食物安全概念,主要强调个人获得满足生存需要的充足食物,与家庭食物安全的区别就在于个人食物安全不仅强调家庭的食物获得,而且强调家庭内部的食物分配问题,例如,亚洲和非洲许多国家就存在家庭内部食物分配不均衡的问题,妇女和儿童往往最容易受到影响,他们的食物安全水平相对偏低。

最初,世界各国对宏观食物安全(全球食物安全、国家食物安全、地区食物安全)给予了较多关注,随后现实问题向人们的传统思维提出挑战,食物供应充足的国家仍然存在部分面临饥饿的人群,例如,贫困人口、流离失所者、部分少数民族人口和妇女儿童等。因此,食物安全的关注层次开始不断深入,从 20 世纪 80 年代开始微观食物安全越来越受到人们的关注,开始深入到家庭和个人层次(Foster, 1992),发展出家庭和个人食物安全概念。对于一国而言,食物安全主要涉及国家和家庭两个层次,因此伴随着食物安全关注重点从宏观向微观层次的转移,家庭食物安全就成为一国食物安全关注的重点,是对食物安全微观层次的深刻理解,也成为食物安全追逐的高级目标。因为国家食物安全的实现并不完全意味着家庭食物安全的实现,只有家庭食物安全的实现才意味着一国实现了真正的食物安全。

第二,从关注重点来讲,不仅关注食物可获得性,而且关注食物获得能力。国家和世界食物安全主要分析食物可获得性问题,是指食物供应总量的充足性,对于一个国家而言,食物可获得性是指整个国内的食物供应总量,既包括国内生产,也包括通过国际贸易进出口和库存的变化对国内的供应量。而家庭和个人食物安全主要分析食物获得能力,食物获得能力是指所有家庭和家庭中的所有成员都有充足的资源获得适当的食物以满足营养的膳食需要（Riely et al. 1995）。随着食物安全由国家层次向家庭层次的转变，食物安全的关注重点也逐渐深入到家庭的食物获得能力方面。从食物安全的定义可以看出这一变化，1974 年的定义主要强调食物可获得性，主张通过发展生产和增加储备来确保食物可获得性，认为只要供应充足就不存在食物不安全问题。1983 年的定义在强调食物可获得性的同时，还强调了"买得起"即食物获得能力，该定义主要有两项主张：第一要有充足的食物供应；第二，要确保所有人都有能力获得食物。食物安全的最新定义（1996 年的定义）进一步涵盖了这两个方面的全部内容，"物质上"强调的就是食物可获得性问题，"经济上"强调的就是食物获得能力问题。

第三，从安全程度来讲，逐渐开始强调营养安全。过去的食物安全定义主要强调居民食物消费数量的多少，即任何人可获得他们所需要的足够多的食物，主要从食物获取数量角度分析其安全情况，对食物的营养和质量关注相对较少，这主要发生在低水平食物消费时期。后来的食物安全定义更多强调营养安全，是指在日常生活中，任何人可获得足够的能满足其人体营养需要的食物，从营养学的角度分析其安全状况。1974 年的定义中"能获得为生存和健康所需要的足够食物"，以及 1983 年的定义中"他们所需要的基本食物"都主要强调食物消费数量的充足性，很少关注营养安全。随着世界经济的发展和人们生活水平的提高，食物安全也更加突出强调营养安全，认为获得"满足营养需要的足够食物"（Barraclough and Utting，1987）、"积极的、健康的生活所需的足够食物"（World bank，1986）等才算实现了食物安全。1992 年联合国粮农组织（FAO）和世界卫生组织（WHO）共同召开了国际营养大会，要求与会各国承诺"在提高全民营养认识的基础上，注意营养安全，确保所有人都能持续的做到营养充足"，1996 年世界食物首脑会议进一步提出，"人人都有权获得安全而富有营养的食物，这是与获得足够食物的权利和人人免受饥饿的根本权利是一致的"，只有达到"获得足够的、安全的和富有营养的食物，来满足其积极和健康生活的膳食需要及食物偏好"才算实现了食物安全，而且提出了"到 2015 年将全世界的饥饿和营养不良人口减少一半"的千年发展目标，充分体现了对营养安全的重视。

2.1.2　我国对食物安全的理解

随着食物安全内涵和外延的不断丰富和扩展，以及国际上关于食物安全研究的不断深入，我国关于食物安全概念的理解也在发生转变，但是与国际上通行的食物安全定义仍然存在一定的差别：

第一，我国主要强调国家层次的食物安全，而且是粮食安全，对家庭食物安全的关注不够。由于食物安全所具有的战略地位使得许多国家一直以来都非常关注本国的食物安全问题，食物安全是一个非常具有现实意义的话题，理论研究是为现实服务的，因此关于食物安全的研究与各国所面临的具体食物安全形势有着直接的关系。由于我国是人口大国，食物安全在我国具有举足轻重的地位，因此长期以来我们主要关注总体食物供应的充足性，即国家层次的食物安全，而且是粮食安全。1992 年我国政府提出的粮食安全概念[①]"有效地提供全体居民以数量充足、结构合理、质量达标的包括粮食在内的各种食物"就主要强调供应量的充足性。十五届五中全会通过的"中共中央关于制定国民经济和社会发展第十个五年计划的建议"也提出："要高度重视保护和提高粮食生产能力，建设稳定的商品粮基地，建立符合我国国情的社会主义市场经济要求的粮食安全体系，确保粮食供求基本平衡。"十六届三中全会提出"要实行最严格的耕地保护制度，确保粮食安全。"等等，这些都是从国家粮食供应的角度来强调粮食安全的重要性。对家庭食物安全的关注明显不足，虽然我国

---

① 国家计划委员会、国家科学技术委员会等．中国 21 世纪议程．北京：中国环境科学出版社，1994

很早就关注"贫困"这一与家庭食物安全密切相关的问题，定期对农村的贫困状况进行监测，并实施了一系列扶贫战略使得农村贫困人口大量减少，而且也采取了各种政策措施解决城市人口的贫困问题。但是，问题的关键是贫困和食物不安全之间并不能完全划等号，例如由于临时性突发事件和其他冲击，出现许多暂时性食物不安全人口，实际上并非是贫困人群。近几年我国一些学者也认识到仅仅强调食物可获得性和国家食物安全并不能准确把握我国食物安全的内涵，也开始关注食物获得能力和家庭食物安全。吴志华等（2003）指出，粮食安全是一个国家或地区为保证任何人在任何时候能得到与其生存和健康相适应的足够食品，而对粮食生产、流通与消费进行动态、有效平衡的政治经济过程。闻海燕（2003）指出，粮食安全体系包括：生产出足够多的粮食；有一个高效率的流通组织来供应；确保所有需要粮食的人在任何时候都能获得粮食。

不仅如此，我国主要强调的是粮食安全，与国际上通行的食物安全（food security）①存在一定差别。准确的说，食物安全和粮食安全是两个不完全相同的概念，安全所指向的物质（食物/粮食）范围存在很大差别。按照联合国粮农组织（FAO）的统计规范，食物安全定义中所强调的食物包含多个品种，除粮食以外，还包括其他可向人体提供能量的食物；按照我国官方（中国国家统计局）的统计口径，我国粮食安全定义中强调的粮食主要包括稻谷、小麦、玉米、高粱、谷子、薯类、豆类及其他杂粮。由此可知，中国的粮食概念是国际食物概念中的一部分——谷物、淀粉块茎、豆类、薯类。

---

① 国际上通行的食物安全概念是"Food Security"，例如，《国际食物安全条约》、1974年世界食物大会发表的《消除饥饿与营养不良全球宣言》及《世界食物安全国际约定》、1996年世界食物安全首脑会议发表的《世界食物安全罗马宣言》、世界贸易组织的《乌拉圭回合多边贸易谈判结果法律文本》等，提到的均是"Food Security"，即"食物安全"。

过去,我国经济发展落后,人民生活水平不高,温饱得不到保障,经常面临吃饭问题,居民食物消费水平不高,粮食是主要的食物来源,因此把国际上当时通行的"Food Security"直接翻译为"粮食安全"[①],而且在现实中也将其完全等同于粮食安全,主要强调粮食供应的充足性,政策措施也旨在解决粮食短缺问题,我国将这种概念的替换和完全等同一直沿用至今。不过我国的粮食安全概念实际上抓住了食物安全的核心,即使现在粮食也是人体营养的主要来源。1998年中国食物和营养监测数据显示,粮食通过直接和间接方式为农村居民人均提供了82.7%的能量(谷类、豆类和动物性食物),其中直接提供73.9%的能量,为城市居民人均提供了72.9%的能量,其中直接提供54.2%的能量。由此可知,对于我国这样的大国,为何一直强调粮食安全的重要性。但是随着人们消费水平和消费多样化程度的提高,仍把我国的食物安全战略局限于粮食是不全面的,应在更加广阔的食物基础上审视我国的食物安全战略,当前很多学者(丁声俊,2005;卢良恕,2005等)都主张使用"宽概念"来强调我国的食物安全问题。

第二,我国也开始逐渐关注营养安全。新中国成立以来我国

---

① 吴天锡在"也谈'粮食安全'问题"中提到(http://www.econ-stage.net.cn),粮食安全(Food Security)是一个外来词。20世纪70年代初期,世界"粮食危机"出现时,联合国粮农组织(简称FAO)开始提出这项概念,要求"采取有效的社会经济措施,以保障人类在任何时候都能获得其生活所需的粮食",并在1974年的世界粮食会议上加以讨论和做出决议。当时,我负责对这一议题进行研究并提出对策,第一次从FAO的文件上看到"Food Security"一词,有译为"粮食保障"的,也有译为"粮食安全"的……约有五六种译法。从文件对"粮食安全"一词的解释和内涵来看,译为"粮食保障"较为妥帖。后来征求有关部门对译法的意见,他们认为联合国安全理事会中的"安全"一词原文也是Security,最好统一译法;而且当时美国"以粮食为武器",动辄就对"不听话的国家"实行粮食禁运,译为安全一词更具有一定的政治含义。因此定下,沿用至今。其中Food一词,早在百多年前即译为粮食,沿用至今,已成习惯;其实Food一词包含的内容广泛得多,和我们的统计口径也不一样。

对食物安全主要强调食物消费数量安全性，目标是解决国民的温饱问题，对营养安全关注较少。随着我国居民温饱程度的提高，追求更高程度的食物安全目标成为可能。1992 年在罗马召开的全球部长级营养会议，通过了《世界营养宣言》与《改善营养行动计划》，我国作为其中一员也作出相应承诺，开始注重营养安全。1993 年我国颁布实施《90 年代中国食物结构改革和发展纲要》，对九十十年代中国食物消费与营养摄入提出了具体目标。21 世纪初，我国又颁布《中国食物与营养发展纲要（2001—2010 年）》，提出未来 10 年我国居民食物消费和营养摄入具体目标，到 2010 年农村居民的食物和营养目标是：人均每日摄入能量 2 320 千卡，其中 84％来自植物性食物，16％来自动物性食物；蛋白质 75 克，其中 27％来自动物性食物；脂肪 65 克，提供的能量占总能量的 24％。人均每年主要食物摄入量为：口粮 165 千克，豆类 13 千克，蔬菜 140 千克，水果 30 千克，食用植物油 10 千克，食糖 8 千克，肉类 26 千克，蛋类 13 千克，奶类 7 千克，水产品 13 千克。为了解我国居民营养状况，新中国成立以来我国曾进行过三次全国性的居民营养状况调查，第一次是 1959 年，由于各种原因没有公布数据，第二次是 1982 年，第三次是 1992 年，2002 年进行了第一次全国性的营养和健康综合性调查。

　　一些学者也开始注意到营养安全的重要性。例如，钟甫宁等（2004）关于粮食安全的理解就提到营养安全问题：供应量是否满足基本需要；供应在时空上的分布是否均衡；所有人是否能容易的获取基本的粮食；粮食是否符合卫生、营养和健康的标准。

　　结合食物安全概念内涵和外延的整个发展历程，以及我国的具体国情和我国对食物安全的理解，本研究的食物安全是：从层次来讲，研究家庭层次的食物安全；从程度上来讲，研究营养安全。概括为：从营养学内涵角度研究家庭食物安全。

2.2　家庭食物安全的核心内涵[①]

家庭食物安全不同于国家食物安全，过去国家食物安全主要强调食物的供应，以及食物的可获得性，而家庭食物安全主要强调微观个体的食物获得能力。对于家庭食物安全所包含的核心内涵，不同学者有不同理解。例如，Anderson（1990）指出，家庭食物安全至少包括以下两个方面：稳定地获得营养充足的和安全的食物；能以一种社会可接受的方式获得满意的食物的能力。Maxell（1992）指出，家庭食物安全主要包括以下几个核心内容：①食物获得能力；②充足的食物获得；③获得食物的安全性；④时间的长久性。根据家庭食物安全的定义以及学者们的研究，家庭食物安全中的核心内涵主要有：食物获得能力、食物获得的充足性和时间的持久性。

2.2.1　食物获得能力

食物获得能力是研究家庭食物安全和国家食物安全的最大区别，家庭食物安全主要强调微观个体的食物获得能力，如果个体具有充足的食物获得能力，家庭食物安全就容易实现。这主要是因为20世纪80年代发生在非洲的食物危机使得人们认识到，在国家食物充足的情况下，仍然存在大量食物不安全的人群，主要原因是这些人群的食物权利遭到破坏而导致食物获得能力明显不足。Sen（1981）的食物权利理论在其中发挥了巨大的指导作用，按照作者的理论模型，个体的食物权利主要来自其最初资本的"预算约束集"，主要包括生产性资产、耐用消费品、人力资本、社会资本等，这些资本可以通过生产和交换转化为食物或者其他

---

① 本部分参考了：Maxwell，S.，Frankenberger，T.. Household Food Security：Concepts，Indicators，Measurement，A Technical Review. UNICEF，New York and IFAD，Rome. 1992

可以换取食物的商品，如果个体所拥有的全部"权利集"不能转化为包含足够食物的商品集，那么其必将面临食物不安全问题，遭受饥饿的困扰，这意味着该个体遭受到权利失败，必然导致个体的食物获得能力明显减弱，存在严重不足。在一个私有权市场经济中，个人的权利关系主要由所有权、生产权、贸易权和继承权等决定。

表 2-2　微观个体的食物权利集合

项目	生产性资产	非生产性资产	人力资本	收入活动	公共保障
项目细化	土地 机械 生产建筑等	耐用消费品 房屋 储蓄等	劳动力 教育程度 健康状况等	种植业 养殖业 非农产业等	贴息贷款 转移收入 社会保险等

既然食物获得能力是家庭食物安全的核心内容，那么两者的关系到底如何将是我们关注的重点。因为食物权决定食物的获得能力，因此我们转向对食物权和食物安全关系的关注：往往食物权相对丰富的家庭，其食物安全程度也较高；相反，存在食物权脆弱性的家庭，往往面临一定的食物安全风险。食物最安全的家庭往往都是那些使用了较少可利用资源就可获得充足食物的家庭；相反，最不安全的家庭往往都是那些使用了大量的可利用资源，仍然无法获得充足食物的家庭。

表 2-3　资源利用与家庭食物安全

项　目	家庭食物安全	家庭食物不安全
使用了少量的 可利用资源	最好状态	虽然食物不安全，但实现食物安全并不困难
使用了大量的 可利用资源	虽然食物安全，但是存在一定的食物不安全风险	最差状态

资料来源：Jonsson, U. , K. Toole. Household Food Security and Nutrition: A conceptual Analysis. Mimeo. UNICEF, New York, 1991. 4

2.2.2 食物获得的充足性

食物获得的充足性实际上就是对食物安全的程度作出规定，到底达到何种程度才是安全的，何种情况下是不安全的。这涉及两个问题：一是食物消费数量，二是营养摄入量。食物消费数量主要强调个体消费多少食物才能达到安全，而营养摄入量主要强调个体摄入多少营养才能达到安全。关于这一点，并没有统一的、亘古不变的标准，许多学者和机构由于研究目标的不同，以及不同的发展时期，往往会给出不同的界定。

从不同的研究结果可知，食物获得的充足性逐渐从强调食物消费数量转向营养摄入状况，更多地强调营养安全，不是简单强调具体食物的数量多少，而且对安全程度的要求不断提高，不仅要维持生存，更要实现能动的、健康的生活。这些变化主要来自于世界经济的发展所带来的财富和收入的不断增长，使得人们对高水平生活的追求越来越强烈。

由此可知，食物安全的充足性是衡量和评价家庭食物安全的标准。对这一充足程度的不同界定，就会产生不同的衡量和评价指标体系。

2.2.3 食物安全状态的可持续性

根据食物安全的定义，就时间性而言，主要强调长久性，即对家庭而言要保证任何时候都是安全的，实现食物安全的可持续性。但在现实中，许多家庭随时会处于食物不安全的境地，并不能足以保证长久的食物安全状态。因此食物不安全可以按照时间纬度划分为长久的食物不安全（Chronic Food Insecurity）和短期的食物不安全（Transitory Food Insecurity）。长久的食物不安全主要是指，家庭面临持续的食物消费不足；短期的食物不安全是指，食物无法满足需要的情况持续很短的时间，家庭可能面临"食物权"安全性的暂时下降，出现暂时的"食物权"脆弱性。有时短期的食物不安全又分为周期性食物不安全和暂时的食物不安全。周期性食物不安全往往表现为季节性的，而暂时食物不安全主要是指由于自然灾害、洪水等外生的暂时性冲击导致的食物不安全。

从以上几个食物安全核心内涵的具体分析可知，这些概念之间存在一定的联系。从时间上来讲，食物安全强调长久性，目的是实现可持续的食物安全，然而这一目标的实现与"食物权"的风险性有着紧密的联系，要想实现可持续的食物安全就必须保证"食物权"的风险性最低，而且具有长久性。居民获得食物的主要来源有三个：自我生产、市场购买和社会的转移性所得，这也是影响食物安全的主要因素，确保这些因素的稳定性是保证可持续食物安全的基础。

2.3 家庭食物安全与其他相关概念的关系

随着食物安全内涵的发展以及现实提出的挑战，食物安全的外延不断得到扩展，触及到许多其他领域，所强调的内容和其他概念存在一定的交叉，许多学者在这些领域进行了研究，最具影响的是 Maxwell and Frankenberger（1992），内容主要涉及以下几个方面：家庭食物安全与生计安全，家庭食物安全与人权，食物不安全和贫困的关系等。

2.3.1 家庭食物安全与生计安全

生计是指具有充足的储备以及食物和现金流以满足基本的需要（Chambers，1988）。生计安全（Livelihood Security）是指能充足的、可持续的获得收入和其他资源，以满足家庭的基本需要（Frankenberger，1996），其中包括能获得充足的食物、饮用水、健康服务、受教育机会、房屋和参与社会的时间等。食物安全是要保证居民能获得为生存所需要的足够食物。食物安全与生计安全是相互联系的,随着食物安全研究逐渐深入到微观层次,二者的关系更加紧密。从食物安全的以往研究可知,似乎保证食物获得性是首先要解决的问题,也是人类赖以生存的最基本需求,是排在其他需求之前需要首先予以满足的基本需求。但实际上,作为一个微观主体,为生计还有许多基本需求,而且这些需求之间需要寻求一种平衡,并非具有严格的满足顺序,食物安全是纳入到生计安全的一个重要组成部分。当确保穷人和弱势人群都能获得可持续的生计时,食物安全才得以真正实现(Maxwell,1988 and 1991)。

由此可知,食物安全所强调的对食物的需求并非独立于其他需求,而是与其他需求紧密相连,是综合的生计安全的重要组成部分,有时候家庭会为保持生计而情愿挨饿。De waal(1989)通过研究发现,1984年在苏丹发生饥荒时期,当地人们为保存自己的资产以及保证将来的生计而自愿选择了挨饿,为保存种植用的种子、耕种自家的土地、避免出卖自家的牲畜,他们已经做好了挨饿的准备。由此可知,获得食物,避免饥饿并非是人们面对危机时的首要选择。食物安全的实现并不能以损害其他权利而存在,食物安全是为实现可持续的生计安全而成为人类追逐的目标。理想的食物安全表明,其他基本需求也同样得到满足,这其中包括物资需求和非物质需求。表2-4清楚的区别了"把食物作为首要追求"和"把食物当作可持续生计的一部分"两种战略中对家庭食物安全的不同诠释。

表 2-4 不同的食物追求战略对家庭食物安全的诠释

项 目	战略一:食物为首要追求	战略二:食物是可持续生计的组成部分
目标	获得充足食物	实现安全的、可持续的生计
食物的重要性	食物排在所有需求的首位	食物是整个生计所有需求的一部分

（续）

项　目	战略一：食物为首要追求	战略二：食物是可持续生计的组成部分
时间偏好	食物首先应该得到满足	食物何时应该得到满足是要保证现在和未来的生计需求
权利	狭隘的权利基础（当前和过去的消费）	宽泛的权利基础（包括将来的需求满足）
脆弱性	缺乏食物	不安全，缺乏保障，面临风险和冲击
安全性	能获得食物，不考虑实现的条件和过程	整个生计可以得到保障，包括食物
弱势群体	以社会和医学标准	同时要考虑经济和文化的标准
应对策略	是为实现当前消费的最大化	为维持生计
衡量和监测	当期和过去的消费	生计强度（Livelihood Intensity）
食物安全和环境的关系	破坏环境满足当前的食物需要	为安全的未来保护环境

资料来源：参考了 Davies，S.. Versatile Response：Strategic Adaptation to Food Insecurity in the Malian Sahel. IDS. Brighton，1992

2.3.2　家庭食物安全和人权

家庭食物安全是要确保所有人能获得充足的食物以满足其健康能动的生活，通常的讨论是把其纳入到完整的食物安全体系中进行研究，实际上食物安全也是一种人权（Human Rights）。1948 年的世界人权大会开始关注经济、社会和文化权利，对食物权利有所涉及，在世界人权宣言中指出"每个人都享有使自己和家庭过上健康和安宁的生活的权利，包括食物。"20 年之后的1966 年，关于经济权、社会权、文化权的国际条约进一步丰富和发展了这些概念，强调"每个人都有权利……充足的食物"，"每个人都享有免受饥饿的基本权利"，1987 年一百多个国家通过和批准了该条约,其中关于食物的条款指出,各国应该独立或者通过国际合作的方式,采取各种措施促进食物生产方式、储备和食物分配方式,确保世界食物的平等分配以满足需要。

国际社会关于食物作为基本人权的认识也得到1974年世界食物大会的广泛认可,发出关于消除饥饿和营养不良的世界宣言,参会的各国政府宣布:"每个男人、妇女和儿童均享有免于饥饿和营养不良,以便身体和智力得到发育的不可剥夺的权利。"1996年世界食物首脑会议上,来自185个国家和欧洲共同体的领导,在食物安全的罗马宣言中再次重申,每个人都享有获得安全的和营养的食物的权利,与获得充足的食物和免于饥饿的基本权利是相通的。

由此可知,食物安全的实现也是一种人权保障,是一项基本的人权。不同类型的人权之间是相互依赖的、不可分割的、同等重要的,为享受食物权利,人们需要获得健康、教育等。人类对食物权利的享受不应该以影响其他人权的享受为代价,如不应该花费过高的成本获得足够食物以满足充足膳食的需要,以至于损坏了其他社会经济权利的满足。如果不能获得充足的食物,人们不能享受健康能动的生活,无法很好的照顾孩子,子女无法接受很好的教育,对食物权这一人权的满足影响了其他的人权享受,对于缓解贫困也非常不利。这再次说明确保食物权这一基本人权的重要性。

2.3.3 家庭食物不安全与贫困

虽然保障食物安全是世界各国的基本社会目标,但是食物不安全在许多国家依然存在,即使是发达国家也同样存在。食物不安全往往被定义为无法实现食物安全目标的一种状态。例如,Brink(2001)指出,食物不安全的人会经历以下的困境:①不能确保以一种社会可接受的方式获得足够数量和质量的食物;

②无法获得营养充足的食物；③使用一种导致家庭进一步面临困境的方式获得食物等。也有学者从能力和权利的角度对其进行定义，例如，Radimer, et al.，（1992）指出，食物不安全是没有能力以一种社会可接受的方式获得或者消费充足数量和质量的食物，或者即使有能力实现这一目标，也具有明显的不确定性。Anderson（1990）指出，当获得营养充足和安全的食物的能力受到限制，或者以社会可接受的方式获得满意的食物的能力具有明显的不确定性时，表明食物不安全存在。Davis and Tarasuk（1994）指出，食物不安全是指没有能力通过正常的食物渠道去获得充足的、营养的和个人可接受的食物，或者即使具有这种能力也带有明显的不确定性。

许多研究表明，食物不安全和贫困（Poverty）有着非常紧密的联系，因为对贫困的理解也存在两种类似的思路。一种观点认为贫困是一种缺乏的状态，Townsend（1979）、Oppenheim（1993）、世界银行（1980）主要从"缺乏"的角度界定贫困，他们所关注的是贫困的表象，范围从单纯的物质的"缺乏"到无所不包的社会的、精神的、文化的"缺乏"。世界银行（2001）认为贫困是由于贫困者资源有限，以致他们被排除在所在国可以接受的最低限度的生活方式之外。英国的汤普森在他的《英国的贫困：家庭财产和生活标准的测量》一书中写道："所有居民中那些缺乏食物、很少参加社会活动和缺少最低生活条件的资源的个人、家庭和群体就是所谓贫困的。"另一种观点是从能力的角度对贫困进行界定，阿玛蒂亚·森（2003）、世界银行（1990）在世界发展报告中就将贫困定义为"缺乏达到最低生活水准的能力"。关于贫困的这两种思路从不同的侧面反映了贫困的内涵，从缺乏状态角度对贫困的定义主要集中反映一种结果——没有达到最起码的生活水平，从能力角度对贫困的定义主要集中反映一个过程，即缺乏相应的条件而导致最终生活水平低下。这与家庭食物不安全是紧密相连的，食物不安全最直接的反映就是一种食物缺乏的状态和结果,而导致这种结果的原因是没有获得食物的能力和权利。

就所包含的核心内容而言,食物不安全主要指缺乏食物,营养不足,而贫困的内容相对更加丰富。联合国开发计划署在1997年提出了人文贫困(Human Poverty)概念,即缺乏最基本的个人发展机会和选择权,它包括拥有长久而健康的生命、保持体面的生活标准、享有正当的自由、尊严、自尊以及其他方面。具体包括收入贫困、权利贫困、人力贫困和知识贫困[①]。从分析可知,贫困比食物不安全包含的内容更加丰富,无论是从缺乏的角度还是从能力的角度分析,都说明贫困不仅包括物质贫困(收入),还包括权利、知识贫困等,随着贫困概念的发展,其内容逐渐扩大,已经远远超过物质贫困的范围,物质贫困只是其中的一个方面。不过,在现实中,贫困最直接的表现形式就是物质贫困,而且也最容易衡量和评价,可操作性较强,因此无论在理论界还是在实践部门,常常只涉及收入贫困,用收入贫困来替代综合的贫困概念,并通过划定的贫困线来衡量贫困状况,这时贫困与家庭食物不安全之间的关系就更加接近,都是以食物消费为基础来衡量和测定。例如,通常对贫困的衡量就是按照营养摄入的标准计算食物贫困线,然后根据食物贫困线计算非食物贫困线,通过二者相加得出贫困线作为衡量贫困的标准。由此可知,贫困的衡量主要是以食物消费作为根据,贫困人口就是无法实现温饱的人群。而食物不安全分析的重点主要是食物消费问题,是指无法获得充足的食物来满足其生活的需要,二者都是以食物消费为依据。二者的区别主要体现在贫困人口和食物不安全人口的不完全重合性。

---

① 收入贫困是指最低收入和支出水平的贫困,最通常的衡量标准就是我们所熟知的贫困线;权利贫困是指缺少本应享有的公民权、政治权、文化权和基本的人权;人力贫困是指缺乏基本的人类能力,包括识字水平、足够营养、预防疾病、健康长寿;知识贫困是指获取、交流、创造知识和信息的能力匮乏。

就食物不安全产生的原因而言，许多研究表明贫困常常是家庭食物不安全的主要原因。例如，联合国在 1985 年粮食及农业会议通过的决议中指出：饥饿和营养不良的主要原因是贫困，因此应该在保证适当数量的粮食供应的同时，增加居民特别是贫困人群的收入，提高他们对粮食的购买能力（FAO，1985）。

2.4 国内外衡量和评价食物安全的主要方法

在深入理解家庭食物安全内涵和外延的基础上，对家庭食物安全进行衡量和评价是研究的重要内容。不同的评价方法反映了食物安全状况的不同侧面，而且不同的评价方法对数据质量的要求也不同，数据搜集的成本就会因此而存在差异。在实际工作或研究过程中，由于实际需要或研究目的的不同，采用的评价方法也就不同。

2.4.1 宏观层次食物安全评价方法综述

20 世纪 70 年代发生的世界食物危机使人们认识到食物供给不足是食物不安全的主要原因，这一认识也得到 1974 年世界食物大会的认可。许多发展中国家开始建立预警系统以监测食物供给状况，基于食物供给模型的食物安全评价方法开始建立，通过与总人口需求相比的基本食物供给程度来衡量宏观（国家和地区）食物安全状况（Shoham et al，1989）。Staatz et al（1990）也指出，过去衡量食物安全的方法主要是集中反映国家或者地区的食物供给或与之有关的资源等问题，通过与宏观食物需求相比较而得出食物安全与否的结论。

具体的宏观食物安全评价方法并无公认的统一标准，不同研究者和研究机构所使用的方法和指标体系并不相同。联合国粮农组织从 20 世纪 70 年代起就一直把世界期末谷物库存量占当年总消耗量的17%~18%当作世界食物安全的评价指标,这个指标对全球粮食的物质可供量提供了一个估测标准,受到世界的普遍认同。也有机构和学者通过一个国家的人均每天膳食能量供给与人均每天膳食能量需求的比较,考察该国居民是膳食能量过剩还是膳食能量短缺,进而从营养安全的角度从总体上衡量一国的食物安全(FAO,1996;Smith,2000)。也有学者通过一个国家的食物总供给与食物总需求的比较,从食物数量安全角度来衡量其食物可获得能力及食物安全状况,有时总供给仅指国内生产,有时总供给包括期初食物库存、本期生产、食物净进口(包括食物国际援助)等。

我国在这方面的研究较为丰富,许多学者(朱泽,1997;马九杰,2001;刘晓梅,2004)用多指标对我国粮食安全[①]系统的一个或多个方面进行分析,并得出我国粮食安全整体水平比较高的结论,涉及的指标主要包括:产量波动系数、自给率、储备水平、人均占有量、低收入阶层的粮食保障水平等,在此基础上通过加权平均计算综合粮食安全系数。

2.4.2 微观层次食物安全评价方法综述

20世纪80年代非洲发生的饥荒使研究者和项目实践者逐渐认识到,在食物可获得性充足的条件下,由于人们食物权力被破坏而导致的食物获得能力较低的情况下,食物不安全依然会发生(Borton et al,1991),国家食物安全的实现并不完全意味着家庭食物安全的实现。因此,过去用来衡量国家食物安全的指标并不能用来衡量家庭食物安全,需要用真正涉及微观主体的指标和方法进行分析。在这一背景下,专门用来衡量家庭食物安全的指标和方法开始发展。例如,联合国粮农组织食物安全委员会秘书处认为原来粮食库存比指标已不适应时代发展的需要,重新制定了

①我国长期以来一直强调粮食安全,而非食物安全,因此相关研究指的都是粮食安全。

基于微观个体的衡量世界食物安全的 7 个监测指标：营养不足人口发生率；人均膳食热能供应；谷物和根茎类食物的热能占人均膳食热能供应的比例；出生时预期寿命；5 岁以下儿童死亡率；5 岁以下体重不足儿童所占比例；体重指数＜18.5 的成人所占比重（丁声俊、朱立志，2003），这些指标构成的评价方法的基础是微观个体。

Frankenberger（1992）在归纳和总结了关于微观食物安全的评价方法后指出，食物安全评价指标可以分为过程指标（Process Indicators）和结果指标（Outcome Indicators）两类。其中，过程指标主要反映食物可获得性和食物获得能力，结果指标主要反映实际的食物消费和营养摄入，每类指标都包含多个单项指标，也涉及到许多社会经济变量，是一个非常综合的指标体系。具体如何选取指标进行衡量和评价，取决于具体的目的。评估一个食物安全项目、建立食物安全监测体系、实施一项家庭食物安全战略，在很大程度上决定着不同指标的选取和具体方法的运用。在实际运用中，理论和实践工作者使用的衡量和评价方法主要有两类：客观数量衡量法和主观质量评价法。客观衡量法是针对客观的具体数据对家庭食物安全状况进行评价，主要包括能量摄入衡量、食物多样性分析、食物消费频率分析和应对策略分析等。主观评价法主要是通过被访者对自身家庭食物消费状况和营养摄入状况的自我评价来判断其食物安全水平。

最典型的客观衡量方法是通过对一个家庭实际食物能量摄入与相应年龄、性别人口的食物能量需求标准的比较，确定其食物安全状况（Chung et al，1997），该方法需要关于家庭食物消费和能量摄入、家庭人口构成（年龄、性别）、不同成员的体力活动状况及不同成员的最低食物和卡路里要求等方面资料的支持。FAO 从 1999 年开始，每年都要基于人们膳食能量摄入量等指标测算世界食物不安全状况，并发布《世界食物不安全状况报告》。

我国关于这方面的研究主要集中在中国预防医学科学院营养与食品卫生研究所。根据我国进行的三次大规模营养调查（1982、1992、2002）研究居民家庭的膳食结构和营养状况，实际上是从一个侧面反映了居民的家庭食物安全状况。Chunming Chen et al（1992）通过计算热量、蛋白质和脂肪的摄入量，分析了我国农村和城市居民的食物安全状况，得出中国的食物安全问题从总体来看在 20 世纪 80 年代初已得到解决的结论。翟凤英（2005）利用 2002 在全国范围内开展的首次"中国居民营养与健康状况调查"，采用连续 3 天 24 小时回顾法的食物记录数据及"称重法"记录的家庭调味品消费量数据，对我国居民的营养素平均摄入量进行了分析。

其他的客观评价方法主要包括食物多样性分析、食物频率分析和应对策略分析等。食物多样性分析（Diet Diversity）是通过一个人在一定时期内消费食物种类的总和指标来反映，这个和可以是简单算术和，即吃了多少种食物该指标就是多少；但一般是加权和，权重是各类食物在规定时间内的食用频率。食物频率分析（Food Frequency Assessments）主要通过 24 小时回顾法询问家庭和个人的食物消费情况，获得详细信息。询问的重点是针对有限的各类食物（例如大约 10 种占膳食量 90％的食物品目）的消费频率，而不是具体的消费量（O'Brien - place and frankenberger，1988）。涉及的指标包括：每天吃饭的次数、调味品的种类、低营养的稀粥作为主食的次数等。应对策略分析（Coping Strategies）主要是分析当出现食物不安全特别是突发性食物不安全时，人们会采取什么样的应对策略。这些策略包括：短期的膳食改变、减少食物消费、重新分配消费结构、调整食物在家庭内部的分配、通过信贷手段获得食物消费、生产模式的短期调整、资产的抵押和出卖、甚至被迫流浪等。不同的应对策略通过不同的选项代表使用频率，通过被访问者对各种应对策略下的使用频率选择，计算其选项和。其值越大，表明农户面临的食物不安全程度越高，以此衡量和评价食物不安全程度。可以采取计算简单算术和及加权和两种方式，其中加权和是对不同的应对策略赋予不同的权重，然后根据使用频率计算食物安全累积指数（Cumulative Food Security Index），用来衡量食物安全状况（Maxwell，1995）。

主观评价方法主要包括食物安全的自我评价（Household Perception of Food Security），即人们对食物消费和营养摄入水平的自我认识评价，可以用来衡量和评价其食物安全水平。有时一些家庭经历了季节性食物短缺，被迫采取行动应对这种危机，通过问卷调查可以获得该信息。甚至有这样的情况：人们虽然有能力获得满足他们营养需求的足够食物，但这些食物并不符合当地文化的要求而不被接受（Eide et al，1986）。文化对食物的可接受性直接影响家庭对食物安全的评价，通过问卷调查可以得出家庭对于食物安全状况的认识和评价。主观评价方法运用的先行者是美国 USDA，他们通过住户调查对美国家庭食物安全状况进行衡量。从 1995 年开始美国农业部运用一个基于问卷调查的衡量方法对家庭食物安全状况进行衡量和评价，调查包含了 18个有关食物消费行为和经历的问题，根据调查者对各个问题的回答，家庭被划分为三种类型：食物安全、没有饥饿的食物不安全和食物不安全。根据调查的情况，每年都要编制和发布美国居民家庭食物安全状况报告。根据这个报告，2004 年美国有 1350 万家庭处于食物不安全状况中，占总家庭数的 11.9%，比 2003 年11.2%上升 0.7%百分点。许多发展中国家也都相继成功的使用了类似方法（for example，Nord et al. 2002）。这类调查在巴西得到了广泛应用（Segall Corrêa et al，2003），并且已经被包括在一年两次的国家收入调查中。孟加拉国也开始使用自我评价方法（Coates，Webb and Houser，2003）。这些主观评价方法的简约形式在许多国家的标准农户调查中都得到具体应用。例如，世界银行生活标准评价调查 World Bank's Living Standards

Measurement Surveys（LSMS）集中反映了被访问者对个人和家庭食物安全状况的意识和评价。

2.5 关于食物安全水平的判断

关于我国食物安全水平的判断，学者们进行了大量的研究，L. R. Brown（1995）认为，由于耕地被工业和城市用地挤占，而人口又大量增加，未来中国的粮食缺口很大。日本海外合作基金会（OECF）也认为未来我国的粮食缺口很大。相反，我国许多学者（马晓河，1997；朱希刚，1997；黄季焜，1998；谭向勇，1999；丁声俊，1999 等）从各个角度进行充分分析后指出，我国未来的粮食缺口不会很大。黄季焜（2004）指出，我国不存在对粮食安全构成巨大威胁的因素，不存在中长期粮食安全问题，是发展中国家中粮食最安全的国家之一。但是近几年我国人口增长、收入水平提高和城市化推进等因素增加了粮食消费需求，耕地面积减少、水资源匮乏、环境污染、农民种粮积极性下降等因素制约了粮食供给。针对这些情况，国家发展改革委宏观经济研究院课题组（2005）指出，从中长期看实现粮食供求平衡的压力会持续增加。

FAO 公布的《世界食物不安全状况报告》指出，2000 年中国人均每天食物能量摄入已达到 3 040 千卡，比发展中国家平均水平高 14%，甚至高于世界平均水平 8%。中国不仅用占世界 7% 的耕地养活了占世界 22% 的人口，而且已经于 20 世纪 80 年代初就从食物净进口国变为净出口国，为解决世界食物安全做出了巨大的贡献。

Chunming Chen et al（1992）通过计算热量、蛋白质和脂肪的摄入量，分析了我国农村和城市居民的食物安全状况，得出中国的食物安全问题在 20 世纪 80 年代初已得到了总体解决的结论。微观层次的食物安全分析发现 1989 年全国农村平均热量摄入量是 2 603 千卡，但从住户层次来看仍有 7.1%的农村家庭人均热量日摄入量不足 1 680 千卡。

翟凤英等（2005）利用 2002 在全国范围内开展的首次"中国居民营养与健康状况调查"数据，对我国居民的营养素平均摄入量进行了分析。结论是，我国居民膳食平均每日能量摄入按标准人计为 2 250.5 千卡，已达到需要量的 94%，不同经济发展水平的农村居民膳食能量摄入量均在 2 300 千卡左右；蛋白质摄入量为 65.9 克，已满足需要，优质蛋白质比例上升，表明居民特别是农村居民膳食质量改善显著。我国正处于经济转型期，城乡居民收入及生活水平差距较大，膳食质量差别明显，农村居民膳食质量亟待提高，这些地区居民动物性食物摄入量仍较低，10 年来虽有所增加，但仍显不足。

2.6 关于食物安全影响因素的相关研究

食物安全包含国家食物安全和家庭食物安全等多个层次，引起食物不安全的因素也不相同，关于影响食物安全的原因，传统的解释是食物可获得性下降所致，因为食物可获得性决定了可供居民家庭消费的食物供应总量。Frank Riely et al（1999）从食物可获得性角度对非洲食物不安全的关键性因素进行了分析，指出食物产量低下是关键性因素，限制产量提高的主要因素是降水量不足、人口密度大、森林采伐，以及因此带来的土壤质量下降等，落后的市场基础设施和不当的政策环境，导致要素投入品价格不稳定且相对较高，进一步破坏了农业生产力。胡红帆（2000）在分析联合国粮农组织粮食安全特殊计划实施背景时指出，全世界存在的持续性营养不良和粮食不安全产生的两个主要原因是：①政策、机构和技术方面的限制导致的农业生产率低下；②过多或不足的降水导致的频繁的季节性和年际间粮食供应波动。林毅夫（2000）关于我国三年自然灾害的分析指出，

1959—1961 年农业产量的骤然下降主要是由于农民被剥夺了从集体组织自由退出的权利,农民与人民公社之间的合约关系由重复博弈变成了一次博弈,以至于出现了普遍偷懒,极大影响了粮食生产。20 世纪 90 年代以后关于我国食物安全影响因素的讨论也很丰富,分别从食物供给和需求的角度进行了分析。仅食物供给就涉及生产、进口、储备和流通等多个方面,因此也有学者着重从生产、流通等单个方面进行分析,但是这些研究和分析基本都是围绕食物可获得性对国家食物安全进行分析。就食物生产对食物可获得性进而对食物安全的影响而言,许多学者进行了研究。张红宇(2002)、周天勇(2003)、钱忠好(2003)强调土地产权制度变迁对食物产量进而对食物安全的影响;严瑞珍、程漱兰(2001)则突出了物质资料或劳动投入对食物产量进而对食物安全的影响;Fan and Pardy(1997)、Fan(2000)、Fan and Xiaobo Zhang(2004)坚持认为技术进步对食物产量进而对食物安全有显著影响,Zhujing(2004)认为提高科研投入是实现食物安全的有效选择。就市场流通对食物可获得性进而对食物安全的影响而言,康晓光(1998),郭玮、赵益平(2003)指出,威胁我国粮食安全的不是生产,而是不完善的粮食储备体系、低效率的粮食流通体系。钟甫宁(1995)指出,稳定的政策、统一的市场对平抑价格波动具有非常重要作用,说明市场对食物可获得性有重要影响。由此可知,理论分析和实证研究都充分表明,食物可获得性对于一国的食物安全具有非常重要的影响。

虽然提高食物供给能力即食物可获得性对于增强世界和国家食物安全水平非常关键,我们也注意到,全球人均食物供给量尽管不断上升,仍有许多家庭无法获得生存所需要的足够食物,经常处于食物不安全困境,即面临家庭食物不安全。Sen(1981)提出了著名的"食物权"理论,认为"食物权"的差异是导致不同家庭面临不同食物安全水平的主要原因,"食物权"成为影响家庭食物安全的主要因素,认为食物权利(Food Entitlement)

被剥夺是食物危机产生的根本原因。"食物权"主要反映的是食物获得能力。因此，食物获得能力被高度关注，成为实际的影响家庭食物安全的主要原因。胡红帆（2000）就从食物获得能力的角度出发，指出缺乏非农业就业机会所导致的城镇和乡村收入低并且不稳定也是导致居民面临食物安全问题的主要原因之一。Luther. Tweeten（2000）认为产生食物危机主要是因为：①饥荒者缺乏购买力。这得靠经济效率的提高来解决；②粮价过高。除强调生产外，还要靠自由贸易或增加贮备来解决；③饥荒者缺乏交易能力。认为消除贫困与粮食危机需要通过自然资源、制度以及态度的综合运作，创造资本，发展经济，从而提高居民的福利。我国历史上曾出现过严重的食物不安全问题，最后发展成为严重的饥荒，导致大量人口死亡。许多学者指出，食物获取权被破坏是导致这次饥荒的主要原因。Bernstein（1984）认为，过高的粮食征购率使农民可支配粮食急剧减少，不能维持基本需要而导致大饥荒。P. Kane（1993）认为，1959—1961年政府在征集粮食进行分配和运输方面的困难使那些最需救济的人所享受的权利受到忽视。这次饥荒给国人留下了深刻教训。改革开放以来，我国食物安全水平不断提高，但由于我国底子薄弱，城乡二元结构明显，城乡收入差距突出，贫困人口仍然很多，虽然总体上已经解决了温饱问题，仍然有相当的人群面临一定程度的食物不安全问题，学者普遍认为食物获得能力不足是导致部分人群面临食物安全问题的主要原因。朱玲（1994）在对山东省、宁夏、四川的三个样本县进行调研的基础上，研究了影响我国贫困地区食物安全（从营养学的角度）的主要因素，认为影响食物安全的主要因素是收入、食物供给和家禽饲养量等。朱晶（2003）通过对贫困缺粮地区农民的粮食消费和食品安全（作者称为食品安全，实际上和本研究的食物安全概念是一致的）的分析，指出该地区农民的食物消费既有自己生产的，也可能从市场购买，因而既受收入的约束和价格的影响，也受自我生产的实物量的影响。在此基础上作者运用计量模型进行了实证分析。农村人均食物消费支出的回归结果表明，收入对农民的食物消费有显著的正作用，粮食播种面积比例对消费有明显的负作用。东梅、钟甫宁等（2005）以宁夏地区为例，用实证分析方法研究了该地区 2003 年 200 户退耕户和 100 户非退耕户，通过二者与 1999 年实行退耕还林政策前的人均粮食消费量和人均食品支出水平的比较分析，认为退耕户的粮食安全程度比非退耕户和退耕前的农户有了显著提高，这种提高与农民的人均收入水平和人均耕地面积呈正相关，而与粮食播种面积比重呈负相关。

2.7　对已有文献的评价

以上关于食物安全的已有研究成果为本研究提供了理论基础和研究方法指导，并对研究思路有所启迪，但仍存在以下几个方面的不足：

第一，没有深入分析和研究食物安全的定义和性质，以及食物安全内涵的发展脉络，使得长期以来关于我国食物安全的讨论虽然很多，但这些讨论和研究主要集中在国家层面，反映我国的食物供给量和自给率问题，即食物的可获得性（Availability），没有深入到家庭层次去研究每个家庭是否真正有能力获取食物，即食物获得能力（Access）。国家食物供应充足是实现食物安全的必要条件而不是充分条件，确保任何人任何时候都能实现食物安全才是食物安全的真正内涵。因此，这些讨论和研究只分析了我国食物安全中最为重要的一个实现条件和前提——国家食物供应的充足性，并没有给出我国食物安全状况的全面描述。

第二，由于上述原因，我国关于食物安全的讨论和研究范围主要集中在作为主要食物的粮食上，虽较丰富的研究了我国的粮食安全，却很少站在食物的角度研究我国的食物安全战略。

第三，现有文献对家庭食物安全影响因素的实证分析很少。

国外关于家庭食物安全的研究主要集中在食物安全状况的分析，通过构建评价指标来综合分析项目地区居民的食物安全状况，为实施具体的项目提供可行性指导。国外针对食物不安全的因素的分析也不适合我国的具体情况。国内学者从营养学的角度对中国居民膳食及营养状况进行的研究虽然也很多，但都是对具体现状的分析，影响因素的实证分析相对较少。

　　国外关于家庭食物安全的研究较多，这些研究可以为本研究起到一定的指导和参考作用。我国目前关于家庭食物安全研究的不足为本研究提供了空间。

第三章

中国农村居民家庭食物
安全状况总体分析

改革开放以来，我国居民生活水平和生活质量不断提高，到目前为止，已经基本解决了困扰多年的温饱问题，人民生活总体上已达到小康水平，正向全面小康社会迈进。但农村居民生活水平如何，特别是家庭食物安全状况如何是我们关注的重点。本章主要通过一系列指标从多个角度客观评价我国农村居民家庭的食物安全状况。

3.1 评价指标体系构建

前文提到，关于食物安全评价的研究较为丰富，各类研究所提出的评价方法和指标体系种类繁多。在综合各项研究的基础上，本章选择用于评价我国农村居民家庭食物安全的指标主要包括：人均食物消费支出、恩格尔系数、人均食物消费量、人均营养摄入水平等。

1. 人均食物消费支出。 食物消费是居民家庭最基本的消费项目，关系到维持人体的生存与发展。食物消费支出是指农村居民年内各类食品的消费支出，包括主食、副食、其他食品、在外饮食和食品加工费支出等，是农村居民家庭最基本的生活消费支出，可以用来反映农村居民的家庭食物安全水平。

2. 恩格尔系数。 恩格尔系数是指食物消费支出在总的生活消费支出中所占比重，一般用来衡量居民的生活状况。该指标来源于著名的恩格尔定律，19世纪德国统计学家恩格尔根据统计资料，对消费结构变化的分析得出一个规律：随着家庭收入的增加，其总支出中用在食品上的开支比例将越来越小。本研究在分析恩格尔系数变化的基础上，结合居民食物消费支出指标对我国农村居民的食物安全水平进行分析。

3. 人均食物消费量。人均食物消费量指居民消费的包括粮食在内的所有食物的具体数量，该指标反映了居民为维持生存需要对各类食物消费数量的满足程度。食物消费量是食物安全水平最基本、最传统的衡量指标，保证居民消费足够数量的食物是确保家庭食物安全的基本要求。按照人体生存需要对膳食中各类食物的不同需求，居民消费的各类食物主要包括：谷类、蔬菜、水果、肉类、蛋类、鱼虾、豆类、奶类和油脂等，而且应该追求多样化消费。国际食物政策研究所（IFPRI，International Food Policy Research Institute）运用来自10个国家（印度、菲律宾、莫桑比克、墨西哥、孟加拉国、埃及、马里、马拉维、加纳、肯尼亚）的数据对居民食物消费的多样性进行了分析，主要是对城乡居民在24小时内消费的食物种类（包括各种大宗粮食、杂粮、食用油、肉、蛋、奶、水果、蔬菜等）进行统计，并把消费的食物种类定义为食物消费多样性水平。研究结果发现，食物消费多样性水平每提高1个百分点，居民获得食物的能力就提高1个百分点，与此同时居民的卡路里（能量）获得能力提高0.7%，其中来自大宗食物的卡路里（能量）获得能力提高0.5%，来自非大宗食品的卡路里（能量）获得能力提高1.4%（Hoddinott，John and Yohannes，Yisehac，2002）。由此可知提高食物消费多样性对于家庭食物安全的重要性。

我国也非常重视食物消费的多样性，认为各类食物消费数量的合理搭配反映的是居民的食物消费质量和食物安全水平，中国居民平衡膳食宝塔就对我国居民的食物消费提出了理想的膳食模式，对不同能量膳食下居民的各类食物消费量提出具体建议，每日膳食中应当包含宝塔中的各类食物,各类食物的比例也应与膳食宝塔基本一致,一定要经常遵循宝塔各层各类食物的大体比例。

表 3-1　平衡膳食宝塔建议不同能量膳食的各类食物参考摄入量(克/日)

食物	低能量 约 1 800 千卡	中等能量 约 2 400 千卡	高能量 约 2 800 千卡
谷类	300	400	500
蔬菜	400	450	500
水果	100	150	200
肉、禽	50	75	100
蛋类	25	40	50
鱼虾	50	50	50
豆类及豆制品	50	50	50
奶类及奶制品	100	100	100
油脂	25	25	25

4. 人均营养摄入量。人均营养摄入量是指居民食物消费所包含的各类营养素摄入水平,主要通过居民消费的所有食物按照各自所含的营养成分进行换算后得出具体的营养摄入量,主要包括能量摄入量、蛋白质摄入量、脂肪摄入量。居民消费的各类食物最终都要转化为人体需要的各类营养素,这些营养素是维持人体生存的重要保障,可以用来衡量居民的食物安全水平,该指标与其他指标的区别在于主要从营养摄入的角度衡量居民的食物安全水平。

能量是维持人体生存和生命活动的重要保障,人体的生理活动和各项运动都要消耗一定的能量。例如,消化、循环、组织合成、细胞代谢、维持体温、肌肉活动等人体生理活动都需要消耗能量,为维持人体正常体温也需要有一些能量通过人体正常的热量散发而被消耗。人们从日常消费的各类食物中都能获取一定的能量。国际上能量的单位通常用焦耳表示,营养学上通常用千焦耳表示，传统上人们常用千卡＊来表示。

人们日常消费的食物所包含的有效成分称为营养素。人体需要的营养素有近 50 种，归纳起来可分为六大类，即：蛋白质、脂肪、糖类、矿物质（也称无机盐，包括常量元素与微量元素）维生素和水，其中最主要的三大营养素是糖类、脂肪、蛋白质。人类从消费的各类食物中获得这些营养素，并从中获取能量以维持人体的各种生命活动，这些营养素是生命活动的主要能量来源。每克糖类、脂肪和蛋白质在体外充分氧化燃烧可分别产生约 17.15 千焦、39.5 千焦、3 千焦的能量，但食物中的生热营养素在消化道内不可能全部被消化吸收，且消化率也各不相同，即使消化吸收后，在体内也不一定完全彻底被氧化分解产生能量。因此营养学上在实际应用时，食物中生热营养素提供能量的多少按下列换算关系进行：1 克碳水化物提供 16.7 千焦（4.0 千卡）能量，1 克脂肪提供 36.7 千焦（9.0 千卡）能量，1 克蛋白质提供 16.7 千焦（4.0 千卡）能量，1 克乙醇提供 29.3 千焦（7.0 千卡）能量。

蛋白质是食物所含的重要营养素，是生命的物质基础，主要存在于粮食、豆类、蛋类、肉类食品中。蛋白质是人体能量的重要来源，对人的生命活动有着重要的作用，是构成人体细胞的重要物质。如果人体缺乏蛋白质，处于发育期的青少年，就会发育迟缓、体质瘦弱、抗病能力差；对于成年人而言，轻者体重减轻，肌肉萎缩，疲乏无力，病后恢复慢，重则出现营养不良性水肿。相反，如蛋白质摄入过多，机体会把这些蛋白质转化为能量而被释放或转化成脂肪储存起来，这个转化过程产生的尿素经肾脏排出，会增加肾脏负担，对健康不利。

脂肪也是食物中所含的重要营养素，主要存在于肉类、豆类食品中，是人体的备用能源物质，而且脂肪组织又是体内储存热能的最好形式，并能对机体起到保暖隔热作用。如果膳食中脂肪摄入量

＊　1 千卡＝4.184 千焦。

不足,不仅会导致人体必需脂肪酸和能量供应不足,还会影响脂溶性维生素的吸收与利用。

3.2 我国农村居民的食物消费水平

近年来随着我国经济发展水平不断加快,农村居民收入水平的不断提高、生活质量的不断改善,农村居民生活消费支出从1990 年的人均 584.6 元增长到 2005 年的 2 555.4 元,净增加1 971元,增长 3 倍多,年均增长 10.33%,扣除价格因素的影响实际年均增长 5.08%。其中,1990—1995 年的实际年均增长率为 4.9%,1995—2000 年的实际年均增长率为 3.41%,2000—2005 年的实际年均增长率为 6.97%。

农村居民的人均食物消费支出也逐年增加,从 1990 年的 343.8元,增加到 2005 年的 1 162.2 元,净增加 818 元,增长 2 倍多,年均增长 8.46%,扣除价格因素的影响实际年均增长 3.3%,食物消费水平明显提高。其中,1990—1995 年人均食物消费支出的实际年均增长率为 4.83%,2000—2005 年的实际年均增长率为 5.33%,进入 21 世纪我国农村居民的食物消费支出的增长速度相对加快。

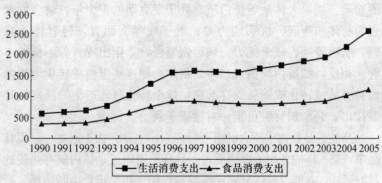

图 3-1 1990—2005 年我国农村居民消费支出变化
资料来源:《中国农村住户调查年鉴》(历年)。

　　恩格尔系数是目前国际上应用较为广泛的评价居民生活水平的重要指标。联合国粮农组织指出，恩格尔系数在 59％以上为绝对贫困，50％～59％为勉强度日，40％～49％为小康，30％～39％为富裕。从图 3-2 可以看出，我国农村居民的恩格尔系数从 20 世纪 90 年代以来总体上一直处于下降趋势，特别是 90 年代中期以来，下降更为明显。1990 年我国农村居民恩格尔系数为 58.8％，1995 年下降为 58.62％，2000 年下降为 49.13％，首次低于 50％，2005 年进一步下降为 45.48％，1990—2005 年间恩格尔系数总体下降了 13.32 个百分点。其中，1990—1995 年农村居民的恩格尔系数仅仅下降了 0.18 个百分点，这期间恩格尔系数一直处于波动状态，农村居民的生活水平基本处于徘徊状态；1995—2000 年农村居民恩格尔系数下降了 9.49 个百分点，这一时期我国农村居民的生活水平提升较快；2000—2005 年我国农村居民的恩格尔系数下降了 3.65 个百分点。按照粮农组织的标准，目前我国农村居民生活水平总体上已经达到小康水平，同时根据我国 20 世纪 90 年代中期提出的《全国农村小康生活水平的基本标准》中关于恩格尔系数的小康标准（小于 50％），目前我国农村居民已经进入小康生活水平。

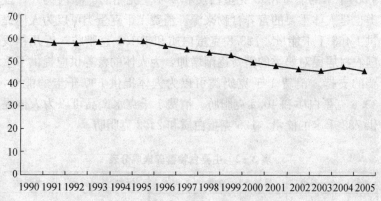

图 3-2　1990—2005 年我国农村居民恩格尔系数变化

资料来源：《中国农村住户调查年鉴》（历年）。

3.3 我国农村居民的膳食结构

家庭食物安全的前提条件是保证个体消费足够数量的食物，因为人们消费的各类食物能为人体提供维持生存的足够营养。然而自然界可供人类食用的食物中没有一种食物含有人体所需要的一切营养素，为满足机体对营养素的需要，人们总要将多种食物搭配食用，食物消费多样性在一定程度上反映了居民的食物安全水平，人体日常消费的食物主要包括粮食、肉类、蛋类和奶类、蔬菜、水果等，其中粮食是人体能量的主要来源。按照中国中长期食物发展研究组（1993年）制定的食物成分计算表，消费1千克谷类可以为人体提供3 636千卡的能量，86.6克蛋白质和22克脂肪，1千克薯类可以为人体提供892千卡的能量，18克蛋白质和1.4克脂肪，1千克豆类可以为人体提供3 956千卡的能量，344.4克蛋白质和150克脂肪。

粮食除了通过口粮消费直接为人体提供能量和各类营养素外，还可通过粮食转化品——肉、蛋、奶等间接为人体提供能量和营养素。从表3-2可知，消费1千克肉类可以为人体提供4 584千卡的能量，93克蛋白质和464.4克脂肪。除肉类外，蛋类也是人体重要的营养食物来源。消费1千克蛋类可以为人体提供1 468千卡能量，123.8克蛋白质和101.1克脂肪。近几年我国农村居民对奶类的消费逐渐增加，为人体的营养供应提供了重要的支持。消费1千克奶类可以为人体提供690千卡的能量，33.6克蛋白质和40.2克脂肪。消费1千克水产品可以为人体提供782千卡的能量，125克蛋白质和24.2克脂肪。

表3-2 主要食物营养素成分表

项目	谷类	薯类	豆类	肉类	蛋类	奶类	水产品
热量（千卡）	3 536	892	3 956	4 584	1 468	690	782

（续）

项目	谷类	薯类	豆类	肉类	蛋类	奶类	水产品
蛋白质（克）	86.6	18	344.4	93	123.8	33.6	125
脂肪（克）	22	1.4	150	464.4	101.1	40.2	24.2

资料来源：中国中长期食物发展研究组．中国中长期食物发展战略．北京：农业出版社，1993

表3-3　1990—2005年中国农村居民主要食物人均消费量（千克）

年份	口粮（原粮）	猪牛羊肉	禽肉	蛋类及制品	奶类及制品	水产品	食用油	蔬菜及制品	水果
1990	262.1	11.3	1.3	2.4	1.1	2.1	5.2	134.0	5.9
1991	255.6	12.2	1.3	2.7	1.3	2.2	5.7	127.0	6.8
1992	250.5	11.8	1.5	2.9	1.5	2.3	5.9	129.1	7.5
1993	251.8	11.7	1.6	2.9	0.9	2.8	5.7	107.4	13.0
1994	257.6	11.0	1.6	3.0	0.7	5.7	5.7	107.4	12.6
1995	256.1	11.3	1.8	3.2	0.6	3.4	5.8	104.6	13.0
1996	256.2	12.9	1.9	3.4	0.8	3.7	6.1	106.3	15.6
1997	250.7	12.7	2.4	4.1	1.0	3.8	6.2	107.2	17.8
1998	248.9	13.2	2.3	4.1	0.9	3.7	6.1	109.0	19.2
1999	247.5	13.9	2.5	4.3	1.0	3.8	6.2	103.9	18.4
2000	250.2	14.4	1.8	4.8	1.1	3.9	7.1	106.7	18.3
2001	238.6	14.5	2.9	4.7	1.2	4.1	7.0	109.3	20.3
2002	236.5	14.9	2.9	4.7	1.2	4.4	7.5	110.6	18.8
2003	222.4	15.0	3.2	4.8	1.7	4.7	6.3	107.4	17.5
2004	218.3	14.8	3.1	4.6	2	4.5	5.3	106.6	17.0
2005	208.9	17.1	3.7	4.7	2.9	4.9	6.0	102.3	17.2

注：食用油中包括动物油。

资料来源：《中国统计年鉴》（历年），《农村住户调查统计年鉴》（历年）

从中国农村居民食物消费量的统计数据（表3-3）可以看出，我国农村居民人均食物消费数量和消费结构已发生较大变化，呈现出下面几个特征：

第一，粮食直接消费量不断下降。我国农村居民人均食物消费数据显示，农村居民粮食直接消费量从1990年的262.1千克下降到2005年的208.9千克，年平均下降3.55千克，下降了25.47％。其中，1990—1995年下降6千克，下降幅度为2.34％，1995—2000年下降5.9克，下降幅度为2.36％，2000—2005年下降41.30克，下降幅度为19.77％。高粱、玉米等粗粮消费量下降明显。粮食直接消费量下降的主要原因是，我国农村居民随着收入水平的提高，食物消费结构发生了变化。

第二，肉类、蛋类、奶类和水产品等营养丰富的动物性食物消费量不断增加。我国农村居民食物消费数据显示，农村居民猪牛羊肉消费量从1990年的11.3千克，增加到2000年的14.4千克，2005年达到17.1千克。1990—2005年间共增加5.8千克，增长幅度为51.33％，年均增长率为2.8％。肉类食物是重要的营养来源，肉类食物消费数量的增加表明我国农村居民生活水平在不断提高，食物安全水平也在不断提高。从结构上来讲，我国农村居民肉类消费中猪肉消费所占比重较大，牛羊肉消费比重较低。农村居民禽肉消费也在不断增加，从1990年的1.3千克，增加到1995年的1.8千克，2005年达到3.7千克，1990—2005年间禽肉消费量共增加2.4千克，增长幅度为185％，年均增长率为7.2％。相对于猪牛羊肉的消费变化，我国农村居民的禽肉消费增长较快，1990—2005年年均消费量增长率比猪牛羊肉高4.4个百分点。我国农村居民禽肉消费量的快速增长，一方面与我国整体养殖业的快速发展有关；另一方面是因为在我国农村地区，家禽散养相对较为普遍，这促进了农村居民禽肉消费量的提升。

我国农村居民蛋类消费量也增长较快。1990年蛋类及制品消费量为 2.4 千克，1995 年增加到 3.2 千克，2005 年进一步增加为 4.7 千克。1990—2005 年间我国农村居民蛋类及制品消费增加了 2.3 千克，增长幅度为 95.8%，年均增长率为 4.6%。我国农村居民对蛋类消费量的快速增长，一方面是因为我国农村居民历来都有消费蛋类的传统习惯，已经形成一种固定的消费模式，另一方面是因为我国农村地区具有养殖家禽的有利条件，特别是对于散养来说，更具有明显的优势，这使得养殖家禽成为农村地区的普遍现象。本研究调查也显示，许多家庭都养殖家禽。因此，蛋类生产变得非常普遍，作为自产食物，随着收入水平的提高农户家庭对蛋类的消费频率和消费量都明显提高。

我国农村居民的奶类和水产品消费也都不同程度的有所增加。奶类消费从 1990 年的人均 1.1 千克增加到 2005 年的 2.9 千克，1990—2005 年间奶类消费量增加了 1.8 千克，增长幅度为 164%，年均增长率为 6.7%。这一方面是因为农民收入水平的提高，另一方面是因为我国近几年奶业发展速度相对较快，推动了居民的消费增长。我国农村居民的水产品消费从 1990 年的 2.1 千克增加到 2005 年的 4.9 千克，1990—2005 年间水产品消费量增加了 2.8 千克，增长幅度为 133%，年均增长率为 5.8%。奶类和水产品对人体健康具有非常重要的作用，消费量的增加是居民膳食结构优化的重要表现，表明我国农村居民的食物安全水平不断提高。

第三，食用油消费相对稳定。 我国农村居民食用油消费量从 1990 年的 5.2 千克，提高到 2005 年的 6.0 千克，1990—2005 年间食用油消费量增加了 0.8 千克，增长幅度为 15.38%，年均增长率仅为 0.96%。食用油是高能量食物，1 千克食用油一般能为人体提供 9 000 千卡能量、1 000 克脂肪。从我国农村居民的消费变化来看，对食用油的消费较为稳定，说明我国对这一高能量食物的消费不高。

第四，水果消费量快速增长。 我国农村居民的水果消费量从

1990 年的 5.9 千克，提高到 2005 年的 17.2 千克，1990—2005 年间增加 11.3 千克，增长幅度为 191%，年均增长率为 7.4%。其中 1990—1995 年水果消费量增加 7.1 千克，增长幅度为 120%，1995—2000 年消费量增加 5.3 千克，增长幅度为 40.8%。我国农村居民水果消费量增加很快，水果作为一种健康食品在国际上的消费势头也相对突出，表明我国农村居民的食物消费模式正在向健康、营养方向转变。

从我国农村居民食物消费量的变化情况来看，食物消费的多样化程度不断提高，膳食结构不断优化，粮食直接消费逐渐下降，动物性食物消费逐渐增加。粮食消费在居民家庭食物消费中虽然仍占有重要位置，但是其消费量逐年减少，1990—2005 年间减少 53 千克，同时营养丰富的动物性食物消费逐渐增加。截至 2005 年我国农村居民的肉类消费为 20.8 千克，比 1990 年增加了 65.1%，蛋类消费为 4.7 千克，比 1990 年增加了 95.8%，奶类消费为 2.9 千克，比 1990 年增加了 164%。农村居民食物消费模式改变了过去主要以植物性食物消费为主的局面，开始向植物性和动物性食物消费并重甚至替换的局面转变，总体食物消费水平和质量不断提高，食物安全状况不断改善。

从未来趋势来看，目前我国农村居民食物消费水平距离《中国食物和营养发展纲要（2001—2010）》提出的目标还存在相当的差距，而且到目前为止仍没有实现《九十年代中国食物结构改革与发展纲要》提出的具体目标。《九十年代中国食物结构改革与发展纲要》是吸收世界发达国家的先进经验，从中国的国情和消费实际出发，根据 20 世纪末实现小康生活的基本要求提出的关于我国居民食物消费和营养的目标和行动纲领。这一目标方案是在国务院领导下，由农业部牵头，国家计委、卫生部、财政部、林业部、水利部、国内贸易部等有关部门参与共同制定的，农村居民的食物消费具体目标是：到 2000 年口粮消费要低于人均 230 千克，肉类消费达到人均 23 千克，蛋类消费达到 9 千克，水产品消费达到 8 千克，蔬菜消费达到 115 千克，水果消费达到 14 千克。目前我国农村居民的食物消费仍然没有实现当年提出的目标。21 世纪初，我国又制定了《中国食物和营养发展纲要 (2001—2010)》，对我国 21 世纪前十年的食物消费目标进行了规定，提出到 2010 年农村居民人均每年主要食物摄入量为：口粮 165 千克，豆类 13 千克，蔬菜 140 千克，水果 30 千克，食用植物油 10 千克，食糖 8 千克，肉类 26 千克，蛋类 13 千克，奶类 7 千克，水产品 13 千克。从当前我国农村居民食物消费情况来看，距离新纲要提出的目标仍然存在很大差距，肉类相差 5.2 千克，食用油相差 4 千克，蛋类相差 8.3 千克，奶类相差 4.1 千克，水产品相差 8.1 千克，蔬菜相差 37.3 千克。

3.4 我国农村居民的总体营养状况

随着我国农村居民食物消费水平和膳食结构的不断变化，居民的营养状况也不断变化。由于居民消费的各种不同食物所含的能量和各类营养素存在明显差异，仅从食物消费量很难全面评价居民家庭的食物安全水平，需要将各类食物按照统一标准进行综合。通过将家庭消费的各种食物综合为统一的人体所需的营养类指标，可以更加全面的从总体上反映居民的食物安全状况。这类营养指标具体包括人均能量摄入量、人均蛋白质摄入量、人均脂肪摄入量、脂肪供能比等。

我国进行的三次大规模全国性营养调查（1982、1992、2002）数据显示，从人均热量摄入量、人均蛋白质摄入量和脂肪供能比等指标反映的我国农村居民的营养状况来看，20 年来我国农村居民总体热量摄入相对较高，已达到营养学推荐标准 (RNI) 的 90% 以上。2002 年人均能量摄入量 2 295.5 千卡，占推荐摄入量的 95.6%。营养学推荐标准是以标准人计算的能量摄入和营养素摄入需要量，标准人是指从事极轻体力劳动的 18

岁男性。根据《中国居民膳食营养素参考摄入量（DRIs）》[1]，能量的推荐摄入量（RNI）为每标准人 2 400 千卡，蛋白质推荐摄入量为每标准人 75 克，脂肪供能比的推荐范围为 20%～30%。不同年龄、性别、劳动强度、生理状况以及妊娠阶段的人需根据其所对应的 RNI 值和标准人的 RNI 值相比，按照所得标准人折算系数将其折算为标准人，然后按照所有经过折算的标准人数计算每标准人的营养摄入量，以此来评价其营养状况。从全国营养调查数据的变化趋势来看，我国农村居民能量摄入量呈下降趋势，主要原因是取样上存在差别。1982 年样本中包含了一定数量的工厂、学校等集体伙食单位的调查，而 1992 和 2002 年的调查全部是农村住户调查。但从总体上来讲，基本满足人体需要。

全国营养调查数据显示，20 年来我国农村居民蛋白质摄入都维持在推荐摄入量（RNI）的 85% 以上。2002 年蛋白质摄入量为 64.6 克，占推荐摄入量（RNI）的比例为 86.1%，较 1992 年提高 0.4%。脂肪摄入量也不断提高，从 1982 年的每标准人每日 39.6 克提高到 1992 年的 48.3 克，2002 年进一步提高到 72.7 克。脂肪热能比也在不断提高，从 1982 年的不足 15% 提高到 1992 年的 18.9%，2002 年更是达到 28.5%，接近《中国居民膳食营养素参考摄入量（DRIs）》提出的 30% 的上限。

从我国农村居民不同营养摄入的比较来看，能量摄入量相对较高，基本满足人体需要。虽然蛋白质摄入和脂肪摄入也在不断提高，但按照《中国居民膳食营养素参考摄入量（DRIs）》标准，相对于能量和脂肪摄入，蛋白质摄入相对偏低。如果按照《2001—2010 中国食物和营养发展纲要》中关于 2010 年我国农村居民的营养摄入目标要求："人均每日能量摄入量为 2 320 千卡，蛋白质摄入 75 克，脂肪摄入 65 克，提供的能量占总能量的

---

[1]《中国居民膳食营养素参考摄入量（DRIs）》是在 RDAs 基础上发展起来的一组每日平均膳食营养素摄入量的参考值，包括 4 项内容：平均需要量（EAR）、推荐摄入量（RNI）、适宜摄入量（AI）和可耐受最高摄入量（UL）。

24%",当前我国农村居民能量摄入比较接近目标值,但蛋白质摄入量还存在一定的距离,相差 10 克,在剩下的 5 年中要达到这一目标值还存在相当的困难。当前脂肪摄入总体上已经超过这一标准,脂肪供能比也同样高于目标值。

表 3-4　1982—2002 中国农村居民营养摄入状况（标准人·日）

年份	热量摄入（千卡）	蛋白质摄入（克）	脂肪摄入量（克）
1982	2 509.0	66.6	39.6
1992	2 294.0	64.3	48.3
2002	2 295.5	64.6	72.7

数据来源:根据《2002 年中国居民营养与健康状况调查》以及翟凤英等. 中国城乡居民膳食营养素摄入状况及变化趋势［J］. 营养学报. 2005（3）:181～184 的数据计算。

表 3-5　1982—2002 中国农村居民营养摄入与 RNI 的比值

年份	热量摄入占 RNI 比例	蛋白质摄入占 RNI 比例	脂肪供能比
1982	104.5	88.8	14.2
1992	95.6	85.7	18.9
2002	95.6	86.1	28.5

数据来源:根据《2002 年中国居民营养与健康状况调查》以及翟凤英等. 中国城乡居民膳食营养素摄入状况及变化趋势［J］. 营养学报. 2005（3）:181～184 的数据计算。

　　农户住户调查资料数据显示,我国农村居民营养状况总体上一直处于上升趋势。能量摄入量在 20 世纪 90 年代一直处于上升趋势,1990 年能量摄入量为 2 541.7 千卡,相当于推荐摄入量(RNI)的 105.9%,2002 年增加为 2 591.4 千卡,已经比推荐摄入量(RNI)2 400 千卡的水平高出 191.4 千卡。虽然从 2002 年开始我国农村居民能量摄入量出现一定程度的下降,并于 2004 年达到最低值 2 365.5 千卡,但仍然相当于推荐摄入量(RNI)

的 98.6%,能量摄入相对充足,能够满足人体需要。

蛋白质摄入量和脂肪摄入量的变化趋势和能量摄入的变化趋势基本一致,整个 90 年代基本一直处于上升态势。蛋白质摄入 1990 年为 61.5 克,相当于推荐摄入量(RNI)的 82%,2002 年增加到 71.1 克,相当于推荐摄入量(RNI)的 94.8%,蛋白质摄入的绝对量增加 9.6 克,增长幅度为 15.61%。脂肪摄入量从 1990 年的 43.2 克,增加到了 2002 年的 52 克,脂肪摄入的绝对量增加 8.8 克,增长幅度为 20.27%。从 2002 年开始,蛋白质摄入和脂肪摄入同样出现一定程度的下降,但摄入水平仍然相对较高。2005 年蛋白质摄入量为 67.1 克,相当于推荐摄入量(RNI)的 89.5%。脂肪摄入量最低的年份是 2004 年,为 44.7克,脂肪供能比为 17.01%,到 2005 年提高到 19.53%,低于推荐摄入范围最低限 20%。

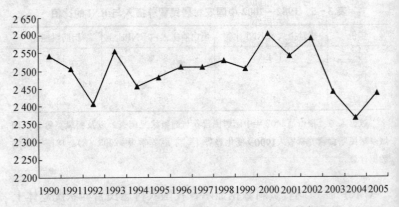

图 3-3　1990—2005 年我国农村居民能量摄入变化情况

资料来源:《中国农村住户调查年鉴》(历年)。

根据我国农村住户调查数据,从我国农村居民不同营养摄入的比较来看,我国农村居民能量摄入相对较高,基本满足需要。虽然蛋白质摄入和脂肪摄入总体上也不断趋于上升,但是按照《中国居民膳食营养素参考摄入量(DRIs)》标准,相对于能量

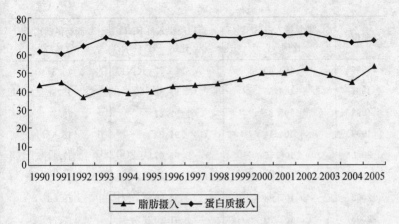

图 3-4 1990—2005 年我国农村居民蛋白质和脂肪摄入量变化情况
资料来源:《中国农村住户调查年鉴》(历年)。

摄入而言蛋白质和脂肪摄入相对偏低。如果按照《2001—2010中国食物和营养发展纲要》中关于 2010 年我国农村居民的营养摄入目标的要求，目前我国农村居民的能量摄入目标已经实现，但是蛋白质摄入量还存在一定的距离，相差 8 克，脂肪摄入差距更加明显，相差 12 克，在剩下的 5 年中要达到这一目标值还存在相当的困难。

表 3-6 1990—2005 年我国农村居民营养摄入状况

年份	能量摄入占 RNI 比例（%）	蛋白质摄入占 RNI 比例（%）	脂肪供能比（%）
1990	105.90	82.00	15.30
1991	104.43	80.53	16.19
1992	100.27	86.00	13.76
1993	106.50	92.53	14.51
1994	102.32	88.53	14.22
1995	103.43	89.20	14.36

（续）

年份	能量摄入占 RNI 比例（%）	蛋白质摄入占 RNI 比例（%）	脂肪供能比（%）
1996	104.60	89.73	15.34
1997	104.56	93.33	15.56
1998	105.35	92.27	15.73
1999	104.44	91.73	16.62
2000	108.55	95.07	17.14
2001	105.95	93.47	17.52
2002	107.98	94.80	18.06
2003	101.70	91.20	17.77
2004	98.56	88.40	17.01
2005	101.55	89.47	19.53

资料来源:《中国农村住户调查年鉴》（历年）。

3.5 农村居民与城市居民家庭食物安全水平对比分析

由于受到城乡经济发展和城乡收入差距的影响，我国居民的食物消费也存在明显的城乡差异。居民生活消费支出的城乡差异一直处于扩大趋势，1990 年城市居民生活消费支出是农村居民的 2.19 倍，1995 年扩大到 2.7 倍，2000 年扩大到了 2.99 倍，2005 年更是达到 3.11 倍。食物消费支出的城乡差距也在逐年扩大，1990 年城市居民的食物消费支出是农村居民的 2.02 倍，1995 年扩大到 2.3 倍，2000 年进一步扩大到 2.4 倍，2005 年更是扩大到 2.51 倍。1990—2005 年城乡食物消费支出差距扩大 49 个百分点，年均扩大 3.3 个百分点。

农村居民的恩格尔系数大于城市居民，二者之差基本上处于扩大趋势。1990年农村居民与城市居民恩格尔系数之差为4.6个百分点，1995年扩大到8.52个百分点，2005年进一步扩大到8.78个百分点。1990—2005年恩格尔系数的城乡差距扩大4.18个百分点，平均每年扩大0.28个百分点。这主要是因为我国城乡居民的收入水平增长速度不同，农村居民的收入水平增长相对较慢，导致恩格尔系数差距扩大。20世纪90年代以来，随着我国农村居民收入水平增长速度减慢，二者的差距进一步扩大。

我国居民食物消费量也存在明显的城乡差异。从具有可比性的食物消费种类来看，例如猪牛羊肉的平均消费量，1990—2005年城市居民是农村居民的1.6倍，禽肉消费量平均差异为2.5倍，水产品消费量的平均差异为2.92倍。

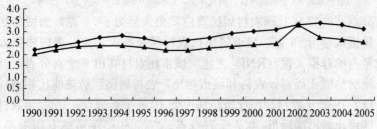

图3-5 1990—2005年我国居民食物消费水平的城乡差异

资料来源：《中国农村住户调查年鉴》（历年），《中国统计年鉴》（历年）。

从营养安全的角度衡量，居民营养状况的城乡差距也非常明显，主要表现为人均蛋白质摄入量和脂肪供能比两个方面。全国营养调查数据显示，1982年我国农村居民人均每日蛋白质摄入量为66.6克，城市居民摄入量为66.8克，城市比农村高0.2克；蛋白质摄入量占推荐摄入量（RNI）之比，城市比农村高0.3个百分点；1992年我国农村居民蛋白质摄入量为64.3克，城市居民摄入量为75.1克，城市比农村高10.8克；蛋白质摄入量占推荐摄入量（RNI）之比，城市居民比农村居民高14个百

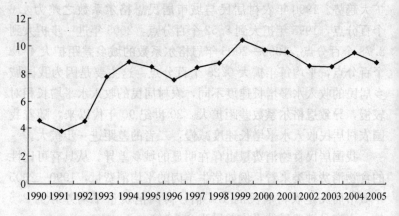

图 3-6 1990—2005 年我国居民恩格尔系数的城乡差异（百分点）
资料来源:《中国农村住户调查年鉴》（历年），《中国统计年鉴》（历年）。

分点；2002 年我国农村居民蛋白质摄入量为 64.6 克，而城市居民摄入量为 69 克，城市居民比农村居民高 4.4 克；蛋白质摄入量占推荐摄入量（RNI）之比，城市比农村高出 6 个百分点。就脂肪热能比而言，农村和城市相比，农村居民脂肪热能比相对较低，1982 年农村居民比城市居民低 10.9 个百分点，1992 年农村居民比城市居民低 10.3 个百分点。2002 年差距虽然有所缩小，但仍然低于城市居民 7.6 个百分点，而城市居民的脂肪热能比相对较高，接近世界卫生组织（WHO）提出的 30% 的高限，这就是为什么城市中肥胖人群大量存在，而农村却存在许多营养不良人口的主要原因。

造成居民营养安全城乡差距的主要原因是营养食物来源结构的城乡差异。农村住户在动物性食物方面消费不足，主要的热量提供来自谷物等粮食作物，也是主要的能量食物来源。1998 年《中国食物与营养监测系统》数据显示，农村居民谷物提供的热能占总能量的比例高达 72%，高于城市居民的谷物热能比。相反，农村居民动物性食物消费明显不足，仅仅提供了总能量 8.8% 的份额，远远低于城市居民动物性食物提供的能量比。

1998 年城市居民动物性食物热能比为 18.7%，而《食物与营养发展纲要》提出 2010 年农村居民动物性食物供能比的目标值为 16%。目前农村居民这一比值的实际值距离目标值仍然存在相当差距。

由以上分析可知，相对于城市居民我国农村居民的食物安全水平偏低，无论是食物消费支出水平、食物消费量和恩格尔系数，还是能量摄入量、蛋白质摄入量和脂肪供能比等，都充分表明居民的食物安全状况存在明显的城乡差距，农村居民家庭食物安全水平低于城市居民，农村地区家庭食物安全理应得到高度关注。

表 3-7 1982—2002 年中国城乡居民营养摄入水平（标准人·日）

年份	热量摄入		蛋白质摄入		脂肪摄入	
	城市	农村	城市	农村	城市	农村
1982	2 450.0	2 509.0	66.8	66.6	68.3	39.6
1992	2 394.6	2 294.0	75.1	64.3	77.7	48.3
2002	2 134.0	2 295.5	69.0	64.6	85.5	72.7

数据来源：根据《2002 年中国居民营养与健康状况调查》以及翟凤英等．中国城乡居民膳食营养素摄入状况及变化趋势．营养学报．2005（3）：181～184 数据计算。

表 3-8 1982—2002 年中国城乡居民营养状况

年份	热量摄入占 RNI 比例		蛋白质摄入占 RNI 比例		脂肪供能比	
	城市	农村	城市	农村	城市	农村
1982	102.1	104.5	89.1	88.8	25.1	14.2
1992	99.8	95.6	100.1	85.7	29.2	18.9
2002	88.9	95.6	92.0	86.1	36.1	28.5

数据来源：根据《2002 年中国居民营养与健康状况调查》以及翟凤英等．中国城乡居民膳食营养素摄入状况及变化趋势．营养学报．2005（3）：181～184 数据计算。

3.6 贫困农村居民与农村居民总体家庭食物安全水平对比分析

　　我国农村居民家庭食物安全水平总体上不仅相对低于城市居民，而且在农村居民内部，不同农户家庭之间也存在明显差异。往往存在一部分人群面临食物不安全问题，贫困农村居民就是其中最容易受到影响的人群之一。因为贫困常常是导致家庭食物不安全的主要影响因素，贫困人群往往拥有较少的资源，选择权也非常有限，最容易陷入食物不安全的困境，是最容易面临食物不安全风险的群体。因此，我们更应关注的是贫困农村居民家庭的食物安全状况。我国农村贫困地区集中了我国大量的农村贫困人口，低收入人口也占有相当比重，其中扶贫开发工作重点县就是我国农村贫困人口最集中的地区，这些地区的食物安全问题也相对突出。因此，本研究主要就农村贫困人口和集中了大量贫困人口的贫困地区农村居民的食物消费支出、食物消费量、营养摄入状况进行分析，以反映我国贫困农村居民的食物安全水平。

　　从食物消费的角度考察，中国贫困监测报告数据显示，2005年我国扶贫开发工作重点县农村人口人均生活消费支出为1 528.5元，相当于全国农村平均水平的60%；2005年我国扶贫开发工作重点县农村居民食物消费支出为793.2元，相当于农村居民平均水平的68%。2005年我国扶贫开发工作重点县农村居民恩格尔系数为51.9%，高于农村平均水平6.4个百分点。我国农村居民中贫困农户和低收入农户的家庭食物安全问题相对更为突出。2005年我国农村贫困农户家庭生活消费支出为651.0元，仅相当于农村平均水平的25.48%，低收入农户的生活消费支出为890.6元，仅相当于农村平均水平的34.85%。2005年我国农村贫困农户人均食物消费支出为

444.0元，仅相当于农村平均水平的38.2％，低收入农户的人均食物消费支出为583.4元，仅相当于农村平均水平的50.2％。反映居民生活水平的恩格尔系数显示，2005年农村居民贫困农户恩格尔系数高达68.2％，高于农村平均水平22.7个百分点，农村居民低收入农户恩格尔系数为65.5％，高于农村平均水平20个百分点。这些情况说明我国贫困农村居民的食物消费水平相对于整体农村居民来说明显偏低，反映的食物安全水平相对偏低。

从具体食物消费数量来考察，2005年农村居民粮食消费量平均水平为208.8千克，扶贫开发工作重点县农村居民为人均206.8千克，低于农村平均水平2千克，相当于农村平均水平的99.04％。相对来说，粮食的消费与农村平均水平比较接近，但肉类、蛋类和水产品等营养丰富的动物性食物消费量与农村平均水平的差距更大。2005年我国农村居民肉类消费的平均水平为22.4千克，而扶贫开发工作重点县农村居民肉类消费为19.6千克，低于农村平均水平2.8千克，相当于农村平均水平的87.5％；农村居民蛋类消费的平均水平为4.7千克，而扶贫开发工作重点县农户蛋类消费为1.8千克，低于农村平均水平2.9千克，相当于农村平均水平的38.3％；农村居民水产品消费的平均水平为4.9千克，扶贫开发工作重点县居民水产品消费为1.3千克，低于农村平均水平3.6千克，相当于农村平均水平的26.5％。从食物消费量反映的食物安全水平来看，我国农村居民中贫困农户和低收入农户食物安全问题相对更为突出，食物消费量明显低于农村平均水平。2005年贫困农户粮食消费量为153.7千克，相当于农村平均水平的73.61％；肉类消费量为9.0千克，相当于农村平均水平的40.18％；蛋类消费量为1.0千克，仅相当于农村平均水平的21.28％；水产品消费量为0.6千克，相当于农村平均水平的12.24％。2005年低收入农户粮食消费量为181.1千克，相当于农村平均水平的86.73％；肉类消费量为

12.5千克，相当于农村平均水平的55.8%；蛋类消费量为1.6千克，相当于农村平均水平的34.04%，水产品消费量为1.1千克，相当于农村平均水平的22.45%。这些情况说明我国贫困农村居民食物消费量总体相对偏少，反映的食物安全水平相对偏低。

从营养安全角度考察，我国贫困监测报告显示：2005年贫困农村地区扶贫开发工作重点县居民能量摄入为2 415千卡，比农村平均水平低22.2千卡。从具体营养素的摄入情况来看，2005年蛋白质摄入为62.1克，占推荐参考摄入量（RNI）的83%，低于农村平均水平5克；贫困农村地区居民脂肪摄入量为50.7克，低于农村平均水平2.2克，脂肪供能比仅为18.9%，低于农村平均水平0.63个百分点。这说明，贫困农村地区居民营养素摄入相对不足，特别是脂肪摄入明显不足。对贫困地区内部不同农户家庭的进一步分析可知，2003年扶贫开发工作重点县贫困农户能量摄入量仅为1 839.9千卡，相当于推荐摄入量（RNI）的76.67%；蛋白质摄入为47.4克，相当于推荐摄入量（RNI）的63.2%；脂肪摄入为30.5克，脂肪供能比为14.92%，营养摄入明显低于正常生理需求。扶贫开发工作重点县低收入农户的能量摄入量为2 242.7千卡，相当于推荐摄入量（RNI）的93.44%；蛋白质摄入为57.7克，相当于推荐摄入量（RNI）的76.93%；脂肪摄入为39.6克，脂肪供能比为15.89%。1998年《中国食物与营养监测》数据显示，低收入组农户营养状况明显低于其他农户。对于10%最低收入组农户来说，摄入量为2 020千卡，占推荐摄入量（RNI）的84%；蛋白质摄入量为60.4克，相当于推荐摄入量（RNI）的80.53%；脂肪热能比仅为15.2%，处于营养不良的边缘。这些情况说明，我国农村贫困居民营养摄入相对不足，无论是与农村平均水平还是与推荐摄入水平相比都相对偏少，反映出这些居民食物安全水平相对较低。

表 3-9　2005 年我国贫困农村居民食物安全水平与农村总体的对比

项　目	农村平均	重点县	差距（%）	贫困农户	差距（%）	低收入农户	差距（%）
食物消费水平							
生活消费支出（元）	2 555.4	1 528.5	59.81	651.0	25.48	890.6	34.85
食物消费支出（元）	1 162.2	793.2	68.25	444.0	38.20	583.4	50.20
恩格尔系数（%）	45.5	51.9	6.40	68.2	22.7	65.5	20.0
食物消费量（千克）							
粮食	208.8	206.8	99.04	153.7	73.61	181.1	86.73
其中：谷物和薯类	206.9	202.8	98.02	152.5	73.71	179.9	86.95
豆类及制品	5.4	4.0	74.07	2.6	48.15	3.4	62.96
食用油	6.0	5.2	86.67	3.0	50.00	3.8	63.33
蔬菜及制品	102.3	86.9	84.95	54.6	53.37	67.9	66.37
肉类、家禽	22.4	19.6	87.50	9.0	40.18	12.5	55.80
蛋类	4.7	1.8	38.30	1.0	21.28	1.6	34.04
水产品	4.9	1.3	26.53	0.6	12.24	1.1	22.45
奶类及制品	2.9	1.6	55.17	1.5	51.72	1.5	51.72
水果	17.2	7.4	43.02	6.2	36.05	7.8	45.35
营养水平							
能量（千卡）	2 437.2	2 415.0	99.09	—	—	—	—
蛋白质（克）	67.1	62.1	92.55	—	—	—	—
脂肪（克）	52.9	50.7	95.84	—	—	—	—

　　注：差距是指扶贫开发工作重点县农户、贫困户、低收入农户的实际水平相当于农村平均水平的百分比。其中恩格尔系数的差距指实际差距。

　　资料来源：《农村贫困监测报告》（2006）。

表3-10　1998年不同收入组农村居民营养摄入状况

项　　目	10％组	15％组	25％组	25％组	15％组	10％组	合计
热量摄入 （千卡/标准人·日）	2 020	2 332	2 366	2 572	2 674	2 825	2 471
蛋白质摄入 （克/标准人·日）	60.4	66.3	70.2	75.3	77.6	76.3	71.6
脂肪摄入 （克/标准人·日）	32.8	42.5	45.1	48.7	54.6	60.1	47.3

数据来源：根据《1998年中国食物与营养监测系统》以及王玉英，陈春明，何武.
1990—1998年中国食物消费与膳食结构.卫生研究.2000.5数据计算。

表3-11　1998年不同收入组农村居民营养摄入占RNI比

项　　目	10％组	15％组	25％组	25％组	15％组	10％组	合计
热量摄入占RNI比例	84.17	97.17	98.58	107.17	111.42	117.71	102.96
蛋白质摄入占RNI比例	80.53	88.40	93.60	100.40	103.47	101.73	95.47
脂肪热能比	15.2	16.9	17.8	17.4	18.7	19.5	17.6

数据来源：根据《1998年中国食物与营养监测系统》以及王玉英，陈春明，何武.
1990—1998年中国食物消费与膳食结构.卫生研究.2000.5数据计算。

由上述分析可知，集中了我国大量贫困人口的扶贫开发工作
重点县农村居民食物消费支出明显低于全国农村平均水平，恩格
尔系数相对偏高，食物消费量也低于农村平均水平，特别是肉蛋
奶等动物性食物消费水平明显偏低；能量、蛋白质和脂肪摄入相
对低于农村平均水平，与推荐摄入水平相比还存在相当的差距，
特别是脂肪摄入明显不足。农村居民中贫困农户和低收入农户食
物消费支出、食物消费量和营养摄入相对更低。因此，我国贫困
农村家庭食物安全水平相对偏低，是最容易受到食物不安全影响
的人群。到目前为止，这部分贫困人口仍然没有解决温饱问题，
如果这些地区家庭食物安全问题得到解决，将为我国整体食物安
全的解决提供坚强的保障和丰富的经验。

3.7 本章小结

总体来讲，我国农村居民家庭食物安全水平不断提高，无论是食物消费还是营养摄入都体现出这一趋势。我国农村居民食物消费支出水平不断提高，食物消费的多样化程度不断加强，粮食直接消费不断减少，动物性食物消费量不断增加，膳食结构不断优化，逐步进入粮食消费和动物性食物消费并重甚至替换的时期。我国农村居民营养状况的不断改善，农村居民热量摄入、蛋白质摄入和脂肪摄入总体上不断增加，营养素获取基本满足需要。

虽然我国农村居民家庭食物安全水平在不断提高，但与城市居民家庭相比仍然较低，存在明显的城乡差异。从食物消费支出角度考察，城乡居民食物消费支出存在明显差异且差距逐年扩大，农村居民家庭恩格尔系数明显高于城市居民，这种趋势还在不断扩大；食物消费量也明显低于城市居民，特别是营养丰富的动物性食物消费差距更为明显。从营养摄入的角度来看，我国城乡居民的营养状况的差距也非常明显，主要表现在蛋白质摄入和脂肪摄入两个方面。农村居民谷物热能比相对高于城市居民，而动物性热能比明显低于城市居民，出现了农村居民营养不良和城市居民相对肥胖并存的局面。总之，农村居民家庭食物安全水平相对低于城市居民，农村居民家庭食物安全应得到高度关注。

在我国农村内部，贫困居民家庭食物安全水平相对较低。无论是贫困户、低收入户，还是集中了大量贫困人口和低收入人口的扶贫开发工作重点县的农户家庭，其生活消费支出和食物消费支出都明显低于农村平均水平，恩格尔系数却明显高于农村平均水平，生活水平相对偏低。从不同食物消费水平来看，与农村平均水平最为接近的是粮食消费，营养丰富的动物性食物消费量明显偏低，最终表现为营养水平相对偏低，特别是蛋白质摄入和脂肪摄入相对不足。当前我国贫困地区仍有相当的人群营养摄入不足,甚至会影响到正常的身体发育,表明我国贫困农村家庭食物安全水平相对偏低。贫困与家庭食物安全有着紧密的联系,而目前我国仍有大量农村贫困人口,应进一步加大农村扶贫力度,解决贫困人群的食物安全对我国整体食物安全的提高将起到关键作用。

第四章

中国贫困地区农村居民家庭
食物安全状况分析

　　根据上一章的比较分析，我国贫困农村居民家庭食物安全水平相对偏低，是最容易受到食物不安全影响的人群。我国贫困人群主要集中在贫困地区，贫困农村地区居民家庭食物安全理应得到高度重视。

　　当前我国有 592 个国家扶贫开发工作重点县。2005 年底国家扶贫开发工作重点县中生活在贫困标准以下的绝对贫困人口为 1 433 万人，占全国农村绝对贫困人口总数的 60.6%。为研究我国贫困地区农村居民家庭食物安全状况，本研究从 592 个国家扶贫开发工作重点县中选择 12 个作为样本地区进行考察，根据这 12 个县农村住户调查资料数据，利用相应的指标体系和方法对贫困地区农村居民家庭食物安全状况进行分析。本章的分析主要从两个角度展开：一是从总体上分析贫困地区农村居民家庭食物安全水平；二是从食物不安全广度和深度来分析贫困地区农村居民家庭食物安全状况。

4.1　样本县基本情况

　　本研究选择的 12 个国家扶贫开发工作重点县分布在 6 个省、自治区（每个省、自治区选取 2 个国家级贫困县）。在这 6 个省、自治区中，1 个在东部地区（吉林省），2 个在中部地区（内蒙古和河南省），3 个在西部地区（陕西省、甘肃省和贵州省）。12 个扶贫开发工作重点县为:吉林省:安图县、和龙市;内蒙古:商都县、四子王旗;河南省:淮阳县、光山县;陕西省:洛南县、定边县;贵州省:正安县、习水县;甘肃省:定西县(安定区)、武都县(区)[①]。

所调查的样本县中,既有人口大县,也有农业大县、产粮大县。例如,吉林和龙市2004年底总人口为21.4万,而河南淮阳县2004年底总人口达132.8万;四子王旗的工业发展几乎是空白,是一个典型的农业大县,河南淮阳和光山县是全省的产粮大县。各样本县的经济发展水平也存在明显差异,农村居民收入水平各不相同。例如,甘肃武都人均GDP仅为1 764.96元,陕西洛南人均GDP仅为2 692.48元,两地农民人均纯收入不足1 300元,而内蒙古四子王旗2004年人均GDP为7 363.71元,农牧民人均纯收入为2 511元。

表4-1 2004年样本县基本情况

县名	人均GDP (元)	国土面积 (平方公里)	耕地面积 (万亩*)	总人口 (万人)
安图	7 835.30	7 438	39.15	21.5
和龙	5 757.10	5 069	36.77	21.4
商都	4 266.36	4 353	242.56	33.8
四子王旗	7 363.71	25 513	172.02	20.5
淮阳	4 455.83	1 469	156.37	132.8
光山	4 603.07	1 835	83.16	79.4
洛南	2 692.48	2 803	47.00	45.2
定边	3 424.44	6 920	133.26	31.1
正安	2 506.20	2 595	46.73	59.5
习水	2 707.06	3 128	61.06	67.4
安定	2 773.38	3 638	172.00	47.7
武都	1 764.96	4 683	70.38	53.4

[①]各县的数据和资料主要来自各省统计年鉴、中国农村贫困监测报告、作者调查以及政府网站和报告。

* 15亩=1公顷。

4.2　评价方法和指标体系构建

　　从前文的分析可知，衡量家庭食物安全水平的方法并没有世界公认的统一标准，而且衡量和评价家庭食物安全的指标非常丰富，不同学者从不同的角度提出了不同的评价指标。Maxwell and Frankenberger(1992) 曾列举了 25 个指标，Riely and Mock (1995) 列举了 73 个类似的指标，Chung et al(1997) 更是从不同的角度列出了 450 个评价指标。因此，如何选择合适的指标进行评价是对食物安全进行衡量的一个方法论问题，需要根据各国具体的实际和数据搜集成本等因素进行综合选择。本研究根据食物安全的最新定义构建客观评价指标和方法，从营养安全角度对我国贫困地区农村居民家庭食物安全进行衡量和评价。

　　客观评价指标体系的构建需要遵循一定的原则：①科学性原则，即要求所选指标具有明确的含义，能客观准确地反映食物安全的基本内涵和食物安全的最新发展，能对食物安全的水平进行准确衡量和评价；②可行性原则，即力求所选指标全面反映食物安全状况的同时，应能够兼顾指标数据的可得性、可操作性及可比性；③协调性原则，即要求评价指标之间、指标与评价模型之间需保持一定的协调与联系；④灵敏度原则，即要求指标能够灵敏地反映食物安全在时间和空间上的变化特征；⑤整体性原则，即要求所选指标能够反映食物安全系统的整体特征。

　　在以上原则的指导下，本研究构建了一个基于微观家庭营养摄入的具有层次性的家庭食物安全评价指标体系，重点从营养安全的角度评价我国贫困地区农村居民家庭食物安全状况：第一层次包括人均能量摄入量、人均蛋白质、人均脂肪摄入量和脂肪供能比等指标；第二个层次是在第一个层次指标基础上得出的包括营养摄入不足家庭比例、营养摄入平均缺乏度等反映家庭食物安全广度和深度的指标。

人均每日营养摄入量。 食物安全的最新定义更加强调营养安全，为反映这种变化，需要从传统的根据食物消费量进行衡量的评价方法转向根据营养摄入量进行衡量的评价方法，这就需要将居民消费的各类食物转换为可统一计量的营养摄入量（主要包括人均能量、蛋白质、脂肪摄入量）作为评价家庭食物安全水平的主要指标。

人们消费的各类食物所提供的营养素种类和数量各不相同。例如 1 千克粮食和肉类分别提供的能量、蛋白质和脂肪的具体量就存在很大差异，如何计算居民每日摄入的营养值成为关键。本研究运用农村住户消费的各种食物数量乘以我国相关部门制定的《食物成分表》中关于各类食物的具体营养成分，计算得出居民摄入的热能及各类营养素量。具体转换公式如下：

$$NUTR_i = \sum_{j=1}^{n} food_j \cdot nutri_{ij} \quad (i = 1, 2, 3)$$

其中，$NUTR_i$ 表示第 i 种能量或者营养素的摄入，即能量、蛋白质和脂肪，$food_j$ 表示家庭消费的第 j 类食物，包括谷类、豆类、肉类、蔬菜类等食物，$nutri_{ij}$ 表示消费的第 j 类食物所能提供的第 i 类能量或营养素量。

运用农村居民家庭住户调查中有关食物消费量数据根据上述计算公式计算家庭热量、蛋白质、脂肪摄入量时，对个别食物品种的处理方法如下：

◇ 有具体消费数量的食物。直接用该种食物消费数量乘以其营养成分就可以得出这些食物提供的能量和各种营养素量。

◇ "其他"类食物。在各大类食物中，除单列出的食物外，居民消费食物还包括"其他"种类，"其他"食物既没有消费数量，也没有具体的营养成分数据，只有消费支出金额。对这类食物的处理方法是：用该大类食物中已计算的总营养摄入量除以其对应的消费总支出，得到每一元钱可获得的热量、蛋白质、脂肪数量，以此作为转换系数，乘以"其他"类食物的消费支出，便得到"其他"类食物的营养摄入量。

◇ 在外饮食。在外饮食数据仅有居民在外饮食支出金额，没有消费数量。在计算营养摄入量时的处理方式是：首先根据已经计算得出的除在外饮食以外的所有食物的营养摄入量，除以对应的食物消费支出，得出营养价格，即一元钱的营养数量，以此作为转换系数，乘以在外饮食的支出金额，计算得出家庭的在外饮食摄入的热量、蛋白质和脂肪数量。用此方法计算在外饮食营养摄入量存在一定的局限性，因为普遍认为在外饮食的消费价格一般要高于在家饮食，同样的消费支出获得的营养摄入量可能是不同的，在家饮食获得的营养摄入量一般要高于在外饮食。但就本研究而言，由于所调查样本贫困农村地区居民在外饮食数量非常有限，占整个家庭食物消费的比重很小，再加上很难确定在外饮食消费结构和在家饮食消费结构是否一致，不一致的差距在哪里，有多大，价格相差到底多少等等，所以这里暂且假定在外饮食的消费结构与在家饮食的消费结构是相同的，在外饮食的消费价格与在家饮食的消费价格是相同的，即在外饮食和在家饮食的同样支出能获得基本相同的营养摄入量。

通过上面的公式和数据处理方法可计算得出家庭营养摄入量。但是一个家庭往往是由不同性别、年龄和劳动强度的人组合而成，而不同性别、年龄、劳动强度的人对能量和各种营养素的需求量和满足程度往往存在一定差异，即等量的营养摄入对不同特征的人产生的效果不同，对于有些人来说已经满足需要，但是对于另一些人来说还处于营养摄入不足状态。因此需要把家庭中不同特征的人转换为能统一计量的标准人（标准人是指从事极轻体力劳动的 18 岁男性）。例如，18 周岁到 50 周岁从事重体力劳动的男性相当于 1.33 个标准人。在此基础上计算每标准人能量摄入量和各类营养素摄入量,以利于分析和对比。本研究主要参考《中国居民膳食营养素参考摄入量(DRIs)》的标准进行标准人折算。使用的具体方法如下:

◇《中国居民膳食营养素参考摄入量(Dietary Reference Intakes,简写为 DRIs)》对不同年龄、性别、劳动强度、生理状况以及妊娠阶段的人群都提出了具体的营养参考摄入量(RNI),通过将这些人群的营养推荐摄入量和标准人的营养推荐摄入量相比(标准人的推荐能量摄入标准为 2 400 千卡),就得出不同特征人的标准人折算系数。本研究根据农村住户调查资料的人口特征,在参考《中国居民膳食营养素参考摄入量(DRIs)》的基础上计算得出具体的标准人折算系数(见表 4-2)。

◇ 根据标准人折算系数,把样本农户家庭不同年龄、性别、劳动强度、生理状况以及妊娠阶段的人口折算为统一的标准人,加总得出每个家庭的标准人数量。

表 4-2 标准人折算系数

年龄 Age(岁 year)	男 M	女 F
0~1	0.039 6	—
1~2	0.458 3	0.437 5
2~3	0.500 0	0.479 2
3~4	0.562 5	0.541 7
4~5	0.604 2	0.583 3
5~6	0.666 7	0.625 0
6~7	0.708 3	0.666 7
7~8	0.750 0	0.708 3
8~9	0.791 7	0.750 0
9~10	0.833 3	0.791 7

（续）

年龄 Age（岁 year）	男 M	女 F
10~11	0.875 0	0.833 3
11~14	1.000 0	0.916 7
14~18	1.208 3	1.000 0
18~50		
体力活动 PAL▲		
轻 Light	1.000 0	0.875 0
中 Moderate	1.125 0	0.958 3
重 Heavy	1.333 3	1.125 0
50~60		
体力活动 PAL▲		
轻 Light	0.958 3	0.791 7
中 Moderate	1.083 3	0.833 3
重 Heavy	1.291 7	0.916 7
60~70		
体力活动 PAL▲		
轻 Light	0.791 7	0.750 0
中 Moderate	0.916 7	0.833 3
70~80		
体力活动 PAL▲		
轻 Light	0.791 7	0.708 3
中 Moderate	0.875 0	0.791 7
80 以上	0.791 7	0.708 3

资料来源：根据《中国居民膳食营养素参考摄入量（DRIs）》计算得出。

　　为准确衡量每个标准人的营养摄入达到多少才算合理和安全，才能基本满足人体的需要，确定营养素摄入量的具体标准就显得非常重要。人是活动的并非静止不动，除此之外也存在其他影响居民营养摄入需要量的因素,因此确定一个合理的营养素摄入标准是非常困难的,即使能确定一个标准,在不同的国家和不同时期也往往存在明显差异。就我国而言,为更加合理的指导人们的食物消费和提供科学的膳食结构,很多部门都确定了具体的营养摄入标准。衡量农村贫困线时,把2 100千卡作为人体维持生存的最低能量需要。通常使用的是我国营养学会的推荐摄入量(RNI),相当于传统使用的每日推荐的营养素供给量(RDA)①,指可以满足某一特定性别、年龄及生理状况群体中绝大多数(97%~98%)个体需要量的摄入水平。长期摄入RNI水平,可以满足身体对该营养素的需要,保持健康和维持组织中有适当的储备,RNI的主要用途是作为个体每日摄入该营养素的目标值。具体标准是:能量推荐摄入量为每标准人每日摄入能量2 400千卡,蛋白质推荐摄入量为每标准人75克,脂肪供能比的推荐范围为20%~30%。《中国食物和营养发展纲要(2001—2010年)》中提出,2010年我国农村居民营养摄入目标为:人均日摄入能量2 320千卡,其中84%来自植物性食物,16%来自动物性食物;蛋白质摄入75克,其中27%来自动物性食物;脂肪摄入65克,提供的能量占总能量的24%。本研究主要采用中国营养学会《中国居民膳食营养素参考摄入量(DRIs)》提出的推荐摄入量标准(RNI)作为参考标准。

---

① 从20世纪40年代起营养学家就开始根据相关知识建议营养素的参考摄入量,以预防营养素摄入不足或过多的危险。我国自1955年开始制订"每日膳食中营养素供给量(RDA)",开始建议中国居民的膳食营养素摄入水平,作为计划食物供应和评价膳食质量的依据。1962年,中国生理科学会生物化学、营养学学术讨论会对1955年制订的RDA作了进一步修订,直到1988年10月中国营养学会对RDAs作了最近一次修订,定名为"推荐的每日膳食营养素供给量"。随着科学研究和社会实践的发展,特别是营养素补充剂的发展,国际上自90年代初期,逐渐开展了关于RDA的性质和适用范围的讨论。很多学者认为RDA这样一套参考数值已经不能满足当前需要;并在欧美各国先后提出了一些新的术语的基础上,逐步形成了膳食营养素参考摄入量(DRIs)的新概念。

表 4-3 我国在衡量居民营养摄入时通常使用的几种参考标准

项目	贫困标准	《中国居民膳食营养素参考摄入量（DRIs）》推荐摄入标准	中国食物和营养发展纲要（2001—2010）摄入目标
能量	2 100	2 400	2 320
蛋白质	/	75	75
脂肪供能比	/	20～30	24

脂肪供能比。另一个从营养安全角度衡量家庭食物安全状况的指标是脂肪供能比。蛋白质和脂肪等营养素都是人体所需能量的重要来源，人体为维持生存除了需要足够的能量摄入外，还需要保证足够的蛋白质和脂肪摄入。因此，蛋白质和脂肪所能提供的能量比例就成为非常关键的考量因素。本研究主要使用脂肪供能比指标进行衡量。关于多大比例是合适的，标准并不统一。例如，《中国居民膳食营养素参考摄入量（DRIs）》建议每个标准人的脂肪供能比为 20%～30%；按照世界卫生组织（WHO）的建议，脂肪能量占膳食总能量的 15%～30% 为合理范围；《中国食物和营养发展纲要（2001—2010 年)》中提出，2010 年我国农村居民脂肪摄入的能量占总能量的 24% 是合理目标。本研究采用中国营养学会《中国居民膳食营养素参考摄入量（DRIs）》提出的范围作为参照标准。

营养摄入不足家庭比例。营养摄入不足家庭比例（FISR）是指以最低营养标准值为标准衡量的贫困农村居民营养摄入不足家庭比例，即营养摄入量低于最低标准值的家庭数占所有样本家庭数的比例，包括能量摄入不足家庭比例、蛋白质摄入不足家庭比例和脂肪摄入不足家庭比例三个指标。该类指标可以反映一个地区居民家庭食物不安全的广度，这个比例越高，该地区食物不安全的广度越大。具体公式如下：

$$FISR = \frac{h}{H}$$

其中,h表示营养摄入不足家庭数,H表示样本家庭总数。

最低营养标准值的设定,本研究参考了许多营养学方面的研究,以及我国制定贫困线时的参考标准。在此基础上设定能量和蛋白质的最低营养标准值为推荐参考摄入量(RNI)的80%,即能量摄入的最低标准值为1 920千卡,蛋白质摄入的最低标准值为60克,脂肪供能比的最低标准值为推荐范围值最低限的80%,即16%。这一标准与我国在其他实践研究中使用的最低标准以及其他一些国际组织使用的最低标准比较接近。

营养摄入平均缺乏度。营养摄入平均缺乏度(NASR)是指所有低于最低营养标准值的家庭某种营养平均摄入量低于最低标准的数量与最低营养标准值的比值。包括能量摄入平均缺乏度、蛋白质摄入平均缺乏度和脂肪摄入平均缺乏度三个指标。该类指标可以反映一个地区家庭食物不安全的深度,平均缺乏程度越大,则该地区居民家庭食物不安全的深度越大。用该指标计算家庭食物安全时有一个前提:家庭内部的食物分配是公平的,进而营养摄入在不同家庭成员间是公平配置的,不存在明显的失衡问题。具体公式如下:

$$NASR = \frac{\frac{1}{h}\sum_{i=1}^{h}(NSV - NUTRI_i)}{NSV}$$

其中,h是食物不安全家庭数,$NUTRI_i$表示第i个处于食物不安全状态家庭的标准人日摄入能量和营养素水平,NSV为标准人日均营养摄入最低标准值。

4.3 中国贫困地区农村居民家庭食物安全水平分析

本节运用前面构建的人均能量摄入、人均蛋白质摄入和人均脂肪摄入等指标对我国贫困地区农村居民家庭食物安全水平进行分析。首先从总体上进行分析，然后从不同收入组、不同地区、不同家庭规模、不同家庭结构类型等角度对其进行分析。

4.3.1 我国贫困地区农村居民家庭食物安全总体水平不断提高

对我国贫困地区农村居民家庭食物安全总体水平的分析，有助于我们从总体上了解其安全状况。这里主要从时间序列的角度分析其安全水平的变化趋势。从我国贫困地区农村居民住户消费的所有食物所提供的营养值来考察，我国贫困地区农村居民家庭食物安全水平在1990—2005年间得到明显提高。居民的能量摄入量得到明显增加，每个标准人平均日能量摄入量从1990年的2 089.77千卡提高到2005年的2 135.39千卡，从约为推荐摄入量（RNI）的87%提高到推荐摄入量（RNI）的88.97%。1990—2005年间能量摄入增加45.62千卡，增长幅度为2.18%，能量摄入基本满足人体需要，不存在摄入不足问题。为维持人体生存需要，除要摄入一定量的能量外，能够为人体提供能量的各种营养素的摄入也非常关键，蛋白质和脂肪就是两大重要营养要素。农村住户调查数据显示，我国贫困地区农村居民1990年蛋白质标准人日均摄入量为57.62克，不到推荐摄入量（RNI）的80%，到2005年提高到62.7克，相当于推荐摄入量（RNI）的83.59%。1990—2005年间蛋白质摄入增加5.08克，增长幅度为8.82%，蛋白质摄入基本满足人体需要。脂肪作为重要的营养素，为人体提供能量的多少直接影响着人体的营养状况。农村住户调查数据显示，我国贫困地区农村居民每标准人平均日脂肪摄入量1990年为32.19克，2005年增加到43.54克，1990—2005年间脂肪摄入增加11.35克，增长幅度为35.26%，脂肪供能比从1990年的13.99%提高到2005年的18.35%，提高了4.36个百分点。

总体上看，我国贫困农村地区 1990—2005 年的 15 年间农村居民家庭食物安全水平得到明显改善，表现为能量摄入、蛋白质摄入和脂肪摄入量都有显著提高。但是整个发展过程存在很大的不稳定性。从 90 年代初开始，家庭食物安全水平提高缓慢；进入 21 世纪以来，进程加快；之后进程又相对放慢。1990 年到 1995 年，贫困农村地区居民家庭食物安全水平改善进程缓慢，表现为能量摄入仅仅增加 0.17 千卡，蛋白质摄入出现下降，脂肪摄入仅增加 1.73 克，脂肪供能比仅提高 0.39 个百分点；从 1995 年到 2000 年，家庭食物安全水平得到明显提高，表现为能量摄入增加 194 千卡，蛋白质摄入增加 11.22 克，脂肪摄入增加 6.65 克，脂肪供能比提高 1.43 个百分点；从 2000 年到 2005 年，家庭食物安全水平甚至出现下降，表现为能量摄入减少 148.24 千卡，蛋白质摄入减少 4.49 克。

表 4-4   1990—2005 年我国贫困地区农村居民营养摄入状况

年　　份	1990	1995	2000	2005
能量摄入（千卡）	2 089.77	2 089.94	2 283.63	2 135.39
蛋白质摄入（克）	57.62	55.97	67.19	62.70
脂肪摄入（克）	32.19	33.92	40.57	43.54
能量摄入占 RNI（%）	87.07	87.08	95.15	88.97
蛋白质摄入占 RNI（%）	76.83	74.63	89.59	83.59
脂肪供能比（%）	13.99	14.38	15.81	18.35

近 15 年来，我国贫困地区农村居民营养状况得到不断改善，能量、蛋白质和脂肪摄入量明显提高，特别是进入 21 世纪以来，能量摄入和蛋白质摄入都已接近或达到推荐摄入量的 90%。其主要原因在于贫困地区农村居民食物消费数量不断增加，膳食结构也得到不断改善。

为对家庭人均食物消费情况进行分析，这里使用的指标是每标准人每日食物消费量指标而非人均年食物消费量指标。人均年食物消费量是按照家庭常住人口进行平均的居民家庭年平均消费的各种食物具体数量，而家庭食物消费数量的多少取决于很多因素，与每个个体的收入、家庭结构、年龄、劳动状况等都有关系，因此这一指标具有一定的局限性。如果不考虑家庭结构等因素对食物消费的影响，直接计算家庭人均年食物消费量会偏离实际值，可能会高估成年人较多的家庭的食物消费量，而低估老人和孩子较多的家庭的食物消费量。例如，两个常住人口相同的家庭，消费了相同数量的食物，但会由于家庭结构的不同导致这两个家庭成员对食物的满足程度存在很大差异。因此，用这一指标衡量的食物安全水平存在一定的欠缺。为避免直接按常住人口计算人均年食物消费量时对这些差异性的忽略，将家庭每年消费的各类食物数量按照年龄、性别和劳动强度等进行折算，计算出每标准人每日消费的各种食物数量，由于计算结果考虑了不同家庭结构食物需求量的差异性而使得不同家庭间具有可比性。

　　根据调整后的人均食物消费指标，利用样本地区农村住户调查资料对贫困地区农村居民食物消费水平进行分析，得出结论如下：①每标准人平均日谷类消费量（原粮）有所下降，从1995年的583克下降到2005年的518.27克；②肉类消费呈不断增加的趋势，从1995年的每标准人平均日消费27.82克提高到2005年的61.64克，增加33.82克，增长幅度为121.8%。其中，1995—2000年消费量增加22.15克，2000—2005年增加11.67克。③蛋类、奶类和水产品消费也有不同程度的提高。蛋类消费从1995年的5.33克增加到2005年的7.19克，增加1.86克，增长幅度为34.89%；奶类消费从1995年的0.66克，增加到2005年的2.84克，增加2.18克，增长两倍多；水产品消费从1995年的3.3克，增加到2005年的4.32克，增加1.02克，增加幅度为30.9%；④蔬菜消费量也有所提高，从1995年的167克增加到2005年的209.74克，增加42.09克，增长幅度为

25.11%;⑤薯类和豆类消费量呈先增加后减少的不规则变化;⑥食用油消费量呈下降趋势。无论是植物油还是动物油消费都表现出相同的变化趋势,植物油消费从 1995 年的 11.94 克减少到 2005 年的 11.47 克,动物油消费从 1995 年的 2.89 克减少到 2005 年的 0.49 克。

随着我国贫困地区农村居民食物消费数量的增加,膳食结构也在不断改善,表现为作为主要食物的谷类消费逐年减少,营养丰富的动物性食物消费不断提高,且肉类的增长率相对明显。1995—2000 年谷类平均增长了 0.44%,肉类平均增长率为 12.43%;2000—2005 年间,谷类消费出现下降,而肉类的平均增长率为 4.29%。这些改善对贫困地区农户家庭食物安全水平的提高具有非常重要的作用。

表4-5 我国样本贫困地区农民家庭食物消费量(克/标准人·日)

年 份	1995	2000	2005
谷类	582.93	595.85	518.27
薯类	34.92	37.81	23.48
豆类及制品	8.88	20.84	17.57
蔬菜	167.65	239.28	209.74
植物油	11.94	11.16	11.47
动物油	2.89	2.48	0.49
肉类及制品	27.82	49.97	61.64
蛋类	5.33	10.96	7.19
奶类	0.66	0.62	2.84
水产品	3.30	3.42	4.32

4.3.2 我国贫困地区农村居民家庭食物安全水平仍然相对偏低

尽管从时间序列的角度分析,以营养安全反映的我国贫困地区农村居民家庭食物安全水平不断提高；但就每个阶段而言，无论与《中国居民膳食营养素参考摄入量（DRIs）》标准、全国农村平均水平，还是与《中国食物与营养发展纲要（2001—2010年）》目标相比，我国贫困地区农村居民家庭食物安全水平仍然相对较低。

按照我国《中国居民膳食营养素参考摄入量（DRIs）》的标准，能量的推荐摄入量（RNI）为人均日 2 400 千卡，蛋白质摄入量为人均日 75 克，推荐脂肪提供能量的比例为 20%～30%。然而农村住户调查数据显示，我国贫困农村居民家庭能量摄入最高年份的 2000 年，其人均日能量摄入量相当于推荐摄入量（RNI）的 95.15%，没有达到推荐标准值。蛋白质摄入量占推荐摄入量（RNI）的比例在 1990—2004 年间一直没有超过 90%。脂肪供能比在 1990—2005 年间有所增加，但仍然低于我国营养部门推荐范围的最低限，居民的脂肪摄入明显不足，20 多年来这种状况并没有得到明显改善。

根据调查数据，贫困地区农村居民家庭食物安全水平低于农村平均水平。2005 年我国贫困农村地区农户能量摄入为 2 135.39 千卡，远远低于 2 437.2 千卡的农村平均水平；蛋白质摄入为 62.7 克，低于全国农村平均水平 4.4 克；脂肪摄入量为 43.54 克，低于全国农村 52.9 的平均水平。

不仅如此，《中国食物与营养发展纲要（2001—2010 年）》提出，2010 年我国农村居民食物和营养发展目标是人均日能量摄入量 2 320 千卡，蛋白质摄入量 75 克，脂肪摄入量 65 克，脂肪供能比为 24%。与这一标准相比，目前我国贫困地区农村居民人均日能量摄入还有 184.61 千卡的差距，相当于目标值的 92.04%；蛋白质摄入量与目标值相比，相差 12.3 克，仅是目标值的 83.6%；脂肪摄入量相距目标值为 21.46 克，仅相当于标值的 66.98%。由以上分析可知，目前我国贫困农村居民家庭食物安全水平与《中国食物与营养发展纲要（2001—2010 年）》提出的 2010 年的目标仍然存在较大差距。

我国贫困地区农村居民家庭食物安全水平相对偏低的主要原因是：在我国贫困农村地区，居民动物性食物消费相对不足，营养丰富的动物性食物热能比相对偏低，而谷类热能比相对偏高。例如，1990 年我国贫困地区农村居民消费的肉类食物提供的能量比为 4.67%，2005 年增加为 9.28%，动物性食物提供的能量比从1990 年的 5.19% 提高到 2005 年的 10.31%，但仍然较低。《中国食物与营养发展纲要（2001—2010 年)》提出，2010 年农村居民人均每日能量摄入中 16% 来自动物性食物，目前我国贫困农村居民与这一目标仍然存在很大差距。虽然谷类提供的能量份额伴随着总能量的增加而不断下降，但仍然高达 70%，是贫困农村居民的主要能量来源；植物性食物提供的能量份额近 90%，依然高于《中国食物与营养发展纲要（2001—2010 年)》提出的2010 年农村居民能量来源中 84% 来自植物性食物的目标值。

表 4-6　2005 年我国贫困地区农村居民的营养摄入与
相关标准的比较

项　　目	贫困地区 （12 县样本）	农村平均 （全国农户调查）*	纲要目标（2010）
热量（千卡）	2 135.39	2 437.2	2 320
蛋白质（克）	62.7	67.1	75
脂肪（克）	43.54	52.9	65

注：*数据来自《中国农村住户调查年鉴》(2005)。

表 4-7　1990—2005 年我国贫困地区农户能量食物来源结构

年份	人日能量（千卡 /标准人·日）	谷类能量（千卡 /标准人·日）	谷类能量 占比（%）	肉类能量（千卡 /标准人·日）	肉类能量 占比（%）
1990	2 089.77	1 750.23	83.75	97.50	4.67
1995	2 089.94	1 677.07	80.24	92.74	4.44
2000	2 283.63	1 725.91	75.58	135.97	5.95
2005	2 135.39	1 492.85	69.90	198.12	9.28

4.3.3 相对于能量而言，蛋白质和脂肪摄入水平偏低

从不同营养素反映的家庭食物安全水平对比情况来看，蛋白质摄入水平低于能量摄入水平，脂肪摄入水平低于蛋白质。例如2005年，贫困地区农村居民能量摄入量占推荐摄入量（RNI）的比例为88.97%，而蛋白质摄入量占推荐摄入量（RNI）的比例为83.59%，低于能量比例。相对于《中国食物与营养发展纲要（2001—2010年）》提出的目标，能量摄入量相当于目标值的92.04%，而蛋白质摄入量仅相当于目标值的83.6%，低于能量比例；脂肪摄入量只相当于目标值的66.98%，明显低于蛋白质。这充分说明目前我国贫困地区农村居民蛋白质和脂肪摄入水平明显低于能量摄入，蛋白质和脂肪摄入不足问题相对更为严重。

4.3.4 相对于高收入组农户，低收入水平农户家庭食物安全水平相对较低

对于农村居民家庭来说，获得食物主要有两个渠道：一个是自己生产，另一个是从市场购买。这两个渠道都与家庭收入水平有着非常直接的联系，不同收入水平的农户，其食物安全水平也往往不同。本研究将调查的贫困地区样本户按照收入水平由低到高划分为五等分组，分析不同收入组农户家庭食物安全水平的差异。

从2005年不同收入组样本农户营养摄入情况结果来看，在我国贫困农村地区，最低20%收入组人均能量摄入量为2 044.76千卡，不到推荐摄入量（RNI）的90%，最高20%收入组家庭的能量摄入量高达2 210.86千卡，超过推荐摄入量（RNI）的90%，低收入水平农户能量摄入水平明显低于高收入组农户。2005年最低20%收入组人均蛋白质摄入量为60.9克，略高于推荐摄入量（RNI）的80%，存在一定的蛋白质摄

入不足问题,最高 20%收入组家庭的人均蛋白质摄入量达到推荐摄入量(RNI)的 84%,低收入水平农户蛋白质摄入水平明显低于高收入组农户。从各收入组家庭脂肪摄入量来看,不同收入组间存在明显差异:最低 20%收入组农户脂肪摄入量为39.81 克,最高 20%收入组农户脂肪摄入量为 42.88 克,低收入水平农户脂肪摄入水平明显低于高收入组农户。从各收入组家庭的脂肪供能比指标来看,不存在明显差异,基本维持在18%左右。

由此可知,在我国贫困农村地区不同收入组农户之间家庭食物安全水平存在明显差异,低收入组家庭食物安全状况不容乐观,存在一定的食物不安全问题,表现为能量摄入、蛋白质摄入和脂肪摄入都明显低于高收入组农户家庭。

表 4-8　2005 年不同收入水平农户的营养摄入水平

收入组	能量摄入 (千卡/标准人·日)	蛋白质摄入 (克/标准人·日)	脂肪摄入 (克/标准人·日)
最低 20%组	2 044.76	60.90	39.81
第二 20%组	2 053.46	59.64	44.55
第三 20%组	2 140.97	62.50	43.97
第四 20%组	2 226.92	67.13	46.48
最高 20%组	2 210.86	63.30	42.88

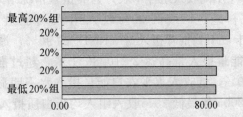

图 4-1　2005 年不同收入组农户能量摄入占 RNI 比例

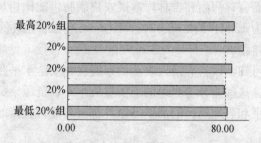

图 4 - 2 2005 年不同收入组农户蛋白质摄入占 RNI 比例

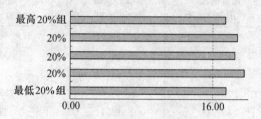

图 4 - 3 2005 年不同收入组农户脂肪供能比

4.3.5 不同贫困地区农村居民家庭食物安全水平存在明显差异

农村住户样本调查数据显示，不同地区家庭食物安全水平存在明显差异。2005 年样本数据显示，相对于其他地区，吉林、内蒙古和甘肃农村居民能量摄入相对偏低，分别为 1 760.13 千卡、2 017.35 千卡、2 140.41 千卡，低于推荐摄入量（RNI）的 90%；贵州和陕西农户家庭能量摄入相对较高，分别为 2 254.38 千卡和 2 337.88 千卡。就人均蛋白质摄入量而言，吉林、贵州和内蒙古农户蛋白质摄入量相对偏低，分别为 57.02 克、61 克和 61.51 克，低于推荐摄入量（RNI）的 85%；陕西和河南样本农户蛋白质摄入量最高，分别为 65.12 克和 64.84 克，超过推荐摄入量（RNI）的 85%。关于脂肪摄入，河南和吉林两省样本农户脂肪摄入水平相对偏低，分别为 30.16 克和 34.47 克。就脂

85

肪供能比而言,河南和吉林样本区农户脂肪供能比相对低于其他地区,仅为12.34%和17.63%,距离营养学推荐最低限值仍然存在一定差距。

由此可知,以营养摄入表示的家庭食物安全水平存在明显的地区差异。这些差异与当地的经济发展水平、资源禀赋以及人们的生活水平和当地居民的消费习惯等都有着非常直接的联系。

表 4 - 9 2005 年不同地区农户家庭营养摄入情况

地区	能量摄入 (千卡/标准人·日)	蛋白质摄入 (克/标准人·日)	脂肪摄入 (克/标准人·日)
吉林	1 760.13	57.02	34.47
河南	2 200.47	64.84	30.16
内蒙古	2 017.35	61.51	47.28
贵州	2 254.38	61.00	59.91
陕西	2 337.88	65.12	46.27
甘肃	2 140.41	64.67	47.34

表 4 - 10 2005 年不同地区农户家庭营养摄入与 RNI 比例

地区	能量摄入占 RNI 比 (%)	蛋白质摄入占 RNI 比 (%)	脂肪供能比 (%)
吉林	73.34	76.03	17.63
河南	91.69	86.45	12.34
内蒙古	84.06	82.01	21.09
贵州	93.93	81.33	23.92
陕西	97.41	86.83	17.81
甘肃	89.18	86.23	19.91

4.3.6 与小规模家庭相比,大规模家庭食物安全水平相对偏低

随着经济社会的发展和相关政策的推动,农村居民家庭规模

逐渐趋于小型化，小规模家庭在所有家庭中占相当比例。不同规模农村居民家庭往往具有不同的食物消费水平和消费习惯，其家庭食物安全水平存在明显差异。

2005年农村住户样本调查数据显示，不同家庭规模家庭食物安全状况存在明显差异：3口人及以下家庭人均日能量摄入量为2 380.44千卡，相当于推荐摄入量（RNI）的99.19%；4～5口人家庭人均日能量摄入量为2 084.08千卡，相当于推荐摄入量（RNI）的86.84%；6口人及以上家庭人均日能量摄入量仅为1 901.6千卡，相当于推荐摄入量（RNI）的79.23%。蛋白质摄入量也表现出相同的趋势，2005年样本农户中3口人及以下家庭人均日蛋白质摄入量为70.84克，相当于推荐摄入量（RNI）的94.45%；4～5口人家庭的人均蛋白质摄入量为60.7克，相当于推荐摄入量（RNI）的80.93%；6口人及以上家庭人均日蛋白质摄入量仅为56.06克，相当于推荐摄入量（RNI）的74.75%。人日脂肪摄入也表现出相同的趋势，2005年3口人及以下家庭人均日脂肪摄入量为52.69克；4～5口人家庭人均脂肪摄入量为41.55克，6口人及以上的家庭人均日脂肪摄入量仅为35.07克。脂肪供能比也随着家庭规模的扩大表现出明显的下降趋势。

由此可知，不同家庭规模居民食物安全水平存在明显的差异。与小规模家庭相比，大规模家庭的食物安全水平相对偏低，其往往比小规模家庭具有更大的食物不安全压力，面临更多的食物不安全风险，表现为以能量、蛋白质和脂肪等表示的营养摄入指标随着家庭规模的扩大而表现出明显的下降趋势。

表4-11 2005年不同家庭规模农户的营养摄入水平

家庭规模	能量摄入（千卡/标准人·日）	蛋白质摄入（克/标准人·日）	脂肪摄入（克/标准人·日）
3口人及以下	2 380.44	70.84	52.69
4～5口人	2 084.08	60.70	41.55
6口人及以上	1 901.60	56.06	35.07

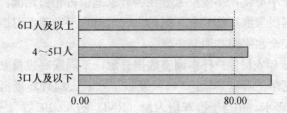

图 4-4　2005 年不同家庭规模农户能量摄入占 RNI 比例

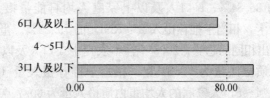

图 4-5　2005 年不同家庭规模农户蛋白质摄入占 RNI 比例

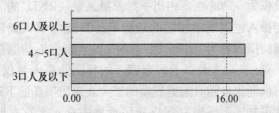

图 4-6　2005 年不同家庭规模农户脂肪供能比

4.3.7　随着非农程度的提高，农村居民家庭食物安全水平也不断提高

2005 年农村住户样本调查数据显示，非农兼业户能量摄入水平最高，达到 2 178.29 千卡，相当于推荐摄入量的 90.76%；农业兼业户能量摄入为 2 099.95 千卡，相当于推荐摄入量的 87.5%；农业户能量摄入水平相对较低，为 2 027.72 千卡，相当于推荐摄入量的 84.49%。从蛋白质摄入情况来看，其趋势仍然一致。随着非农程度的提高，蛋白质摄入量不断提高，农业户人均日蛋白质

摄入量为 61.47 克，相当于推荐摄入量的 81.96%；农业兼业户人均日蛋白质摄入量为 62.07 克，相当于推荐摄入量的 82.76%；非农兼业户人均日蛋白质摄入量 63.37 克，相当于推荐摄入量的 84.49%。脂肪摄入量也表现出几乎相同的趋势，农业户人均日脂肪摄入量为 41.02 克，脂肪供能比为 18.21%；非农兼业户人均日摄入量为 47.77 克，脂肪供能比达 19.74%。

表 4-12　2005 年不同从业类型居民家庭营养摄入水平

农户类型	能量摄入（千卡/标准人·日）	蛋白质摄入（克/标准人·日）	脂肪摄入（克/标准人·日）
农业户	2 027.72	61.47	41.02
农业兼业户	2 099.95	62.07	38.89
非农兼业户	2 178.29	63.37	47.77

表 4-13　2005 年不同从业类型居民家庭营养摄入水平占 RNI 比例

农户类型	人日能量占 RNI 比例（%）	蛋白质占 RNI 比例（%）	脂肪供能比（%）
农业户	84.49	81.96	18.21
农业兼业户	87.50	82.76	16.67
非农兼业户	90.76	84.49	19.74

4.4　中国贫困地区农村居民家庭食物不安全广度和深度分析

前面利用所有样本户平均每标准人日热量摄入量、蛋白质摄入量、脂肪摄入量等指标分析了我国贫困地区农村居民家庭食物安全水平，是从样本户整体平均角度进行的分析，反映的是贫困地区农村居民家庭食物安全水平总体状况，平均水平的分析并未反映内部的差异。本节将利用前面构建的相关指标，基于单个居民家庭营养摄入量来分析我国贫困地区农村居民家庭食物不安全的广度和深度。

4.4.1 贫困地区农村居民家庭食物不安全广度有所下降，但食物不安全深度却在加深

从营养摄入不足家庭比例所反映的食物不安全广度来看，我国贫困地区农村居民家庭食物不安全广度有所下降。1990—2005 年间，样本地区居民通过蛋白质和脂肪反映的家庭食物不安全广度明显下降，即蛋白质摄入不足家庭比例和脂肪摄入不足家庭比例从 1990 年的较高水平降低到 2005 年的相对较低水平。1990 年蛋白质摄入不足家庭比例为 60.23%，2005 年下降为 51.7%，减少 8.43 个百分点；1990 年脂肪摄入不足家庭比例为 70.34%，2005 年下降到 42.2%，减少 28.13 个百分点。从 1990—2005 年间样本地区居民通过能量反映的家庭食物不安全广度来看，1990 年有 37.73% 的家庭处于能量摄入不充足状态，1995 年上升到 40.60%，说明能力摄入不足家庭比例有所增加；2000 年这一比例又大幅下降到 30.80%，较上年降低近 10 个百分点，说明能量摄入不足广度大大减少；2005 年这一比例又回升到 44.2%，能量摄入不足广度又有所增加。从四个年份的比较可以看出，样本地区居民通过能量反映的家庭食物不安全广度上下波动较大，但通过蛋白质和脂肪反映的家庭食物不安全广度明显下降，表明我国贫困地区农村居民家庭食物不安全广度总体上有所下降。

从营养平均缺乏度指标反映的食物不安全深度来看，1990—2005 年间样本地区居民家庭食物不安全深度呈加深趋势。1990 年贫困地区农村居民能量摄入平均缺乏度为 0.158 6，2005 年增加到 0.210 1；蛋白质和脂肪平均缺乏程度同样在不断加深，蛋白质平均缺乏度从 1990 年的 0.181 2 增加到 2005 年的 0.235 8，脂肪平均缺乏度从 1990 年的 0.308 5 增加到 2005 年的 0.329 0。

表 4 - 14 1990—2005 年贫困地区农村居民家庭食物不安全广度

年份	能量摄入不足家庭比例（%）	蛋白质摄入不足家庭比例（%）	脂肪摄入不足家庭比例（%）
1990	37.73	60.23	70.34
1995	40.60	62.99	66.29
2000	30.80	42.92	53.39
2005	44.20	51.70	42.20

表 4 - 15 1990—2005 年贫困地区农村居民家庭食物不安全深度

年份	能量摄入平均缺乏度	蛋白质摄入平均缺乏度	脂肪摄入平均缺乏度
1990	0.158 6	0.181 2	0.308 5
1995	0.203 0	0.233 1	0.312 3
2000	0.174 0	0.187 0	0.306 6
2005	0.210 1	0.235 8	0.329 0

4.4.2 相对于能量而言，蛋白质和脂肪反映的家庭食物不安全广度和深度较大

为了解不同营养素反映的家庭食物不安全程度的对比情况，从食物不安全广度和食物不安全深度两个方面展开。就食物不安全广度而言，蛋白质和脂肪摄入不足家庭比例明显高于能量摄入不足家庭比例。例如，1990、1995、2000 各年我国农村贫困地区居民家庭蛋白质和脂肪摄入不足比例都明显高于能量摄入不足比例；2005 年蛋白质摄入不足家庭比例为 51.7%，能量摄入不足家庭比例为 44.2%，说明有许多能量摄入相对充足家庭，依然面临蛋白质和脂肪摄入不足的结构性问题，即使能量摄入充足度表明已经达到安全水平，也仍然可能处于一种不稳定的食物安全状态。

就营养摄入平均缺乏度而言，情况也是如此。蛋白质摄入平均缺乏程度明显高于能量摄入平均缺乏程度，脂肪摄入平均缺乏程度又明显高于蛋白质摄入平均缺乏程度。例如，2005年我国农村贫困地区居民能量摄入平均缺乏度为0.210 1，蛋白质摄入平均缺乏度为0.235 8，而脂肪摄入平均缺乏度为0.329 0，说明我国贫困农村地区居民脂肪摄入缺乏程度相对较为突出。

总体上讲，我国贫困农村地区居民营养摄入不足家庭比例有所减少，食物不安全广度基本呈下降趋势，许多家庭逐渐摆脱食物不安全的困境。但就具体某一年份而言，蛋白质反映的食物不安全广度要高于能量，说明蛋白质和脂肪摄入不足是贫困地区农村居民面临的主要问题。虽然家庭食物不安全广度有所下降，对于那些处于食物不安全境地的家庭来说其营养缺乏程度却在加深，解决食物不安全问题的压力仍然相当突出。蛋白质摄入缺乏程度要高于能量，脂肪摄入缺乏程度又高于蛋白质。因此，在我国贫困地区，农村居民蛋白质和脂肪摄入不足问题要比能量摄入不足问题更加严重。

4.4.3 低收入水平农户家庭食物不安全广度和深度相对较大

就家庭食物不安全广度而言，营养摄入不足家庭比例在不同收入组间存在明显差异。2005年农村住户样本调查数据显示，虽然出现最高20%收入组蛋白质和脂肪摄入不足家庭比例相对较大这一现象，但从表4-16中可以看出，2005年最低20%收入组人群能量摄入不足家庭比例为51%，最高20%收入组人群能量摄入不足家庭比例为40.8%，最低收入组比最高收入组高10个百分点，且这一比例从最低20%收入组到第四20%收入组逐渐减少。蛋白质摄入不足家庭比例也表现出相同趋势。从最低20%收入组到第四20%收入组，较低收入组蛋白质摄入不足家庭比例均高于相对较高收入组，基本说明随收入水平的提高农户家庭食物不安全广度呈下降趋势。就脂肪摄入不足家庭比例而言，与中间三组比较，最低 20% 收入组这一比例也相对较大。因此可以说，低收入水平农户家庭食物不安全广度相对较大。

表 4-16　2005 年不同收入组农村居民家庭食物不安全广度

收入组	能量摄入不足家庭比例（%）	蛋白质摄入不足家庭比例（%）	脂肪摄入不足家庭比例（%）
最低 20% 组	51.0	56.5	45.6
第二 20% 组	46.3	53.1	29.9
第三 20% 组	43.5	48.3	40.8
第四 20% 组	39.5	45.6	42.9
最高 20% 组	40.8	55.1	51.7

营养摄入平均缺乏度在不同收入组之间也存在明显差异。2005 年样本住户调查数据显示，能量摄入平均缺乏度最小的为收入水平相对较高的第四 20% 收入组，仅为 0.184 9；最低 20% 收入组能量摄入平均缺乏度为 0.215 5，最高 20% 收入组能量摄入平均缺乏度为 0.210 4，最低收入组这一数值高于最高收入组；与农村样本平均值比较，最低 20% 收入组人群能量摄入平均缺乏度也明显较高。蛋白质摄入平均缺乏度在不同收入组间也存在明显差异。2005 年最低 20% 收入组蛋白质摄入平均缺乏度为 0.245 4，最高 20% 收入组为 0.219 8，最低收入组明显高于最高收入组；第四、第五 20% 收入组这一数值在 0.21～0.22 之间，而收入水平相对较低的其他三组这一数值均超过 0.24。就脂肪摄入平均缺乏度而言，程度最深的是收入水平相对较低的第二（次低）20% 收入组，达 0.343 5。以上分析说明，收入水平较低的农村居民家庭食物不安全深度相对较深。

表 4 - 17　2005 年不同收入组农村居民家庭食物不安全深度

收入组	能量摄入平均缺乏度	蛋白质摄入平均缺乏度	脂肪摄入平均缺乏度
最低 20%组	0.215 5	0.245 4	0.323 9
第二 20%组	0.208 5	0.246 6	0.343 5
第三 20%组	0.228 0	0.254 6	0.322 3
第四 20%组	0.184 9	0.210 9	0.327 9
最高 20%组	0.210 4	0.219 8	0.331 2

4.4.4　不同地区居民家庭食物不安全广度和深度存在明显差异

　　不同地区农村居民家庭由于受食物生产发展和居民消费习惯等的影响，在食物消费方面具有明显的差异，这些差异导致营养摄入明显不同，进而使家庭食物安全状况存在明显的地区差异，表现为家庭食物不安全广度和食物不安全深度两个方面。

　　2005 年农村住户样本调查数据显示，就食物不安全广度而言，吉林和内蒙古两省（自治区）能量摄入不足家庭比例相对较高，超过 50%，也远远高于样本平均水平；陕西和贵州两省的能量摄入不足家庭比例低于其他省份，分别为 33%和 31%。就蛋白质摄入不足家庭比例而言，2005 年农村住户样本调查数据显示，吉林和内蒙古两省（自治区）样本人群蛋白质摄入不足家庭比例相对较高，均超过 50%，且远远高于农村样本平均水平；陕西和贵州两省样本人群蛋白质摄入不足家庭比例相对较低，分别为 40.8%和 48.4%，低于农村样本平均值。就脂肪摄入不足家庭比例而言，吉林和河南两省样本人群相对较高，均超过 50%，贵州和内蒙古两省（自治区）样本人群脂肪摄入不足家庭比例最低。

　　从不同营养素反映的家庭食物不安全广度来看，不同地区样本组表现出和总体基本相同的趋势，即蛋白质摄入不足家庭比例相对高于能量和脂肪摄入不足家庭比例。

表 4 - 18 2005 年不同地区农户的家庭食物不安全广度

指 标	吉林	河南	甘肃	内蒙古	贵州	陕西
能量摄入不足家庭比例（%）	63.0	43.6	47.5	51.3	31.0	33.0
蛋白质摄入不足家庭比例（%）	64.1	52.5	52.5	53.0	48.4	40.8
脂肪摄入不足家庭比例（%）	53.3	80.4	30.0	25.2	3.2	46.6

从家庭食物不安全深度的地区分布来看，营养摄入平均缺乏度存在明显的地区差异。2005 年农村样本住户调查数据显示，吉林和内蒙古两省（自治区）样本人群能量摄入平均缺乏度相对较高，贵州省样本人群能量摄入平均缺乏度相对较低。就蛋白质摄入平均缺乏度而言，也表现出和能量相同的特征，2005 年吉林和内蒙古两省（自治区）样本人群蛋白质摄入平均缺乏度相对较高。就脂肪摄入平均缺乏程度的地区分布而言，2005 年吉林和甘肃两省样本人群脂肪摄入平均缺乏度相对较高，贵州和陕西两省样本人群脂肪摄入平均缺乏度相对较低。

从不同营养素反映的家庭食物不安全深度来看，和总特征一样，蛋白质摄入平均缺乏度要高于能量，脂肪摄入平均缺乏度又高于蛋白质。

表 4 - 19 2005 年不同地区农村居民家庭食物不安全深度

指 标	吉林	河南	甘肃	内蒙古	贵州	陕西
能量摄入平均缺乏度	0.308 8	0.180 9	0.174 1	0.242 1	0.141 7	0.192 1
蛋白质摄入平均缺乏度	0.347 0	0.202 1	0.185 3	0.262 0	0.205 1	0.237 5
脂肪摄入平均缺乏度	0.413 1	0.338 3	0.397 2	0.277 0	0.214 0	0.205 0

4.4.5 小规模家庭食物不安全广度相对较小而深度较深

不同家庭规模样本人群家庭食物安全程度存在明显不同。以能量、蛋白质和脂肪反映的营养摄入不足家庭比例在不同家庭规模人群间存在明显差异。2005年样本住户调查数据显示，3口人及以下家庭组能量摄入不足家庭比例为33.8％，4～5口人家庭组能量摄入不足家庭比例为44.7％，6口人及以上家庭组能量摄入不足家庭比例为60.9％，超过了样本平均水平。蛋白质摄入不足家庭比例也存在明显差异，2005年3口人及以下家庭组蛋白质摄入不足家庭比例为40.5％，4～5口人家庭组蛋白质摄入不足家庭比例为54％，6口人及以上家庭组蛋白质摄入不足家庭比例达62.76％。就脂肪摄入不足家庭比例而言，2005年3口人及以下家庭组脂肪摄入不足家庭比例为39％，4～5口人家庭组脂肪摄入不足家庭比例为40.9％，超过样本平均水平，6口人及以上家庭组脂肪摄入不足家庭比例达52.7％。以上分析说明，小规模家庭食物不安全广度相对较小。

从不同营养素摄入不足家庭比例之间的比较来看，不同家庭规模农户表现出和总体一样的趋势，蛋白质摄入不足家庭比例要高于能量和脂肪摄入不足家庭比例。例如，3口人及以下家庭组能量摄入不足家庭比例为33.8％，脂肪摄入不足家庭比例为39％，而蛋白质摄入不足家庭比例为40.5％；4～5口人家庭组能量摄入不足家庭比例为44.7％，脂肪摄入不足家庭比例为40.9％，而蛋白质摄入不足家庭比例为54％；6口人及以上家庭组能量摄入不足家庭比例为60.9％，脂肪摄入不足家庭比例为52.7％，而蛋白质摄入不足家庭比例为62.7％。

表4-20　2005年不同家庭规模样本人群的营养摄入不足家庭比例

项　　目	3口人及以下	4～5口人	6口人及以上
能量摄入不足家庭比例（％）	33.8	44.7	60.9
蛋白质摄入不足家庭比例（％）	40.5	54.0	62.7
脂肪摄入不足家庭比例（％）	39.0	40.9	52.7

样本住户调查数据显示，不同家庭规模农户其营养摄入平均缺乏度也存在明显差异。2005 年 3 口人及以下家庭组能量摄入平均缺乏度为 0.250 3，4～5 口人家庭能量摄入平均缺乏度为 0.200 5，而 6 口人及以上家庭组的能量平均缺乏度仅为 0.198 0，显然低于小规模家庭组。蛋白质摄入平均缺乏程度也表现为小规模家庭相对较深，3 口人及以下家庭组蛋白质摄入平均缺乏度为 0.268 2，明显高于大规模家庭组这一数值。从脂肪摄入平均缺乏程度来看，3 口人及以下家庭组与 6 口人及以上家庭组较为接近，明显高于 4～5 口人家庭组。以上情况说明，小规模家庭食物不安全深度相对较深，这一现象值得我们进一步研究。

表 4-21　2005 年不同家庭规模农户的家庭食物不安全深度

项　　目	3 口人及以下	4～5 口人	6 口人及以上
能量摄入平均缺乏度	0.250 3	0.200 5	0.198 0
蛋白质摄入平均缺乏度	0.268 2	0.223 6	0.239 9
脂肪摄入平均缺乏度	0.350 0	0.307 9	0.365 4

4.4.6　不同从业类型农户家庭食物不安全广度和深度存在明显差异

不同从业类型农户食物不安全广度和深度存在明显差异。2005 年样本住户调查数据显示，农业户能量摄入不足家庭比例为 44.4%，农业兼业户能量摄入不足家庭比例为 47.2%，非农兼业户能量摄入不足家庭比例有所减少，仅为 41.7%，低于前两种类型农户；就蛋白质摄入不足家庭比例而言，农业户摄入不足家庭比例为 55.6%，农业兼业户摄入不足家庭比例为 53.2%，非农兼业户不足家庭比例为 50%，较前两种类型农户有较大减少；就脂肪摄入不足家庭比例而言，农业户摄入不足家庭比例为 53.3%，农业兼业户摄入不足家庭比例为 50.9%，非农兼业户仅为 33.4%，有较大幅度降低。因此，随着非农程度的提高农户家庭食物不安全广度有所下降。

表 4 - 22　2005 年不同从业类型农户的家庭食物不安全广度

	能量摄入不足家庭比例	蛋白质摄入不足家庭比例	脂肪摄入不足家庭比例
农业户	44.4	55.6	53.3
农业兼业户	47.2	53.2	50.9
非农兼业户	41.7	50.0	33.4

不同从业类型农户家庭食物不安全深度存在明显差异。虽然随着非农程度的提高农户家庭食物不安全广度有所降低,但食物不安全深度却在加深。2005 年样本调查数据显示,农业户能量摄入平均缺乏度为 0.336 1,农业兼业户能量摄入平均缺乏度提高为 0.345 9;农业户蛋白质摄入平均缺乏度为 0.209 3,农业兼业户蛋白质摄入平均缺乏度为 0.232 3,非农业兼业户这一数值达 0.341 7;农业户脂肪摄入平均缺乏度为 0.194 8,农业兼业户脂肪摄入平均缺乏度为 0.224 3,而非农兼业户脂肪摄入平均缺乏度达 0.316 7。这些情况说明,随着非农程度的提高农户家庭食物不安全深度有加深趋势。其原因可能是,非农程度较高的农户家庭因从事收入水平相对较高的其他产业一般不会出现食物不安全状况,一旦有这类家庭出现食物不安全状况则说明相应家庭不仅因非农程度高而没有基本的食物生产保证,而且其所从事的其他产业收入水平也一定相对较低,从而导致其家庭食物不安全深度较一般农业户更深。

表 4 - 23　2005 年不同从业类型农户的家庭食物不安全深度

	能量摄入平均缺乏度	蛋白质摄入平均缺乏度	脂肪摄入平均缺乏度
农业户	0.336 1	0.209 3	0.194 8
农业兼业户	0.345 9	0.232 3	0.224 3
非农兼业户	0.308 2	0.341 7	0.316 7

4.5 本章小结

从我国贫困地区农村居民总体来看，自 1990 年以来，由于食物消费量不断提高，膳食结构不断改善，谷类能量份额不断下降，营养丰富的动物性食物热能比不断增加，我国贫困地区农村居民家庭食物安全水平不断提高。

虽然我国贫困地区农村居民家庭食物安全水平总体上不断提高，但仍然相对较低，距相关部门制定的《中国居民膳食营养素参考摄入量（DRIs）》的推荐摄入量以及《中国食物与营养发展纲要（2001—2010 年）》的目标要求仍存在一定差距。相对于能量摄入而言，蛋白质和脂肪摄入水平偏低，特别是脂肪摄入明显不足，脂肪供能比相对较低。普遍存在脂肪摄入不足问题的原因主要在于农户对营养丰富的动物性食物消费相对不足，动物性食物热能比偏低，明显低于《中国食物与营养发展纲要（2001—2010 年）》提出的目标值。

从不同角度对我国贫困地区农村居民家庭食物安全水平的考察得出如下结论：高收入组家庭食物安全水平相对较高，低收入组家庭食物安全水平相对偏低；不同地区由于经济发展水平、资源禀赋以及人们的生活水平和消费习惯等的不同，农村居民家庭食物安全水平也存在明显差异；不同家庭规模的农户家庭食物安全水平存在明显差异，与小规模家庭相比，大规模家庭的食物安全水平相对偏低；随着非农兼业程度的提高，贫困地区农村居民家庭食物安全水平不断提高，非农兼业户家庭食物安全水平要高于农业户。

自 1990 年以来，我国贫困地区农村居民家庭食物不安全广度不断缩小，许多家庭逐渐摆脱食物不安全的困境，但食物不安全深度却不断加深，表明我国贫困地区农村居民家庭食物安全问题的解决仍然面临较大困难。从各类营养指标反映的食物不安全程度来看，蛋白质和脂肪反映的食物不安全广度和深度明显高于能量，说明我国贫困地区农村居民蛋白质和脂肪摄入不足问题比能量摄入不足问题更加严重，在提高居民能量摄入的同时应更加关注营养结构的不断优化，进一步完善膳食结构。

从不同角度对我国贫困地区农村居民家庭食物不安全的广度和深度的分析得出如下结论：贫困农村地区农户家庭食物安全广度和深度在不同收入组之间存在明显差异，与低收入组相比，高收入组的家庭食物不安全广度和深度都相对较低；不同贫困地区农村，其家庭食物不安全广度和深度存在明显的地区差异；不同家庭规模的农户其家庭食物安全水平也存在明显差异，与小规模家庭相比，大规模家庭的食物不安全广度相对偏高，然而从食物不安全深度来看，小规模家庭食物不安全深度相对较深；随着非农兼业程度的提高，贫困地区农村居民家庭食物不安全广度不断降低，但食物不安全深度却在加深。

第五章

中国贫困地区农村居民家庭
食物安全影响因素分析

确保任何人在任何时候都能获得满足人体营养需要的充足食物是食物安全的本质要求。然而在现实中，不同地区、不同时期、不同人群，总会存在食物不安全问题，特别是在我国贫困地区农村更是如此。什么原因导致食物不安全的发生，什么原因影响不同农户具有不同的食物安全水平？为回答这些问题，本章将在上一章对我国贫困地区农村居民家庭食物安全状况分析的基础上，深入分析影响我国贫困地区农村居民家庭食物安全水平的具体因素。

5.1 家庭食物安全影响因素的总体分析

关于食物安全影响因素的分析，最具影响的有两大理论：FAD(Food Availibility Decline) 理论和"食物权"（Food Entitlement）理论。FAD 理论主要强调食物可获得性，认为食物可获得性下降是导致食物不安全的主要原因，因为食物可获得性决定了可供居民家庭消费的食物供应总量，在过去主要关注国家食物安全的时代，FAD 理论占有重要地位。"食物权"理论主要强调居民的食物获得能力，认为食物获得能力不足是导致家庭食物不安全的主要原因，这种认识主要来自现实提出的挑战。虽然提高食物可获得性对于增强世界和国家的食物安全水平非常关键，然而我们也注意到，尽管全球人均粮食供给量不断上升，仍有许多家庭无法获得生存所需要的足够粮食，经常处于食物不安全困境，即面临家庭食物不安全问题，即使是经济较为发达和食物供应相对充足的国家也同样存在面临饥饿的人群。Sen(1981) 对此提出了著名的"食物权"理论，认为"食物权"的差异是导致不同家庭面临不同食物安全水平的主要原因，"食物权"成为影响家庭食物安全的主要因素，食物权利被剥夺是食物危机产生的根本原因。

实际上，FAD 理论和"食物权"理论各有侧重，共同影响和决定食物安全的实现，并非完全对立，从图 5-1 可以看出二者的内在关系。食物可获得性决定了可供消费的食物数量，是实现食物安全的重要保障，如果食物供应不充足，即使再强的食物获得能力也无法获得足够食物。食物获得能力反映了在一定食物供应条件下，不同家庭对食物的占有能力，如果个体缺乏食物获得能力，即使市场食物供应充足也无法转变为个体现实的食物消费。食物可获得性和食物获得能力本身也是食物安全定义所强调的基本内涵，因此，食物可获得性和食物获得能力都成为家庭和个人食物安全与否的主要影响因素。

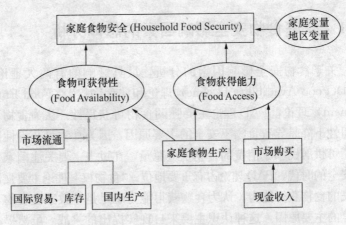

图 5-1　家庭食物安全影响因素分析框架图

除食物可获得性和食物获得能力之外，一些社会经济变量和家庭特征变量也是影响居民家庭食物安全水平的重要因素，例如，地区特征、家庭结构、家庭规模、劳动力受教育程度等。

5.2　家庭食物可获得性

食物可获得性是影响居民家庭食物安全水平的重要因素，直接反映了食物安全定义中所强调的居民能否"买得到"的问题。例如，假设一个具有一定购买能力的微观个体由于食物可获得性障碍而无法从市场上获得所需要的食物，那么必然面临一定的食物不安全问题。因此，食物可获得性是决定家庭食物安全的必要条件。食物可获得性对家庭食物安全的影响主要涉及几个方面的问题：

第一，就某一特定地区居民而言，例如我国贫困农村地区居民，影响其家庭食物安全水平的食物可获得性主要包括：全国总体食物可获得性，以及一定区域的食物可获得性（省域、县域等）。家庭食物安全是受当地（省级）食物可获得性的影响较为明显还是受到全国总体食物可获得性的影响较为明显，主要取决于政府实行的食物流通政策和市场体系建设情况。过去我国实行"米袋子省长负责制"时期，粮食流通的地区封锁较为严重，地区之间粮食流通受到很多限制，在这种情况下，全国食物可获得性的高低对特定地区居民的食物安全水平的影响相对较弱。随着近几年我国粮食流通体制改革的推进，市场化程度不断提高，粮食的区域间贸易更加频繁，使得特定地区居民家庭食物安全更多的受到全国总体食物可获得性的影响，这取决于当地的食物市场体系建设状况和食物流通状况。如果当地食物市场体系和食物分配流通体系较为发达，那么当地居民的家庭食物安全水平能在全国总体较高的食物可获得性水平下通过市场流通分配得到保障；相反，则面临巨大风险。因此，现阶段我国贫困地区农村居民面临的食物可获得性主要取决于全国总体食物可获得性和当地食物市场体系发展水平两个方面。

第二，提高国家食物可获得性的途径有多种，既可以通过自给自足来实现，也可通过国际贸易来实现，或者二者兼有。因此，可以从多个角度衡量我国的食物可获得性。首先，可以用不考虑进出口贸易和库存变化情况下的人均食物占有量来反映我国的食物可获得性。对于我国这样一个人口众多、经受过饥荒的国度，长期以来我们都非常重视粮食等食物的自给能力，政策措施也旨在努力提高本国的人均食物占有水平和自给率。其次，可以用考虑进出口贸易和库存变化等情况的人均能量供给量来反映我国的食物可获得性，表示我国整体的食物供应水平和能量供应水平。

从以上两个方面的分析可知，现阶段在我国农村贫困地区，影响居民家庭食物安全水平的食物可获得性主要包括全国食物可获得性和食物市场体系发展状况，而全国总体食物可获得性又包括人均食物占有量和人均能量供应量，下面逐一进行分析。

5.2.1 人均食物占有情况

从食物安全的定义以及前面的分析可知，我国总体的食物自给能力是确保居民家庭食物安全实现的前提条件，也是影响家庭食物安全实现的主要因素。改革开放 20 多年来，作为人多地少最突出的国家，我国在食物生产方面取得了巨大成就，食物自给程度不断提高。就粮食生产而言，1996 年我国粮食产量突破 5亿吨大关，1998 更是达到历史高峰，全国粮食产量的增长为我国实现家庭食物安全奠定了坚实的物质基础，以占世界 7％的耕地养育了占世界 22％的人口，受到世界瞩目，不仅解决了中国人的吃饭问题，也为世界食物安全做出了巨大的贡献。除粮食外，其他食物生产也得到巨大发展，例如肉类和蛋类等食物产量也不断提高。然而这些产品生产也是在粮食供应充足的基础上发展起来的，因为这些食物是通过饲料转化而来。因此，粮食在食物中具有非常关键和基础性的作用，居民粮食占有情况能基本反映我国总体的食物占有情况。

人均食物占有量是从自给角度衡量国家食物可获得性的主要指标之一，也是确保实现家庭食物安全的必要条件之一，可以用来分析和评价我国居民整体的食物可获得性。人均食物占有量与食物安全是正相关关系，一国人均食物占有量越高，表明家庭食物安全越有保障。

从我国人均粮食占有量的变化情况来看，20 世纪 90 年代前几年基本处于上升趋势，经过 1996 和 1998 年两个高峰后开始出现下降，到 2004 年人均粮食占有量下降为 362.2 千克，之后又开始出现回升。人均粮食占有量的下降主要是因为近几年各种因素对粮食产量产生的不利影响造成的。从其他食物占有情况来看，我国肉类、油料和水产品等食物人均占有量基本上处于稳步上升的趋势。1990 年我国居民人均肉类占有量为 25.2 千克，1995 年达到 43.7 千克，从 1996 年开始人均肉类占有量开始出现下降，但经过 1997 年的下降之后从 1998 年开始逐渐趋于上升，2000 年达到 48.5 千克，2004 年增加到了 55.9 千克。1990—2004 年间，我国人均肉类占有量增加了 30.7 千克，增长幅度为 121.8%，年均增长率为 5.9%。人均水产品占有量也一直处于稳步上升趋势，1990 年人均水产品占有量为 10.9 千克，1995 年达到 20.9 千克，2000 年达到 33.9 千克，2004 年增加到 37.8 千克。1990—2004 年间，我国人均水产品占有量增加了 26.9 千克，增长幅度为 246.8%，年均增长率为 9.3%。人均油料占有量总体上也一直处于上升趋势，1990 年我国人均油料占有量为 14.2 千克，1995 年达到 18.7 千克，2000 年达到 23.4 千克，2004 年增加到 23.7 千克。1990—2004 年间，我国人均油料占有量增加了 9.5 千克，增长幅度为 66.9%，年均增长率为

3.7%。从全国整体的食物自给程度来讲,我国居民食物可获得性相对较高,不存在明显的食物供应风险。

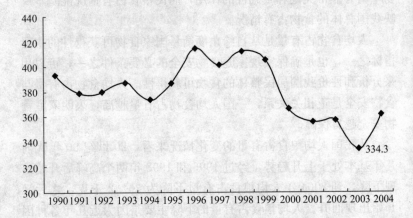

图 5-2 1990—2004 年我国人均粮食占有量变化情况

数据来源:《中国农业统计资料汇编》(1949—2004)。

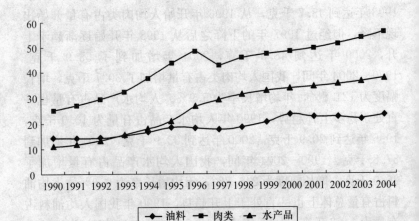

图 5-3 1990—2004 年我国肉类等食物的人均占有量

数据来源:《中国农业统计资料汇编》(1949—2004)。

5.2.2 人均能量供应情况

人均食物占有量是从立足国内的角度分析我国的整体食物供应和食物可获得性，然而提高我国食物可获得性并不仅仅依靠国内，通过进口和出口等国际贸易也是提高我国整体食物可获得性的重要方式。人均膳食热能供应量就是考虑了食物的进出口和库存变动状况的总供给指标，是根据我国各种食物的生产量、进口量、库存动用量，减去出口的、浪费的、用作饲料的或者用于其他非食物的数量，然后折算为统一的热量等值，表示所有可供消费的食物所能提供的能量，是一个可进行加总的更加综合的衡量指标。人均膳食热能供应量越高，表明一国能量可获得性越高，家庭食物安全的保障程度越高。

联合国粮农组织（FAO）数据显示，20世纪90年代中期开始我国人均膳食热能供应量总体上呈上升趋势，但1999年开始出现一定程度的下降，2003年又有所回升，达到人均日供应能量2 940千卡。与我国近几年波动较大的趋势形成鲜明对比的是，世界平均热能供应量、发展中国家、发达国家平均热能供应量都一直处于稳定的上升趋势，而且从1999年开始增长势头更加明显。

从国际比较来看，我国居民人均膳食热能供应量明显高于发展中国家的平均水平，也高于世界平均水平，但差距不断缩小。例如，1995年我国人均热能供应量为2 856千卡，高于世界平均水平115千卡，高于发展中国家平均水平248千卡；2000年我国人均热能供应总量为2 961千卡，高于世界平均水平171千卡，高于发展中国家平均水平308千卡；2003年我国人均热能供应量为2 940千卡，高于世界平均水平131千卡，高于发展中国家平均水平271千卡。

我国居民人均膳食热能供应量明显低于发达国家平均水平，而且这种差距还在不断扩大。1995年差距为335千卡，1998年缩小为 249 千卡,但从 1999 年开始又进一步扩大,2002 年二者的差距扩大为 409 千卡。

虽然 90 年代中期以来我国人均粮食占有量曾有下降趋势,人均膳食热能供应量也出现下降趋势,但是通过消费其他食物以及进口和动用库存,最终确保了我国总体的人均膳食热能供应量一直处于相对较高的水平。这表明我国目前的总体食物可获得性水平相对较高,不存在明显的食物供应不足问题,食物安全的保障水平相对较高。

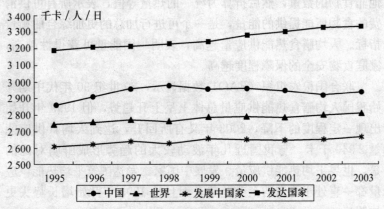

图 5-4　我国与世界人均膳食能量供应量的国际比较

资料来源:FAO,食物平衡表。

5.2.3　农村食物市场体系发展现状

在一定的全国总体食物供应水平下,对于一个特定的区域——我国贫困农村地区的居民来说,其面临的食物可获得性主要受当地食物市场体系发展状况的影响。完善的食物市场体系,将有利于食物快速便捷的在地区之间流通,使得贫困农村地区的消费者也能像城市居民一样方便的获得所需食物。在我国农村贫困地区,虽然大部分农户都采取自给方式确保家庭食物安全的实现,但是由于我国贫困农村地区自然条件相对较差,农村居民自给能力相对有限，通过市场购买来获得一部分食物也是一种普遍现象。因此，食物市场体系建设对于贫困农村地区家庭食物安全的实现具有更加突出的意义。

在我国贫困农村地区，食物市场发育状况对实现家庭食物安全的作用至少体现在以下几个方面：第一，市场体系建设直接改善了流通体系，这方面的改善从技术角度提高了物流供给分配技术的有效性，从而大大提高人们能在当地得到食物的技术保障程度，大大提高"买得到"这一意义上的食物安全程度。第二，物流技术的效率提高有利于提高流通效率，稳定食物价格，减少食物价格的剧烈波动，同时可以降低食物的供给成本（即经济性），低廉的价格有利于提高食物安全程度，特别是相对提高了最易遭受食物不安全伤害的低收入群体的购买能力，可以改善"买得起"这一意义上的食物安全水平。由此可知，食物市场发展水平的提高，有助于提高居民家庭食物安全水平，据《迈向 21 世纪的中国粮食》研究报告测算：国内市场发育程度每提高 10％，口粮和蔬菜消费将分别下降 1％和 2.1％，而肉类产品、水果和其他食物的消费将分别提高 3％、2.1％和 1.9％。

目前我国贫困农村地区食物市场发展水平相对较低，这些地区往往地处偏僻、交通不便、运输能力差、运输成本高，严重阻碍了食物流通的顺利进行，特别是影响了粮食流通的快速进行，也严重影响了家庭食物安全的实现。2005 年住户调查数据显示，在 12 个县 70 个样本村中，没有通公路的村有 4 个，占比 5.71％；距离县城距离在 20 公里以上的村有 47 个，占比为 67.14％，距离在 10～20 公里的村有 11 个，占比 15.71％，大部分贫困农村居民购买粮食需要到县城的市场，交通不便以及距离较远的问题严重影响了这些农户的食物获得情况。一些条件恶劣的地区情况更加突出。例如，云南怒江傈僳族自治州从县城运粮到缺粮乡镇，一些偏僻地方仍靠肩挑人背，需 2 天半的时间才能到达，每千克运费在 1 元以上。据中国粮食经济学会、中国粮食行业协会《全国贫困缺粮县粮食安全问题课题组》对我国 332 个贫困缺粮县的调查，贫困缺粮县的人均粮食占有量较低，粮食自给率不高，缺口较大，332 个贫困缺粮县粮食自给率为 76.6%，比全国低 11.9 个百分点，粮食产需缺口较大，大部分需从外地购进。粮食自给能力不足和粮食可供水平较低的情况又由于明显的粮食市场流通障碍而更加突出，使得食物可获得性不足的问题将更加明显，严重影响了贫困地区农村居民家庭食物安全水平。据调查，这些家庭粮食消费水平明显偏低，人均消费粮食 346.6 千克，其中人均口粮为 220 千克，比其所在的 21 个省（自治区、直辖市）人均消费 371.2 千克少 25 千克。

表 5-1　调查样本村基本情况

项目	通公路情况		距离县城距离			
	通公路	未通公路	5公里以下	5~10公里	10~20公里	20公里以上
村个数	66	4	8	4	11	47
比例	94.29	5.71	11.43	5.71	15.71	67.14

5.3　家庭食物获得能力

提高我国整体食物可获得性对于家庭食物安全的实现非常重要，但是这并不能保证家庭食物安全的真正实现，即使在全国总体食物供应充足的情况下，也总有部分人群面临不同程度的食物不安全问题。因此，提高居民的食物获得能力就显得非常关键。食物获得能力是影响居民家庭食物安全水平的重要因素，也是不同农户之间家庭食物安全水平差异的重要体现，直接反映了食物安全定义中所强调的居民能否"买得起"的问题。

对于特定的微观主体而言，实现家庭食物安全可以有多种选择：通过自给自足实现，通过市场购买实现，或者二者兼有。不同的实现方式，其食物获得能力的表现也是不同的。对于自给自足的家庭来说，食物获得能力主要体现为家庭粮食生产水平；对于参与市场购买的家庭来说，食物获得能力主要体现为家庭收入水平和家庭粮食生产水平两个方面。Sen(1981) 的"食物权"理论也指出，不同家庭的食物获得能力主要用"食物权"表示，而不同家庭在"食物权"方面的差异主要体现在"直接权利"和"贸易权利"两个方面，直接权利表示农户自产渠道对食物安全的影响，贸易权利表示农户通过购买渠道对食物安全影响。在我国农村贫困地区，虽然大部分农户都采取自给方式确保家庭食物安全的实现，但是由于我国贫困农村地区受其他外部条件的制约较为明显，保证完全的自给还存在一定困难，参与市场购买来获得部分食物也是一种普遍现象。因此，我国贫困农村地区居民食物获得能力主要体现为家庭粮食生产水平和家庭收入水平两个方面。

5.3.1　家庭粮食生产水平

在我国许多贫困农村地区，农村居民收入来源渠道有限，大部分收入主要来自家庭经营性收入，而且货币化程度相对较低，收入也主要是实物收入，日常的食物消费主要来自于自家生产，相当一部分家庭食物安全的实现还主要依靠自给自足。因此在我国贫困农村地区，家庭食物生产能力是家庭食物获得能力的重要体现，也是重要的食物安全影响因素。

虽然家庭粮食生产水平对于提高家庭食物安全具有重要的作用，但在我国农村贫困地区，由于自然资源贫瘠，生态环境恶劣，农业生产方式落后，受自然资源的制约相对突出，粮食生产能力的提高面临巨大困难，农村居民家庭粮食生产能力相对较弱，自给能力较低。耕地是粮食生产中最重要的要素资源，然而在我国贫困地区耕地资源非常贫乏，粮食播种面积较少。不仅如此，耕地资源还出现减少的趋势，且不断加剧。耕地资源短缺使得人们过度开垦和利用土地,水土流失严重,环境破坏,耕地资源更加缺乏;同时人口的增加也使得耕地资源缺乏的问题更加突出,耕地资源对粮食生产能力的制约更加严重。除耕地资源外,基础设施建设对粮食生产能力的提高也具有非常重要的作用。然而,我国贫困农村地区农业基础设施薄弱,抵御自然灾害的能力较弱,对粮食增产的贡献也明显不足,粮食生产能力相对较低。我国 592 个贫困县,缺粮县占到 56.1%。中国粮食经济学会、中国粮食行业协会"全国贫困缺粮县粮食安全问题课题组"对我国 332 个贫困缺粮县的粮食产消、库存、储备和缺粮情况的调查显示,贫困缺粮县粮食产量处于下降趋势,人均占有量较低,2003 年人均粮食产量 265.6 千克(原粮),比所在省(自治区、直辖市)人均少 106 千克。

5.3.2 家庭收入水平

收入水平的高低、收入预期的好坏等构成了农户食物消费的经济基础,收入水平反映了居民家庭食物获得能力,对农户食物消费具有至关重要的影响,一定的消费水平和消费结构是由一定的收入水平决定。因此,农户的食物消费与收入水平联系紧密,进而营养摄入与收入水平也有着非常紧密的联系。在所有的影响因素中,收入水平是最为直接和明显的影响家庭食物安全水平的变量。例如,长期的、不规则的低收入流将严重影响其家庭的食物安全状况,而且持续的低收入水平将必然伴随着家庭成员的健康威胁,这些都将直接影响居民对食物的获得能力(Olson, et al., 1996)。许多学者研究影响我国微观主体食物安全的因素时都把收入作为主要的影响变量。本研究在上一章中将所调查的贫困地区样本按照收入划分为五等分组,从分组数据显示的结果来看,随着收入水平的提高,人均能量、蛋白质和脂肪摄入都呈现规律性的递增趋势。由此可知,从绝对水平来看,居民家庭食物安全水平随着收入的增加而提高。

　　我国贫困地区农村居民收入水平相对较低，现金收入更低。2005 年农村住户调查数据显示，61.5％的农户收入水平低于 2 000 元，其中 18.23％的农户收入水平不足 1 000 元，21.63％的农户收入水平处于 1 000～1 500 元这一区间，另有 21.63％的农户收入水平处于 1 500～2 000 元之间。收入水平高于 2 000 元的农户比例为 38.51％，大部分农户收入水平相对较低。

表 5 - 2　2005 年贫困地区 12 个样本县农村居民收入分布情况

收入分组	1 000 元以下	1 000～1 500	1 500～2 000	2 000～2 500	2 500 元以上
户数	134	159	159	92	191
比例（％）	18.23	21.63	21.63	12.52	25.99

　　从前面关于贫困地区农村居民家庭食物获得能力的分析可知，贫困地区农户家庭粮食生产能力相对较低，收入水平也明显偏低，既缺粮又缺钱的现象比较突出，食物获得能力明显不足，是家庭食物不安全的高危地区。在国务院扶贫办重点调查的 100 个贫困村中，36.4％的农户不同程度地缺粮；据中国粮食经济研究会的研究，592 个扶贫开发工作重点县中，有 332 个不同程度缺粮，涉及人口近 1.3 亿。

5.4　家庭特征和地区差异

　　除前面分析的食物可获得性和食物获得能力等影响居民家庭食物安全水平的因素外，家庭特征变量和地区特征变量也会对家庭食物安全产生重要影响。

5.4.1　家庭特征变量

　　大量的研究证明，家庭特征是影响居民家庭食物消费水平和消费习惯的重要因素,主要包括家庭规模、家庭结构类型、家庭成员受教育水平等变量。

不同年龄、性别和劳动强度的家庭成员往往具有不同的消费习惯和口味偏好,对食物的需求和满足程度也是不同的。因此,由不同成员组成的家庭其家庭特征变量对家庭食物消费水平和结构往往具有明显影响,进而对家庭食物安全水平具有显著的影响。2005年农村住户样本调查数据显示,在我国农村贫困地区,3口人及以下小规模家庭占比26.5%,6口人及以上大规模家庭占比15%,大部分农户为4~5口人家庭规模类型。家庭结构类型主要指不同类型家庭成员的组合和构成。农村住户样本调查数据显示,在我国农村贫困地区,占比最多的是夫妇与两个孩子的家庭结构类型,比重为32.52%;其次是三代同堂、夫妇与一个孩子、夫妇与三个以上孩子家庭,占比分别为24.22%、16.87%、13.74%。

家庭成员受教育水平的高低直接影响居民食物消费模式。教育程度相对较高的家庭往往更加注重食物消费的营养性,膳食结构更加合理;教育程度相对较低的家庭往往缺乏均衡营养的知识和意识,对食物消费的营养性和膳食结构的合理性关注度相对不足。当然,在我国贫困农村地区,农村居民受教育程度普遍较低,教育程度的高低是否会对家庭食物消费模式和食物安全产生显著影响还需要实证的进一步检验。2005年农村住户调查显示,在我国贫困农村地区,居民文化程度普遍偏低。从劳动力平均受教育年限来看,大部分(64.76%)农户家庭劳动力平均受教育年限在6~9年,接受的教育仅相当于初中文化程度;有24.63%的农户家庭劳动力平均受教育年限低于6年,接受的教育相当于小学文化程度;仅有10.61%的农户家庭其劳动力平均受教育年限超过9年。

表 5 - 3　2005 年贫困地区 12 个样本县农户的家庭特征变量分布

项　　目	户数	比例（%）
家庭规模		
3 口人及以下	195	26.5
4～5 口人	430	58.5
6 口人及以上	110	15.0
家庭结构		
单身或夫妇	49	6.67
夫妇与一个孩子	124	16.87
夫妇与二个孩子	239	32.52
夫妇与三个以上孩子	101	13.74
单亲和孩子	15	2.04
三代同堂	178	24.22
其他	29	3.95
受教育年限		
6 年及以下	181	24.63
6～9 年	476	64.76
9 年以上	78	10.61

5.4.2　地区特征变量

我国地域辽阔，地区发展极不平衡，这一特征体现在许多方面。例如，不同地区其文化特征、民族风俗、消费习惯等都存在明显的差异，这些会直接影响居民的食物消费水平和食物消费结构，其他一些内化于地区中的因素也会对居民食物消费产生影响，进而对家庭食物安全水平产生影响。这主要是因为以下几个方面的原因：第一，地区经济发展水平直接决定了当地农民的收入状况，进而影响居民食物购买能力和食物获取能力，对家庭食物安全形成了直接的影响；第二，不同地区的自然条件等决定了当地的食物生产能力,食物供给的数量和种类将影响居民的食物可获得性和食物消费结构,进而对当地居民的食物安全造成间接影响。例如中国南方以稻米生产为主,北方以小麦生产为主,这样的生产结构就使得南方人喜欢吃大米、北方人喜欢吃面食的不同消费习惯和消费模式逐渐形成;第三,不同地区的文化和宗教等特征也会影响居民食物消费习惯。例如,牧区居民的生活消费习惯就与农区居民存在明显差异,消费结构的不同对家庭食物安全的影响也是明显的;第四,不同地区基础设施建设的强弱对当地居民的生活水平和生活质量具有非常重要的影响。例如,"通路、通电、通水"的三通问题是许多农村贫困地区居民面临的主要生存问题,目前我国西部许多贫困地区仍然存在非常严重的饮水问题,直接影响居民的健康状况。可见基础设施建设对食物安全的影响是明显的,基础设施条件的改善有助于改善当地居民的生存状况,有助于提高居民的食物安全水平。因此,内化于地区变量中的许多因素都会对家庭食物安全产生影响。

农村贫困监测报告数据显示,我国贫困样本县在农村居民收入等方面都存在明显差异。在所调查的 12 个贫困县中,农民人均纯收入超过 2 000 元的县有 3 个,不足 2 000 元的县有 9 个,其中甘肃的武都县、陕西的洛南县农民人均纯收入不足 1 500元。

表 5-4　2004 年贫困地区 12 个样本县农村居民的人均纯收入情况

省份	县名	人均纯收入（元）	人均纯收入排序
吉林省	安图县	1 927	6
	和龙县	1 978	4
内蒙古	商都县	2 389	3
	四子王旗	2 511	1

省份	县名	人均纯收入（元）	人均纯收入排序
河南省	淮阳县	1 928	5
	光山县	2 399	2
陕西省	洛南县	1 219	12
	定边县	1 586	10
贵州省	正安县	1 639	7
	习水县	1 598	8
甘肃省	定西县	1 593	9
	武都县	1 290	11

数据来源：2005 年中国农村贫困监测报告和各省年鉴。

5.5 家庭食物安全影响因素的计量分析

5.5.1 模型构建及变量选择

根据上面对我国贫困地区农村居民家庭食物安全影响因素的定性分析，目前主要影响因素包括：全国总体的食物可获得性、贫困地区当地的食物市场发育水平、农村居民家庭粮食生产状况、农村居民家庭收入水平、家庭特征变量和地区特征变量等。如果用模型来表示，即：

$$Y＝F(FA，Market，Income，Foodpro，X) \qquad (5.1)$$

其中：

Y 代表农户的家庭食物安全水平；

FA 代表全国总体的食物可获得性；

Market 表示贫困地区食物市场发育水平；

Income 表示农户家庭收入水平；

Foodpro 代表农户家庭粮食生产水平；

X 代表家庭特征和地区特征等变量。

根据食物安全最新定义中所强调的"获得安全的和富有营养的食物"，本研究采用标准人人均日能量、蛋白质和脂肪摄入量从营养安全的角度反映我国贫困地区农村居民家庭的食物安全状况，因而我们对我国贫困地区农村居民食物安全影响因素的分析就是对贫困地区农村居民人均能量、蛋白质、脂肪摄入量影响因素的分析。

贫困地区农村居民家庭面临的食物可获得性主要取决于全国总体食物可获得性和当地食物市场发育水平。在特定时期，贫困地区所有农户面对的全国总体食物可获得性水平通常是一致的，全国总体食物可获得性水平的高低并不能决定不同农户之间食物安全水平的差异，即不能决定为何一部分农户家庭食物安全水平相对较高，而另一部分农户的家庭食物安全水平相对较低。全国总体食物可获得性主要适用于不同时期食物安全水平的判断分析和比较。因此对于一个特定年份、全国食物总体可获得性一定的情况而言，农户面临的食物可获得性主要受食物市场发育状况的影响，特别是在现阶段我国总体食物可获得性相对较高，不存在明显的食物可获得性不足的背景下，情况更是如此。

就我国贫困农村地区食物市场状况而言，发育程度和便利程度直接影响家庭的食物获取程度。Staatz et al（1990）也指出，农村生产、服务与要素市场的发展与功能对于家庭食物安全的实现是非常关键的，在粮食短缺地区更是如此。如果食物销售网点分布合理，农户离市场距离较近，那么农户获得食物就相对方便。如果市场发育不健全，农户获取食物不方便，就会使其面临食物不安全风险。不仅如此，非粮食主产区农户家庭为解决家庭吃饭问题，需要把自家生产的非粮食作物通过市场销售，利用换取的现金来获得食物，农产品销售市场的发育程度也直接影响这部分家庭的食物安全水平。因此，居民与市场的距离是衡量市场发育程度的一个重要指标。本研究将使用农户与市场的距离来表示当地食物市场发育水平，预期市场距离变量对家庭食物安全水平具有显著负影响，即距离越近，家庭食物安全水平越高。

就家庭食物获得能力而言，本研究用农户家庭粮食生产水平代替"食物权"理论中的"直接权利"，用家庭收入水平代替

"食物权"理论中的"贸易权利"。其中，就直接权利而言，对于大多数贫困农村居民来说，家庭自产食物是重要的食物保障来源，本研究并没有计算所有的食物生产量，而是用作为主要食物的粮食代替，用家庭人均粮食生产量反映人均食物占有情况，预期家庭人均粮食生产水平和家庭食物安全水平呈正相关关系。就贸易权利而言，因为家庭的营养摄入主要来自两个渠道，一个是从自产食物中获取，另一个是从市场购买的食物中获取，这二者都与家庭收入有关。因此家庭收入对于家庭食物安全具有非常直接的影响，这里用家庭人均纯收入表示收入水平，预期家庭收入水平与家庭食物安全水平呈正相关关系。

因为模型已经纳入了收入和粮食产量等变量，而这些变量是由包括耕地在内的要素投入所产生的，且这些变量对家庭食物安全的影响更为直接。因此，模型并没有将人均耕地面积等变量纳入其中。

家庭特征和地区特征等变量主要包括家庭规模、家庭结构类型、劳动力平均受教育年限、地区虚变量等。

就家庭规模而言，不同的家庭规模往往具有不同的食物安全水平。虽然本研究把家庭人口折算为能统一计量的标准人后计算标准人日均营养摄入量，并以此作为衡量家庭食物安全的指标，但家庭规模也同样会对家庭食物安全水平产生影响。不难想像，与小规模家庭相比，大规模家庭总是受到吃饭问题的困扰，这些家庭首先要解决的问题就是如何让家庭成员吃饱，一个大规模的家庭往往比小规模家庭更容易面临食物不安全风险。因此，我们预期家庭规模与家庭食物安全水平呈负相关关系。

就家庭结构而言，不同家庭结构类型农户家庭食物消费水平和营养摄入往往不同。在农村住户调查资料的基础上把家庭结构划分为以下四种：单身或夫妇，单亲和孩子，三代同堂，夫妇与孩子和其他，模型构建了3个家庭结构虚变量，把夫妇与孩子家庭和其他家庭类型作为参考组。

就劳动力文化程度而言，不同文化程度家庭可能具有不同的营养知识和消费习惯。一般而言，文化程度越高的家庭，往往具有更多的营养知识，对健康的关注越高，越有利于生活质量的改善和家庭食物安全水平的提高。因此我们预期，家庭劳动力文化程度与家庭食物安全水平呈正相关关系。本研究用劳动力平均受教育年限代表家庭文化程度，计算公式如下：

$$\overline{X} = \frac{1}{n} \sum lab_i \cdot school_j$$

$\overline{X}$ 表示劳动者平均受教育年限，n 表示家庭中劳动力数量，lab 表示接受第 j 种教育的劳动者 i 的数量，school 表示接受第 j 种教育的年限。按照常理做如下设定：小学文化程度的受教育年限为 6 年，初中为 9 年，高中为 12 年，中专 13 年，大专及以上为 16 年。

就地区特征而言，虽然同为贫困地区，不同地区之间的贫困程度各不相同，家庭所面临的食物安全程度也存在差异，而且内含地区特征的其他变量也会影响家庭的食物安全水平。模型中构建的虚变量是县区虚变量，因为在我国即使在同一个省域内，不同县域之间也往往存在明显的差异，构建省域虚变量会掩盖不同县域之间的差异。

根据上述分析，我们构建了如下模型：

$$\begin{aligned}
lnY_i = {} & \alpha + \beta_{i1}ln(Income) + \beta_{i2}ln(Foodpro) \\
& + \beta_{i3}Market_5 + \beta_{i4}Market_{10} \\
& + \beta_{i5}ln(Size) + \beta_{i6}Edu + \sum_{j=1}^{3}\lambda_{ij}Family_j \\
& + \sum_{j=1}^{2}\delta_{ij}Career_j \sum_{j=1}^{11}\gamma_{ij}D_j + \mu
\end{aligned} \tag{5.2}$$

其中，Y_i 为农户标准人均日能量摄入、蛋白质摄入和脂肪摄入量，用以反映农户居民家庭的食物安全水平，其他相关变量及含义解释见表 5 - 5。本小节分析所使用的数据为 2005 年甘肃、河南、内蒙古、贵州、吉林和陕西 6 个省中 12 个国家扶贫开发工作重点县的农村居民住户调查资料，一共 735 个样本。

表5-5 变量解释及说明

变量	名 称	解 释	预期符号
Income	人均收入	农户家庭人均纯收入	+
Foodpro	人均粮食产量	农户人均自产的粮食数量	+
Market	市场发育程度虚变量	用距离市场的距离作为衡量市场发育程度的虚变量,以10公里以上为参照组 $Market_5$:5公里以下为1,其他为0 $Market_{10}$:5～10公里为1,其他为0	+
Size	家庭规模	家庭常住人口数	—
Family	家庭结构类型虚变量	以夫妇与孩子和其他家庭作为参考组 单身或夫妇为1,其他为0 单亲和孩子为1,其他为0 三代同堂为1,其他为0	不确定
Edu	劳动力文化程度	劳动力平均受教育年限	+
Career	农户兼业程度虚变量	以农业兼业户为参照组 农业户为1,其他为0;非农兼业户为1,其他为0	农业户 (一) 非农兼业户 (+)
D_j	县虚变量	以武都为参照组 共设11个县虚变量	不确定

5.5.2 模型估计结果与分析

我们对模型(5.2)采用最小二乘法(OLS)进行估计,结果如表5-6。表中人均能量、蛋白质、脂肪摄入量影响因素模型的 R^2 分别达到0.38、0.44和0.50,这在以截面数据估计的模型中,已是一个较好的结果了。从表5-6中我们可以得出如下结论:

表5-6 我国贫困地区农村居民家庭食物安全水平影响因素模型估计结果

变　量	人均能量摄入量		人均蛋白质摄入量		人均脂肪摄入量	
	系数	T值	系数	T值	系数	T值
C(常数项)	7.314 9 ***	41.90	3.873 7 ***	21.88	3.556 6 ***	12.22
LN(Income)(人均纯收入)	0.056 9 ***	2.87	0.0573 ***	2.85	0.055 9 *	1.69
LN(Foodpro)(人均粮食生产量)	0.053 1 ***	3.69	0.044 1 ***	3.02	0.008 7	0.36
Market5(距市场 5 公里以内=1)	0.057 5	1.34	0.044 2	1.02	0.135 2 *	1.89
Market10(距市场 5~10 公里=1)	−0.063 8	−1.29	−0.104 5 **	−2.09	−0.011 8	−0.14
LN(Size)(家庭规模)	−0.316 4 ***	−5.85	−0.306 4 ***	−5.59	−0.476 6 ***	−5.29
Family1(单身或夫妇=1)	0.194 1 ***	3.49	0.214 2 ***	3.80	0.291 7 ***	3.15
Family2(单亲和孩子=1)	−0.065 8	−0.86	−0.101 3	−1.30	−0.333 3 ***	−2.61
Family3(三代同堂=1)	0.013 3	0.46	0.007 2	0.25	−0.071 1	−1.48
Edu(劳动力文化程度)	−0.010 9	−2.02	−0.008 3	−1.52	−0.010 4	−1.15
Career1(农业户=1)	−0.017 5	−0.36	−0.037 4	−0.75	0.002 2	0.03
Career2(非农兼业户=1)	0.016 6	0.63	0.000 0	0.00	0.038 2	0.87

（续）

变量	人均能量摄入量		人均蛋白质摄入量		人均脂肪摄入量	
	系数	T值	系数	T值	系数	T值
商都	-0.182 0***	-3.26	-0.235 9***	-4.16	0.047 7	0.51
四子王旗	0.143 7**	2.22	0.173 0***	2.63	0.705 5***	6.52
和龙	-0.721 4***	-9.44	-0.891 2***	-11.50	-0.939 2***	-7.38
安图	0.008 4	0.14	0.104 5*	1.67	0.239 7**	2.33
光山	0.071 0	1.34	-0.118 0**	-2.20	0.174 5*	1.98
淮阳	0.070 3	1.34	0.140 0***	2.63	-0.159 0*	-1.82
正安	0.131 7**	2.47	-0.081 8	-1.51	0.685 8***	7.73
习水	0.173 7***	3.25	0.100 8*	1.86	0.858 7***	9.64
定边	0.029 1	0.49	-0.135 9**	-2.25	0.598 1***	6.04
洛南	0.285 3***	5.21	0.221 5***	3.98	0.381 2***	4.17
定西	0.200 8***	3.80	0.174 2***	3.25	0.755 9***	8.57
R^2	0.38	—	0.44	—	0.50	—
F值	19.19	—	24.32	—	30.37	—

注：*、**和***分别代表在10%、5%和1%的水平上显著。

123

　　第一，农民人均纯收入对我国贫困地区农村居民家庭食物安全水平具有显著的正向影响。这点结论和我们的理论预期是一致的，收入水平的提高将有利于贫困地区农村居民家庭食物安全水平的提高。但是，从模型结果来看，收入的影响程度并不大，人均能量的收入弹性为 0.056 9，蛋白质的收入弹性为 0.057 3，脂肪的收入弹性为 0.055 9，表明人均收入水平每提高 1%，贫困地区农村居民家庭的人均能量、蛋白质和脂肪摄入量提高不到 0.06%。

　　本研究得出的营养摄入量收入弹性偏低的结论与国际上其他相关研究的结论基本一致，例如，Behrman and Deolalikar (1987) 的研究发现，能量摄入的收入弹性非常低，甚至与 0 值之间没有显著差异，即使是贫穷的农户，随着收入的增加，也愿意购买口感好、能量少的食物。但也有一些研究发现，能量摄入的收入弹性并非想像的那么低（Strauss，1984；Ravallion，1990；Bouis and Haddad，1992；Subramanian and Deaton，1996）。Subramanian and Deaton(1996) 通过对印度农村的研究表明，能量摄入量的收入弹性在 0.3～0.5 之间，Huang(1999) 分析得到美国家庭营养素的收入弹性为 0.1～0.4，Awudu (2004) 得到坦桑尼亚农户的热量和蛋白质支出弹性在 0.4 左右。尽管如此，从这些研究可以看出，营养的收入弹性仍然相对较低。

　　我国贫困地区农村居民家庭人均能量、蛋白质和脂肪摄入量的收入弹性偏低，可能的原因是，在我国贫困农村地区粮食仍然被作为主要的营养食物来源，其他营养来源食物消费数量的少量增加不会造成营养摄入量的明显提高。收入水平的提高仅仅用来改善食物的品种，提高食物的质量，并且长期形成的不合理膳食行为和消费习惯也不利于营养状况和食物安全水平的明显提升。这也说明，为提高我国贫困地区农村居民家庭的食物安全水平，在提高收入水平的同时，要进一步加强营养干预措施的实行。

　　第二，人均粮食产量对我国贫困地区农村居民家庭人均能量和蛋白质摄入量具有显著的正向影响。这主要是因为在我国贫困农村地区，居民家庭的食物消费主要来自于自产，因此自家生产是保障其家庭食物安全的主要措施，家庭粮食生产水平的提高，将有助于家庭食物安全水平的提高。应加大对贫困农村地区基础设施的投资力度，改善农业生产条件，提高农业生产能力，以提高家庭食物安全水平。

第三，家庭规模对我国贫困地区农村居民家庭食物安全水平具有显著的负向影响。家庭规模每扩大 1 个百分点，人均能量、蛋白质和脂肪摄入量就会分别下降 0.32、0.31 和 0.48 个百分点。这表明，为提高我国贫困地区农村居民家庭的食物安全水平，应进一步强化在贫困农村地区的计划生育政策，加大计划生育的奖励力度，严格控制人口的增长。

第四，在各种结构类型的家庭中，单身或夫妇家庭的食物安全水平高于其他类型的家庭。单身或夫妇家庭人均能量、蛋白质和脂肪的摄入量都显著高于其他类型的家庭。

第五，家庭劳动力文化程度对贫困地区农村居民家庭食物安全水平没有显著影响。虽然高文化程度的家庭比文化程度较低的家庭更具有健康意识和营养知识，在食物选择和消费方面具有明显优势，但是在贫困农村地区，这种文化程度上的优势没有充分显示出来。

第六，地区差异是我国贫困地区农村居民家庭食物安全的又一重要影响因素。从模型估计结果来看，每个样本县农村居民家庭人均营养摄入量都与其他地区显著不同，这意味着除模型中已考虑的影响因素之外，各个地区之间在其他因素方面的差异对居民家庭食物安全具有显著影响。

5.6 本章小结

家庭食物安全水平受到许多因素的影响，食物可获得性和食物获得能力是影响家庭食物安全状况的重要因素。除此之外，家庭特征变量和地区特征变量也会对家庭食物安全产生影响。

就食物可获得性而言，我国贫困地区农村居民家庭面临的食物可获得性主要取决于全国总体食物可获得性和当地食物市场发育状况，而全国总体食物可获得性又主要体现在人均食物占有量和人均能量供应量两个方面。20 世纪 90 年代的前几年，我国人均粮食占有量基本处于上升趋势，经过 1996 和 1998 两个高峰后，开始出现下降，到 2004 年人均粮食占有量下降为 362.2 千克，从此又开始出现回升。我国肉类、油料和水产品等食物的人均占有量基本处于稳步上升的态势。从全国整体的食物自给程度来讲，我国居民的食物可获得性相对较高，不存在明显的食物供应不足风险，在考虑了进出口贸易和库存变化后，我国整体的能量供应情况仍然处于较高水平，高于世界平均水平，更高于发展中国家的平均水平。粮食流通市场体系建设也取得新进展，产销区粮食流通发展迅速，但是仍然存在不少障碍制约着我国粮食的地区流通。在粮食供应相对充足的情况下，家庭食物可获得性的差异主要体现在粮食市场网点建设方面，对家庭食物安全具有重要影响。

就家庭食物获得能力而言，按照 Sen（1981）的"食物权"理论，主要包括直接权利和贸易权利，在我国贫困农村地区主要表现为家庭粮食生产水平和家庭收入水平。虽然近些年我国贫困地区农村居民的食物获得能力不断提高，但是不同家庭之间仍然存在较大差距，许多家庭因为食物权利被剥夺而面临一定程度的食物不安全问题。家庭食物获得能力成为影响我国贫困地区农村居民家庭食物安全水平的重要因素。

通过构建计量经济模型，对我国贫困地区农村居民家庭食物安全的影响因素进行分析得出如下结论：第一，收入对我国贫困地区农村居民家庭食物安全水平具有显著的正向影响，但各种营养要素摄入的收入弹性值相对偏低，这意味着在我国贫困地区增加农民收入对提高农民的营养状况和家庭食物安全的作用不是想像得那么明显。这也说明，为提高我国贫困地区农村居民家庭的食物安全水平，在提高收入水平的同时，要进一步加强营养干预措施的实行。第二，人均粮食占有量对贫困地区农村居民家庭食物安全具有显著正向影响，贫困地区农村居民家庭仍然把自产作为保障食物安全的主要方式，提高家庭粮食生产水平在一定程度上可以提高其食物安全水平。第三，反映食物可获得性水平的食物市场发育程度对家庭食物安全基本没有影响。第四，家庭规模对我国贫困地区农村居民家庭食物安全水平具有显著的负向影响。第五，在各种结构类型的家庭中，单身或夫妇家庭的食物安全水平高于其他类型的家庭。第六，家庭劳动力文化程度对贫困地区农村居民家庭食物安全水平没有显著影响。第七，地区差异是我国贫困地区农村居民家庭食物安全的又一重要影响因素。这意味着除模型中已考虑的影响因素之外，各个地区之间在其他因素方面的差异对居民家庭食物安全具有显著影响。

第 六 章

中国贫困地区农村居民家庭食物安全
状况的自我评价及影响因素分析

对居民家庭食物安全状况的评价有客观评价与主观评价两种方法，客观评价是指基于食物消费数量和营养摄入量等客观指标而进行的评价，主观评价是指基于居民自己的主观感受而对食物安全状况进行的评价。在对居民家庭食物安全状况的评价中，尽管客观评价方法应用较多，但主观评价方法也有其不可替代的地位与作用，因为居民个体对食物安全状况的自我感受将直接影响其解决自身食物安全的具体行为和结果。前面几章运用客观评价法对我国贫困地区农村居民家庭食物安全状况进行了分析与评价，本章将基于我们于 2006 年 8 月在内蒙古、河南、甘肃和陕西 4 省（自治区）中 8 个国家级贫困县中 320 户农户问卷调查数据，采用主观评价方法来对我国贫困地区农村居民家庭的食物安全状况及影响因素进行分析。

6.1 评价方法和调查方案

6.1.1 评价方法

为使用主观评价法对我国贫困地区农村居民家庭食物安全状况进行分析与评价，本研究通过问卷调查的形式就一系列问题对样本地区农户进行调查，通过农户对每个问题的回答分析农户对家庭食物安全状况的自我评价。农户自我评价指标涉及很多方面（表 6-1），在问卷中设计了一系列问题，将这些评价的方面细化。在这些评价相关指标中，关于食物安全直接评价的三个问题是重点，它们能更直接地体现农户对食物安全状况的自我评价。

表 6-1 农户家庭食物安全自我评价指标体系

项目	食物安全的直接评价	食物消费多样化评价	短期膳食恶化评价	短期食物不安全的应对评价
问题 I	您认为您的家庭已经解决温饱问题了吗？	您家平时消费肉类的频率如何？	去年您家是否发生过因为食物不够吃而不得不减少每天吃饭顿数的情况？	去年您家是否向亲戚朋友借过粮食以应对暂时的食物短缺？
问题 II	您认为您家庭成员的营养摄入充足吗？	您家平时消费蔬菜的频率如何？	去年您家是否发生过吃饭时没有吃饱的情况？	去年您家是否为获得粮食或者其他食物而出卖过家里的财产？
问题 III	您家是否能按照家里人的食物偏好，经常变换食物品种以改善生活？	您家平时消费牛奶吗？	去年您家是否发生过因为买不起食物而一天未进食的情况？	
问题 IV		您家平时消费蛋类吗？		

6.1.2 调查方案及样本基本特征

为获取上述评价指标体系中的相关信息，我们于 2006 年 8 月专门组织了"我国贫困地区农村居民家庭食物安全状况自我评价及态度意识问卷调查"。在该次调查中，我们选取内蒙古、河南、陕西和甘肃为样本省（自治区），在每个省（自治区）中选取2个国家级贫困县，选取的样本县为内蒙古的商都县、四子王旗，河南省的淮阳县、光山县，陕西省的洛南县、蒲城县，甘肃省的安定县、武山县。在上述各县中，每县选取2个乡，其中一个是农业乡，另一个是非农产业较为发达的乡；在每个乡中选取2个村，其中一个是收入水平较高的村，另一个是收入水平较低的村；在每个村中选取10个样本户，注意了在不同收入水平、不同兼业程度农户中的分布。样本量为每省（自治区）80户，四个省（自治区）共320户。

表6-2　2006年农户调查样本的地区分布

省　份	县（市）（个）	县　名	样本农户比例（%）
甘　肃	2	安定、武山	25
内蒙古	2	四子王旗、商都	25
陕　西	2	洛南、蒲城	25
河　南	2	淮阳、光山	25
合　计	8	—	100

在所调查的全部样本中，男性占76.54%，女性占23.46%。从年龄分布来看，分布相对均匀：40岁以下占21%，40～50岁样本占28%，50～60岁样本占31%，60岁以上样本占20%。从文化程度分布来看，初等文化程度被调查者占比相对较高，达79%，中等文化程度被调查者占21%。从家庭规模来看，3口人及以下的小规模家庭占比为37.65%，4～5口人家庭规模的农户占比为41.98%，6口人及以上大规模家庭占比相对较小，为20.37%。从家庭结构来看，在我国贫困农村地区大部分样本农户为夫妇与孩子和三代同堂两种家庭结构类型，这两类家庭占到了全部样本农户

的 85%。

表 6-3　2006 年农户调查样本的个人及家庭特征分布

项　目	甘肃	内蒙古	陕西	河南	全部样本
性　别					
男	85.19	80.25	65.00	75.61	76.54
女	14.81	19.75	35.00	24.39	23.46
年　龄					
40 岁以下	23.46	12.35	27.50	19.51	20.68
40~50 岁	24.69	28.40	36.25	23.17	28.09
50~60 岁	37.04	35.80	20.00	31.71	31.17
60 岁及以上	14.81	23.46	16.25	25.61	20.06
文化程度					
初等学历	59.26	91.36	78.75	86.59	79.01
中等学历	40.74	8.64	21.25	13.41	20.99
家庭规模					
3 口人及以下	35.80	61.73	27.50	25.61	37.65
4~5 口人	41.98	37.04	50.00	39.02	41.98
6 口人及以上	22.22	1.23	22.50	35.37	20.37
家庭结构					
单身或夫妇	7.41	24.69	7.50	13.41	13.27
夫妇与孩子	44.44	62.96	50.00	40.24	49.38
单亲与孩子	2.47	1.23	1.25	—	1.23
三代同堂	45.68	11.11	41.25	46.34	36.11

6.2　贫困地区农村居民对家庭食物
　　安全状况的评价

为分析我国贫困地区农村居民家庭对食物安全状况的评价，

我们在调查问卷中设计了一系列问题，如"你家是否解决了温饱"、"你家营养摄入是否充足"和"你家能否根据喜好经常改善膳食品种"等，通过样本农户对于这些问题各种选择的比例来分析其对食物安全状况的自我评价。

问卷调查显示，样本农户中有 33.64％的农户认为自家的温饱问题已经完全解决，有 51.85％的农户认为自家的温饱问题已经基本解决，合计达到 85.49％。进一步分析农户对营养摄入状况的自我评价时，有 9.88％的农户认为营养摄入是充足的，有 51.85％的农户认为营养摄入基本充足，合计为 61.73％。有 36.73％的农户认为营养摄入不充足，有 1.54％的农户认为非常不充足。农户对营养摄入充足程度的评价明显低于对温饱的评价，实现居民能量摄入和营养素摄入的充足性是食物安全的内在要求，现阶段贫困农村地区农民营养摄入不足问题仍然突出，因此依然存在一定程度的食物不安全状况。

贫困地区样本农户对家庭食物安全的自我评价存在明显的地区差异。独立卡方检验表明，温饱评价和营养摄入评价的地区差异都在 1％水平下通过显著性检验。甘肃和河南农户认为家庭已经完全解决温饱问题的农户比例明显高于内蒙古和陕西；相反内蒙古和陕西认为还没有解决温饱问题的农户比例要明显高于甘肃和河南。营养摄入状况也表现出相同的趋势，河南省样本农户认为营养充足的家庭比例远远高于其他省份，甘肃又高于内蒙古和陕西；相反认为营养不足的家庭比例由高到低的顺序依次为内蒙古、陕西、甘肃、河南。产生这些差异的原因主要在于当地的粮食生产和农民收入存在明显的地区差异。在所调查的内蒙古和陕西样本县中，大部分农户主要从事传统的农业种植方式，仍然按照首先解决吃饭问题的原则实行多品种的种植结构。通常这些地区的自然环境非常恶劣，常年干旱，农业产出低下，农业基础设施不完善，耕地资源有限，无法为农业生产提供有力的保障，这些共同导致了当地农业生产明显不足，收入水平相对较低，解决温饱问题的压力相对较高。例如，内蒙古四子王旗，大部分农户不仅种植小麦、杂粮等，还种植马铃薯作为日常的蔬菜消费，虽然勉强解决了吃饭问题，但是不利于形成规模效应，从农业中获取的现金收入也非常之少，如果遇到自然灾害甚至连吃饭的问题也解决不了。相对来说，甘肃和河南样本县，农业生产要好于其他地区。甘肃两个样本县都有水浇地，可以通过灌溉解决干旱的问题，农民还可以种植蔬菜等经济作物获取更多收入，通过市场的手段解决家庭吃饭问题。

不同收入组样本农户对家庭食物安全的自我评价也存在明显差异。独立卡方检验表明，温饱评价和营养摄入评价的收入组差异都在1%水平下通过显著性检验。高收入水平农户对家庭食物安全水平的自我评价相对较高。对于温饱解决程度的自我评价，最低20%收入组农户认为已经解决温饱问题的农户占到了72.31%，最高20%收入组农户认为已经解决温饱问题的农户占到了96.87%，高于低收入组近25个百分点；对于营养摄入程度的自我评价中，最低20%收入组农户中认为营养摄入充足的农户占比为47.69%，最高20%收入组农户认为营养充足的农户占比为73.44%，高于低收入组约25个百分点。

表6-4 不同地区样本农户家庭食物安全自我评价

项　　目	甘肃	内蒙古	陕西	河南	样本	χ^2 检验
温饱解决情况						
已经解决	44.4	23.5	22.5	43.9	33.6	$\chi^2 = 25.46$
基本解决	44.4	50.6	62.5	50.0	51.9	$Df = 6$
还未解决	11.1	25.9	15.0	6.1	14.5	$P < 0.001$
营养充足程度						
营养充足	27.2	—	—	12.2	9.9	$\chi^2 = 64.91$
基本充足	39.5	43.2	56.3	68.3	51.9	$Df = 6$
不充足	33.3	56.8	43.8	19.5	38.3	$P < 0.001$

表6-5 不同收入组样本农户家庭食物安全自我评价

项 目	最低 20%组	第二 20%组	第三 20%组	第四 20%组	最高 20%组	χ^2 检验
温饱解决情况						
已经解决	15.38	13.85	40.00	41.54	57.81	$\chi^2 = 52.07$
基本解决	56.92	61.54	50.77	50.77	39.06	Df=8
还未解决	27.69	24.62	9.23	7.69	3.13	P<0.001
营养充足程度						
充 足	4.62	4.62	12.31	10.77	17.19	$\chi^2 = 25.43$
基本充足	43.08	41.54	53.85	64.62	56.25	Df=8
不充足	52.31	53.85	33.85	24.62	26.56	P<0.001

　　膳食结构的优化和改善是家庭高质量生活水平的象征,能实现长期的改善和优化是高水平食物安全的具体表现。但在我国贫困农村地区很难达到这一点,仅能实现短期的膳食结构优化和改善。调查表明,在日常生活中有20.99%的农户能经常按照食物消费偏好改变膳食结构以改善生活,有63.58%的农户能偶尔满足家庭成员对膳食结构改善的要求,15.43%的农户在日常生活消费中几乎无法实现膳食结构的改善、长期维持单调的膳食品种结构。

　　不同地区样本农户对膳食改善频率的自我评价存在明显差异。独立卡方检验在1%的水平下通过检验,河南和甘肃样本县农户能经常改善膳食结构的农户比例最高,分别占全部样本农户的23.17%和45.68%,内蒙古和陕西样本县能经常改善膳食结构的农户比例相对较低,分别占到全部样本农户的9.88%和5%。

　　不同收入组农户的膳食改变频率评价也存在明显差异。独立卡方检验在1%的水平下通过显著性检验,中等收入以上收入组农户膳食改变频率要高于其他收入组,能经常改变膳食结构的样本比例在 21% 以上，高于样本平均值；最高 20% 收入组有 37.5% 的农户能经常改善膳食结构，相反低收入农户很少能经常改变膳食结构。

表 6-6　不同地区样本农户膳食改善频率评价

地　　区	经常	偶尔	从来没有	χ^2 检验
全部	21.00	63.60	15.40	
甘肃	45.68	49.38	4.94	
内蒙古	9.88	74.07	16.05	$\chi^2 = 60.14$
陕西	5.00	65.00	30.00	Df=6
河南	23.17	65.85	10.98	P<0.001

表 6-7　不同收入组样本农户膳食改善频率评价

收入组	经常	偶尔	从来没有	χ^2 检验
最低 20% 收入组	13.85	61.54	24.62	$\chi^2 = 30.26$
中下 20% 收入组	9.23	64.62	26.15	Df=8
中等 20% 收入组	23.08	64.62	12.31	P<0.001
中上 20% 收入组	21.54	69.23	9.23	
最高 20% 收入组	37.50	57.81	4.69	

　　不同农户对家庭食物安全的自我评价存在差异，主要原因是不同农户的食物消费数量和食物消费结构不同。高营养食物的消费以及食物消费的多元化程度代表了农户的食物消费水平和生活质量，也代表了居民的家庭食物安全水平。例如，高营养食物消费比例和食物多样化程度较高的家庭其营养摄入水平也较高，食物安全水平也相对较高。肉类、蛋类和奶类等动物性食物是典型的高营养食物，能为人体提供大量的脂肪和蛋白质，是人体营养摄入的重要来源，提高动物性食物的能量供应是我国营养发展纲

要的重要目标之一,也是家庭食物安全水平高低的重要体现。本研究通过所设计的一系列问题询问被调查者的食物消费结构和频率,以此判断其食物消费情况。这些问题主要包括:您家平时消费肉类的频率如何? 您家平时消费蔬菜的频率如何? 您家平时消费牛奶吗? 您家平时消费蛋类吗?

调查结果显示,近一半的农户(46.3%)仅在过节时消费肉类,平时很少消费。肉类作为蛋白质和脂肪的主要来源对于人体是非常重要的,但是我国贫困农村地区农户却很少消费,仅有29%的农户消费肉类的频率能达到一周一次及以上,膳食结构明显不合理,营养摄入自然不足。肉类消费频率存在明显的地区差异。陕西样本有81%的农户仅在过节时消费肉类,平时很少消费,甘肃样本农户消费肉类的频率高于其他地区。不同收入组农户肉类消费频率也存在明显差异。高收入组农户消费频率明显高于低收入组农户,最低20%收入组有9.23%的农户肉类消费频率为每天一次,而最高收入组有20.31%的农户肉类消费频率为每天一次。相反,最低收入组有55.38%的农户仅在过节时消费肉类,而最高收入组仅有18.75%的农户仅在过节时消费肉类。

调查结果还显示,大部分农户(95%)平时不消费牛奶,牛奶消费也不存在明显的地区差异,不同收入组间也不存在明显差异。大部分农户(74%)平时消费蛋类,平均每半个月消费一次。不同收入组农户蛋类消费存在明显差异。高收入组中消费蛋类的农户比例高于低收入组,最低20%收入组中有58.46%的家庭平时消费蛋类,而最高20%收入组中有84.38%的农户家庭平时消费蛋类。随着收入水平的提高,消费蛋类的农户比例也不断提高。就地区而言,内蒙古和陕西地区消费蛋类的农户比例低于其他地区,分别为63%和59%;甘肃和河南两省消费蛋类的农户比例高于样本平均值,分别为84%和90%。

从全部样本来看,大部分农户(72%)蔬菜消费频率为每天一次。内蒙古和甘肃地区农户的蔬菜消费频率相对较低。蔬菜消费频率的地区差异不仅与消费水平有关，还与消费习惯有直接关系。随着收入水平的提高，农户蔬菜消费频率也相应提高，最低20％收入组中每天至少消费一次蔬菜的农户比例为63.08％，最高20％收入组中每天至少消费一次蔬菜的农户比例为73.44％。

表6-8　不同地区样本农户食物消费多样化程度

项　　目	甘肃	内蒙古	陕西	河南	全部
平时消费肉类的频率					
每天一次及以上	33.33	2.47	0.00	9.76	11.42
一周一次及以上	39.51	8.64	2.50	18.29	17.28
半个月一次	9.88	19.75	5.00	14.63	12.35
一个月一次	8.64	22.22	11.25	8.54	12.65
一年仅在过节时吃	8.64	46.91	81.25	48.78	46.30
平时消费蔬菜的频率					
每天一次及以上	64.20	30.86	95.00	98.78	72.22
半个月一次及两次	34.57	39.51	5.00	—	19.75
一个月一次	1.23	6.17	—	—	1.85
一年仅在过节时吃	—	23.46	—	1.22	6.17
平时是否喝牛奶					
喝	8.64	4.94	1.25	6.10	5.25
不喝	91.36	95.06	98.75	93.90	94.75
消费频率（天/次）	1.71	1.50	1.00	3.80	2.24
平时是否消费蛋类					
消费	83.95	62.96	58.75	90.24	74.07
不消费	16.05	37.04	41.25	9.76	25.93
消费频率（天/次）	13.60	13.00	20.90	14.70	15.30

表6-9 不同收入水平样本农户食物消费多样化程度

项　　目	最低20%收入组	中下20%收入组	中等20%收入组	中上20%收入组	最高20%收入组
平时消费肉类的频率					
每天一次及以上	9.23	3.08	13.85	10.77	20.31
一周一次及以上	12.31	7.69	13.85	21.54	31.25
半个月一次	7.69	9.23	13.85	13.85	17.19
一个月一次	15.38	18.46	—	16.92	12.50
一年仅在过节时吃	55.38	61.54	58.46	36.92	18.75
平时消费蔬菜的频率					
每天一次及以上	63.08	63.08	84.62	76.92	73.44
半个月一次及两次	30.77	20.00	9.23	20.00	18.75
一个月一次	3.08	4.62	1.54	—	—
一年仅在过节时吃	3.08	12.31	4.62	3.08	7.81
平时是否喝牛奶					
喝	1.54	—	6.15	4.62	14.06
不喝	98.46	100.00	93.85	95.38	85.94
消费频率（天/次）	4.00	—	1.00	2.00	2.67
平时是否消费蛋类					
消费	58.46	66.15	76.92	84.62	84.38
不消费	41.54	33.85	23.08	15.38	15.63
消费一次的平均天数	27.26	14.40	13.46	11.51	12.98

　　对于食物不安全的农户来说，更为严重的情况是短期膳食数量或结构的恶化，例如减少吃饭次数、降低进食数量、降低进食质量等。通过问卷对农户过去家庭日常生活中膳食消费的自我评价（具体问题见表6-1）调查发现，有96%的农户没有出现因为家里食物不够而减少吃饭次数的情况，有98%的农户家庭没有出现因为食物短缺而导致的饥饿问题，有98%的农户家庭没

有出现因食物不足而导致一整天未进食的情况。这些数字说明贫困地区农村居民食物安全状况没有出现严重的问题。

表 6 - 10　贫困地区样本农户的短期膳食恶化

项　　目	减少顿数	面临饥饿	一整天挨饿
没有发生过	95.68	97.53	98.46
平均 2 月一次	2.78	0.62	0.62
平均 1 月一次	0.62	0.93	0.31
平均 1 月一次以上	0.93	0.93	0.62

处于不同食物安全程度的农户对食物安全的意识和自我评价存在明显的差异，进而采取的解决食物不安全问题的措施也存在明显不同。这些措施因程度的不同可划分为不同的类型。调查结果显示，有 77％的农户未向亲朋借入粮食以解决短期的食物不足问题，有 88％的农户未通过出售财产的方式换取家庭所需要的食物以满足家庭日常生活需要。从地区角度考察，内蒙古和陕西农户曾采取过上述行为应对食物不安全风险的农户比例高于其他地区，说明这两个地区样本农户的食物安全水平相对较低。从不同收入组考察，高收入组样本农户采取上述行为应对食物不安全风险的农户比例低于低收入组样本农户，说明高收入组农户应对食物不安全风险能力相对较高，食物安全水平也相对较高。

表 6 - 11　不同地区样本农户解决家庭食物不安全的短期行为

项　　目	甘肃	内蒙古	陕西	河南	全部样本
向亲朋借粮					
发生过	11.11	44.44	22.50	13.41	22.84
未发生过	88.89	55.56	77.50	86.59	77.16
出卖财产换粮					
发生过	11.11	24.69	11.25	2.44	12.30
未发生过	88.89	75.31	88.75	97.56	87.70

表6-12　不同收入组样本农户解决家庭食物不安全的短期行为

项　目	最低20％组	第二20％组	第三20％组	第四20％组	最高20％组
向亲朋借粮					
发生过	26.2	38.5	18.5	18.5	12.5
未发生过	73.8	61.5	81.5	81.5	87.5
出卖财产换粮					
发生过	15.4	23.1	9.2	10.8	3.1
未发生过	84.6	76.9	90.8	89.2	96.9

6.3　贫困地区农村居民对当前食物可获得性和食物获得能力的评价

根据食物安全的定义,食物安全水平主要取决于食物可获得性和食物获得能力两个方面。我国贫困地区农村居民对家庭食物安全的自我评价,也主要受这两个方面的影响,即食物可获得性和食物获得能力,对二者的评价决定了农户对家庭食物安全水平的评价结果。上节分析了农户对食物安全水平的自我评价,本节分析农户对当前食物可获得性和食物获得能力的评价。

6.3.1　贫困地区农村居民对食物可获得性的评价相对较高

对食物可获得性的评价直接影响居民对家庭食物安全水平的评价,这里首先分析贫困地区农村居民对国家层面食物可获得性的评价。调查结果显示,农户对当前国家粮食供应充足性的评价相对比较乐观,有16.7％的农户认为我国目前的粮食供应非常充足,能满足全国人民的基本消费,不存在供不应求的问题,有45.99％的农户认为我国的粮食供应基本充足,能基本满足全国人民的消费,二者合计有62.66％的农户对我国整体的食物可获得性持乐观态度。只有少部分农户对我国食物可获得性表现出担忧，有 7.4％的农户认为我国目前的粮食供应不充足，甚至非常不充足，无法满足全国人民的基本消费。不同地区之间农户的评价存在明显差异，卡方检验在 1％的显著性水平下通过检验。河南和内蒙古作为粮食主产省，其样本农户对国家总体粮食供应的评价相对较高，分别有 65％和 79％的农户认为国家粮食供应充足。

表 6-13　贫困地区农户对当前国家食物可获得性的评价

项　目	甘肃	内蒙古	陕西	河南	全部样本
非常充足	11.11	24.69	6.25	24.39	16.67
基本充足	49.38	54.32	40.00	40.24	45.99
不充足	13.58	9.88	1.25	4.88	7.41
不清楚	25.93	11.11	52.50	30.49	29.94
χ^2 检验	$\chi^2=48.68$，Df=9，P<0.001				

表 6-14　不同收入组农户对当前国家食物可获得性的评价

项　目	最低 20％组	第二 20％组	第三 20％组	第四 20％组	最高 20％组
非常充足	7.69	12.31	16.92	12.31	34.38
基本充足	53.85	41.54	49.23	44.62	40.63
不充足	4.62	10.77	—	13.85	7.81
不清楚	33.85	35.38	33.85	29.23	17.19
χ^2 检验	$\chi^2=38.25$，Df=12，P=0.001				

农村居民对国家总体的食物可获得性评价相对较高，但是具体到贫困地区农村居民自身面临的食物可获得性，农户的评价发生了一定的变化。按照食物安全的定义，在"任何时候"都能"获得"（买得到、买得起）"质量安全的"食物是实现食物安全

的本质要求，农户对食物可获得性的评价主要体现在能否买得到安全的食物。要保证农户随时都能方便的买得到所需要的食物，前提是市场有足够可供消费的食物。在任何时候都能方便的获得食物，而不需要付出高额的交易成本，当地食物供应的充足性非常重要，粮食购销市场在其中也发挥着重要的作用。如果市场供应不足，粮食价格必然上涨，农户将面临一定的食物可获得风险，农户对粮食价格合理性的评价就降低。因此，食物可获得性主要体现为购买食物是否方便和价格是否合理两个方面，对食物可获得性的评价也主要体现在以上两点。除此之外，能获得"安全的"食物也是食物可获得性的重要体现，主要指食物的质量问题。由此可知，本研究主要通过农户对购买是否方便、价格是否合理、质量是否安全等问题的评价来反映农户对食物可获得性的评价。

调查数据显示，当需要从市场购买口粮时，有93.21％的农户认为能方便地从市场购买到所需要的口粮，仅有7％的农户认为无法方便地从市场购买到口粮。由此可知，目前在我国贫困地区农村居民食物可获得程度相对较高，农户从市场获取粮食的方便度不断提高，大部分农户都给予了较高评价。近几年，随着粮食购销市场化的推进，粮食市场不断发展壮大，多种形式的粮食批发和零售市场相继建立，粮食购销主体多元化程度也不断提高，产销区之间以及一个省内的产粮县和非产粮县之间也逐步建立起粮食购销网络，粮食市场的发育逐步规范化，农户普遍能方便地从市场获得粮食。

除购买粮食方便度以外，粮食价格的合理度评价也是反映食物可获得性的重要指标。如果价格相对稳定，农户认为相对合理，就意味着当地食物（粮食）可获得性较高。通过调查发现，在粮食零售价格方面，有13.89％的农户认为市场口粮的价格较为合理，有65.74％的农户认为价格基本合理，二者合计79.63％；仅有13.89％的农户认为价格相对较高。由此可知，贫困地区农户对现阶段的粮食价格比较认可，对其合理性给予高度评价，粮食可获得相对较高，不存在明显的粮食供应不足问题。

　　能获得"安全的"食物也是食物可获得性的本质要求。调查结果显示，有 48.77％的农户认为市场上出售的口粮质量较好，有 38.58％的农户认为质量一般，二者合计有 87.35％的农户对粮食质量的安全性给予了相对较高的评价，仅有 6.97％的农户认为质量较差。农户对市场粮食质量的信任度并不存在明显的地区差异，大部分农户认为粮食的质量基本可以信任。

表 6-15　不同地区农户对当前粮食价格合理性、
购买方便度、质量安全度的评价

项　　目	全部样本	甘肃	内蒙古	陕西	河南
市场购买口粮的价格合理性					
合理	13.90	29.63	16.05	1.25	8.54
基本合理	65.70	48.15	62.96	78.75	73.17
不合理，太高	15.40	11.11	19.75	18.75	12.20
不清楚	4.90	11.11	1.23	1.25	6.10
市场购买粮食的方便度					
方便	93.21	92.59	96.30	90.00	93.90
不方便	6.79	7.41	3.70	10.00	6.10
市场购买口粮质量					
质量较好	48.77	46.91	51.85	41.25	54.88
质量一般	38.58	30.86	38.27	51.25	34.15
质量较差	6.79	11.11	8.64	6.25	1.22
不清楚	5.86	11.11	1.23	1.25	9.76

　　注：方便度是指在销售网点和市场等方面的方便程度。

表 6 - 16　不同收入组农户对当前粮食价格合理性、
购买方便度、质量安全度的评价

项　　目	最低 20％组	第二 20％组	第三 20％组	第四 20％组	最高 20％组
市场购买口粮的价格合理性					
合理	20.00	7.69	13.85	13.85	14.06
基本合理	58.46	61.54	72.31	61.54	75.00
不合理，太高	16.92	27.69	10.77	15.38	6.25
不清楚	4.62	3.08	3.08	9.23	4.69
市场购买粮食的方便度					
方便	89.23	89.23	93.85	93.85	100.00
不方便	10.77	10.77	6.15	6.15	—
市场购买口粮质量					
质量较好	58.46	43.08	43.08	49.23	50.00
质量一般	33.85	41.54	46.15	30.77	40.63
质量较差	4.62	12.31	6.15	7.69	3.13
不清楚	3.08	3.08	4.62	12.31	6.25

6.3.2　贫困地区农村居民对食物获得能力的评价相对偏低

农户对食物获得能力的评价也直接影响农户对食物安全水平的评价。样本调查数据显示，在贫困农村地区，有 37.35％的农户经常担心粮食不够吃，但又没有更好的方式获得所需要的粮食，对食物获得能力评价较低；有 27.16％的农户偶尔担心粮食不够吃，但又没有更好的方式获得所需要的粮食，二者合计有 65％的农户对当前家庭食物获得能力评价不高。

从地区角度考察，不同地区之间存在明显差异，卡方检验在 1％的显著性水平下通过检验。相对来说，河南样本农户对家庭食物获得能力评价较高，陕西样本农户对家庭食物获得能力评价较低。从不同收入组考察，卡方检验在 1％的显著性水平下通过检验，表明不同收入组之间农户对食物获得能力的评价存在明显差异。随着收入水平的提高，农户对食物获得能力的评价也相对提高。例如，最低20％收入组农户中有69％的家庭担心得不到足够的食物，而最高20％收入组中担心得不到食物的农户比例下降为45％。总体上讲，全部样本有相当比例家庭的食物获得能力相对较弱。

表6-17　不同类型农户对当前食物获得能力的评价(担心买不起粮食)

项　目	经常担心	偶尔担心	不担心	χ^2 检验
全部样本	37.35	27.16	35.49	
地区分组				
甘肃	44.44	25.93	29.63	
内蒙古	37.04	25.93	37.04	$\chi^2=35.04$
陕西	48.75	35.00	16.25	Df=6
河南	19.51	21.95	58.54	P<0.001
收入分组				
最低20％组	40.00	29.23	30.77	
第二20％组	50.77	26.15	23.08	$\chi^2=22.44$
第三20％组	35.38	27.69	36.92	Df=8
第四20％组	29.23	38.46	32.31	P=0.004
最高20％组	31.25	14.06	54.69	

6.4　贫困地区农村居民对未来食物可获得性和食物获得能力的评价

按照食物安全的定义，食物安全状态的可持续性是食物安全必不可少的一个重要方面，食物安全不仅要保证当前食物安全的实现，还要保证未来食物安全的实现。前面分析了我国贫困地区农户对当前家庭食物安全状况的评价，本节将分析农户对未来家庭食物安全状况的评价。这里主要分析农户对食物可获得性和食物获得能力的评价，因为对这两者的评价直接影响和决定对家庭食物安全结果的评价。

6.4.1 贫困地区农户对未来食物可获得性的评价相对较高

首先分析农户对国家层面食物可获得性的评价。通过调查农户对未来国家总体食物供应的判断发现，有 11.11% 的农户认为我国将来完全不会出现粮食短缺问题，33.1% 的农户认为将来我国粮食基本不会出现短缺问题，能基本满足需要，二者合计有 44.12% 的农户对我国将来的粮食供应充满希望，认为不会出现粮食短缺问题。认为将来会出现粮食短缺的农户比例为 19.14%。不同地区农户对未来食物可获得性的评价存在明显差异，卡方检验在 1% 的显著性水平下通过检验。内蒙古农户超过半数评价很高，其次是河南和甘肃大约有 41% 的农户给予高度评价，认为基本不会出现粮食短缺。从收入分组考察，不同收入组农户对未来总体食物可获得性的评价存在明显差异。收入水平最高的家庭组中有 59.38% 的农户认为未来不会出现粮食短缺问题，而最低 20% 收入组中有 40% 的农户认为未来不会出现粮食短缺的问题，其比例低于高收入组。

表6-18 贫困地区不同类型农户对未来我国粮食是否短缺的评价

项　目	完全不会	基本不会	会出现短缺	不清楚	χ^2 检验
全部样本	11.11	32.10	19.14	37.65	
地区分组					
甘肃	8.64	33.33	27.16	30.86	
内蒙古	6.17	49.38	12.35	32.10	$\chi^2 = 40.12$
陕西	5.00	28.75	18.75	47.50	Df=9
河南	24.39	17.07	18.29	40.24	P<0.001

（续）

项　　目	完全不会	基本不会	会出现短缺	不清楚	χ^2 检验
全部样本	11.11	32.10	19.14	37.65	
不同收入组					
最低 20%组	7.69	32.31	23.08	36.92	
第二 20%组	1.54	33.85	20.00	44.62	$\chi^2 = 24.94$
第三 20%组	10.77	36.92	16.92	35.38	Df=12
第四 20%组	12.31	21.54	18.46	47.69	P=0.015
最高 20%组	23.44	35.94	17.19	23.44	

　　虽然农户对将来我国总体食物可获得性有各自的判断，但是更令人关心的是国家食物供应状况是否会对各微观主体产生明显和直接的影响。这些状况对微观主体的影响程度如何，农户在这方面的判断显得尤为重要。调查结果显示，当被问及"如果全国粮食出现严重短缺，价格相对较高，您觉得这种状况是否会对您的家庭造成直接和明显的影响？"问题时，每个微观主体的看法较国家食物供应的评价发生了明显的变化，不同农户的回答存在明显差异。有 15.12%的农户认为不会对自身的食物安全造成明显影响，有 77.16%的农户认为国家食物不安全状况的发生会对自身的家庭食物安全造成明显的影响，在 15.12%认为不会造成影响的农户中，有 83.7%的农户平时自家生产的粮食能满足家庭的消费，很少从市场购买食物，因此即使国家粮食短缺也不会对其家庭造成明显的不利影响；有 16.3%的农户是家庭经济状况宽裕，可以通过市场购买食物，即使价格较高也可以承受。

　　农户对国家粮食供应不足是否对家庭产生影响的判断中，农户的意识存在明显的地区差异，独立卡方检验在 1%的显著性水平下通过检验。在中部地区河南，认为会对家庭产生明显的直接影响的家庭比例为 60%，而西部地区认为会产生影响的家庭比例都超过了 70%，陕西的比例甚至高达 90%，西部地区农户普遍认为国家食物短缺的发生必将严重影响微观主体的家庭食物安全状况。从不同收入组考察,高收入组农户认为国家食物短缺会对家庭产生影响的比例要低于低收入组农户。最高 20% 收入组中有 61% 的农户认为会对家庭产生影响,而最低 20% 收入组中有 81.54% 的农户认为会对家庭产生影响,比例明显高于高收入组。既然不同农户给予国家食物供应状况对家庭食物安全影响的评价存在明显差异,就有必要进一步分析农户家庭自身对面临的食物可获得性的评价和判断。

表 6-19 贫困地区不同类型农户就未来国家粮食短缺
是否会对家庭产生影响的判断

项　　目	不会	会	说不清	χ^2 检验
全部样本	15.12	77.16	7.72	
地区分组				
甘肃	22.22	71.60	6.17	
内蒙古	6.17	87.65	6.17	$\chi^2 = 34.31$
陕西	2.50	90.00	7.50	$Df = 6$
河南	29.27	59.76	10.98	$P < 0.001$
收入分组				
最低 20% 组	9.23	81.54	9.23	
第二 20% 组	6.15	87.69	6.15	$\chi^2 = 23.27$
第三 20% 组	13.85	80.00	6.15	$Df = 8$
第四 20% 组	13.85	75.38	10.77	$P = 0.003$
最高 20% 组	32.81	60.94	6.25	

前面分析了农户对未来国家层面食物可获得性的评价,但是具体到农户对自身面临的食物可获得性的评价时,看法出现了明显的差异。按照食物安全的定义,能否"买得到""安全的"食物反映了食物可获得性状况,也是食物安全强调的内在本质,因

此要分析农户对"买得到"和"安全性"等方面的评价。

"买得到"从一个方面反映了农户对未来食物可获得性的评价和意识。调查结果显示，有58.33％的农户不担心将来从市场上买不到粮食，占绝大多数，仅有7.41％的农户非常担心将来从市场上买不到粮食，有25.00％的农户有点担心将来从市场上买不到粮食，二者合计有32.41％的农户对将来从市场买不到粮食有所担心。由此可知，农户对未来食物可获得性评价相对较高，普遍认为只要具有购买能力，将来任何时候都能买得到自己所需的粮食，并不存在明显的风险。从地区考察，农户对未来食物可获得性评价存在明显地区差异，卡方检验在1％的显著性水平下通过检验。河南样本有78.05％的农户不担心将来买不到粮食，内蒙古样本有62.96％的农户不担心买不到粮食，而甘肃和陕西样本农户不担心将来买不到粮食的比例都低于50％。就收入分组考察，农户对未来食物可获得性的评价并不存在明显差异，卡方检验没有通过显著性检验。

能获得"安全的"食物也是反映食物可获得性的重要方面，同时也是食物安全的本质要求。样本调查结果显示，有5.56％的农户对将来从市场上购买食物的安全性（食品安全）非常担心，有22.22％的农户对将来市场所购买的粮食的质量有一点担心，二者合计有27.78％的农户对将来市场上所购买食物的质量有所担心，有67.28％的农户对将来市场所购买食物的质量不担心。这说明农户对获得安全的口粮并不担心，对口粮质量相对看好，如果农户具有一定的支付能力，市场所售粮食的质量问题不是一个特别需要关注的问题，在获得安全的口粮消费方面评价较高。就地区而言，农户对未来食物质量安全性的评价存在明显的地区差异，卡方检验在1％的显著性水平下通过检验。甘肃、内蒙古、陕西和河南四省（自治区）中信任度最高的河南有88％的农户对未来市场粮食的质量比较信任，不担心粮食的质量问题。就收入分组考察，农户对未来食物质量安全性的评价并不存在明显差异，卡方检验没有通过显著性检验。

表6-20 不同贫困地区样本农户对未来食物可获得性的评价

项　　目	甘肃	内蒙古	陕西	河南	全部样本	χ^2检验
对将来从市场上买不到粮食的担心						
非常担心	6.17	7.41	11.25	4.88	7.41	$\chi^2=28.77$
有点担心	38.27	19.75	30.00	12.20	25.00	Df=9
不担心	46.91	62.96	45.00	78.05	58.33	P=0.001
没想过这个问题	8.64	9.88	13.75	4.88	9.26	
对将来从市场上购买粮食质量的担心						
非常担心	12.35	7.41	2.50	—	5.56	$\chi^2=51.44$
有点担心	30.86	18.52	36.25	3.66	22.22	Df=9
不担心	50.62	69.14	61.25	87.80	67.28	P=0.001
没想过这个问题	6.17	4.94	—	8.54	4.94	

表6-21 贫困地区不同收入水平农户对未来食物可获得性的评价

项　目	最低20%收入组	第二20%收入组	第三20%收入组	第四20%收入组	最高20%收入组	χ^2检验
对将来从市场上买不到粮食的担心						
非常担心	10.77	13.85	1.54	7.69	3.13	$\chi^2=18.43$
有点担心	23.08	24.62	27.69	27.69	21.88	Df=12
不担心	53.85	50.77	56.92	58.46	71.88	P=0.103
没想过这个问题	12.31	10.77	13.85	6.15	3.13	

（续）

项　目	最低20%收入组	第二20%收入组	第三20%收入组	第四20%收入组	最高20%收入组	χ^2 检验
对将来从市场上购买粮食质量的担心						
非常担心	4.62	6.15	3.08	6.15	7.81	$\chi^2=10.63$
有点担心	16.92	29.23	29.23	16.92	18.75	Df=12
不担心	73.85	58.46	63.08	69.23	71.88	P=0.561
没想过这个问题	4.62	6.15	4.62	7.69	1.56	

由此可知，贫困地区绝大部分农户（58.33%）对将来市场的食物可获得性充满希望，给予较高评价，认为将来不存在买不到食物的问题，仅有32.41%的农户对将来市场的食物可获得性有所担心；大部分农户（67%）认为能获得"安全的"食物，对此给予了高度评价，仅有27.78%的农户对将来市场上所购买食物的质量有所担心。

6.4.2　贫困地区农户对未来食物获得能力的评价相对偏低

根据食物安全的定义，能否"买得起"食物反映了农户的食物购买能力和获得能力。通过分析农户将来食物获得能力的自我评价发现，有33.33%的农户非常担心将来从市场上买不起粮食，有36.73%的农户有点担心将来从市场上买不起粮食，二者合计为70.06%的农户担心将来的食物获得能力，仅有29.94%的农户认为自身具有较高的食物获得能力，不担心将来从市场上买不起粮食。由此可知，农户普遍认为自身未来的食物获得能力不足。

农户对未来食物获得能力评价存在明显的地区差异，卡方检验在1%的显著性水平下通过检验。河南和甘肃的农户评价相对较高,不担心将来买不起食物的农户比例分别为40.24%和35.8%,高于内蒙古和陕西的农户比例。食物获得能力评价在不同收入组间存在明显差异,卡方检验在1%的显著性水平下通过检验。最低收入组农户中,有58.46%的农户非常担心将来买不起粮食,有32.31%的农户部分担心将来买不起粮食,二者合计90.77%的农户担心将来买不起粮食,仅有9.23%的农户不担心将来买不起粮食。最高收入组有39%的农户担心将来买不起粮食,61%的农户不担心将来买不起粮食,高收入水平农户对食物获得能力的评价明显高于低收入组农户。

表6-22 不同贫困地区样本农户对未来是否担心买不起食物的看法

项 目	甘肃	内蒙古	陕西	河南	全部样本	χ^2 检验
非常担心	28.40	37.04	47.50	20.73	33.33	$\chi^2=17.96$
有点担心	35.80	39.51	32.50	39.02	36.73	Df=6
不担心	35.80	23.46	20.00	40.24	29.94	P=0.006

表6-23 贫困地区不同收入水平农户对未来是否
担心买不起食物的看法

项 目	最低20%收入组	第二20%收入组	第三20%收入组	第四20%收入组	最高20%收入组	χ^2 检验
非常担心	58.46	43.08	26.15	23.08	15.63	$\chi^2=65.93$
有点担心	32.31	44.62	40.00	43.08	23.44	Df=8
不担心	9.23	12.31	33.85	33.85	60.94	P<0.001

6.4.3 贫困地区农户对未来食物可获得性和食物获得能力的综合评价不高

前面两部分分别分析了农户对未来食物可获得性和食物获得

能力的评价，本部分将综合分析农户对未来食物可获得性和食物获得能力的评价，综合评价可体现农户对未来食物安全状况的评价和判断。调查结果显示，有43%的农户认为将来任何时候都能获得（包括买得到和买得起）所需要的粮食，有50%的农户认为不一定能在将来任何时候都能获得所需要的粮食、对将来家庭在任何时候都能获得所需要的粮食信心不足，有7.41%的农户对此不能做出明确的判断。

从地区角度考察，农村居民对未来食物可获得性和食物获得能力的综合评价存在明显地区差异，卡方检验在1%的显著性水平下通过检验。河南和甘肃样本农户中认为将来食物可获得性和获得能力存在风险的家庭比例在44%左右，低于陕西样本的农户比例（68%）。

不同收入组农户对未来食物可获得性和食物获得能力的评价也存在明显差异，卡方检验在1%的显著性水平下通过检验。随着收入水平的提高，农户的评价程度也相对较高。例如，最低20%收入组农户认为将来一定能得到所需要粮食的比例为32.31%，而最高20%收入组农户认为将来一定能得到所需要粮食的比例提高为68.75%；相反，最低20%收入组认为将来不一定能得到所需要粮食的比例为64.62%，最高收入组认为将来不一定能得到所需要粮食的比例为23.44%。

表6-24　不同地区和收入类型农户对未来是否
一定获得所需要粮食的评价

项　目	一定	不一定	不知道	χ^2 检验
全部样本	42.90	49.69	7.41	
地区分组				
甘肃	41.98	44.44	13.58	
内蒙古	46.91	43.21	9.88	$\chi^2=20.94$
陕西	30.00	67.50	2.50	Df=6
河南	52.44	43.90	3.66	P=0.002

（续）

项　目	一定	不一定	不知道	χ^2 检验
全部样本	42.90	49.69	7.41	
收入分组				
最低 20%收入组	32.31	64.62	3.08	
中下 20%收入组	27.69	64.62	7.69	$\chi^2 = 35.29$
中等 20%收入组	36.92	50.77	12.31	Df＝8
中上 20%收入组	49.23	44.62	6.15	P＜0.001
最高 20%收入组	68.75	23.44	7.81	

6.5　贫困地区农村居民家庭食物安全自我评价的影响因素分析

在分析贫困地区农村居民家庭食物安全自我评价的基础上，进一步分析影响其评价的因素及影响程度，可以了解贫困地区农村居民家庭食物不安全产生的根源，并提出有针对性的改进措施。本节拟采用计量经济模型来对贫困地区农村居民家庭食物安全状况自我评价的影响因素进行分析。

6.5.1　模型建立及变量解释

在前面分析贫困地区农村居民家庭食物安全状况自我评价的三个主要指标——温饱解决状况、营养摄入状况和膳食改善频率中，营养摄入状况最能反映食物安全状况，因此下面分析我国贫困地区农村居民家庭食物安全自我评价的影响因素就选择农户对营养摄入状况的评价作为因变量，通过建立计量经济模型来分析其影响因素。为方便起见，我们将农户对营养摄入状况的评价分为营养摄入充足（包括充足和基本充足）和营养摄入不充足两种选择，这样我们就可以利用 Logit 模型来分析其影响因素。通过理论分析，综合考虑影响营养摄入状况评价的各种因素，建立如下的 Logit 模型：

$$\ln\left(\frac{P}{1-P}\right) = \beta_0 + \beta_1 \text{Gender} + \beta_2 \text{Age} + \beta_3 \text{Edu} + \beta_4 \text{Size} +$$

$$\beta_5 \text{Family} + \beta_6 \text{Availabe}_1 + \beta_7 \text{Availabe}_2 + \beta_8 \text{Area} +$$

$$\beta_9 \text{Disaster} + \beta_{10} \text{Income} + \sum_{s=1}^{7} \gamma_s D_s + u$$

在上述模型中，各变量的具体含义如下：P 为被访者认为家庭营养摄入充足的概率；Gender 为被访者性别虚变量（男性为1，女性为 0）；Age 为被访者实际年龄；Edu 为被访者文化程度虚变量，低学历（包括文盲、小学和初中文化水平）为 1，中等及以上学历（包括高中、职高、技校、中专、大专及以上）为 0；Size 为家庭规模，以家庭常住人口数表示；Family 为家庭结构变量，用家庭中孩子和老人占家庭人口数的比例表示；Availabe$_1$ 为食物获得方便程度虚变量，如果农户认为能方便的获得所需要食物，则该变量取值为 1，否则为 0；Availabe$_2$ 为农户购买食物价格的合理程度虚变量，如果农户认为食物价格相对合理，则该变量取值为 1，否则为 0；Area 为家庭人均耕地面积；Disaster 为自然灾害虚变量，遭受自然灾害为 1，否则为 0；Income 为家庭人均纯收入；D$_s$ 为地区虚变量；β、γ 为待估计参数。

6.5.2　模型估计结果与分析

利用前述问卷调查数据，采用 SPSS 对贫困地区农村居民家庭营养摄入状况自我评价影响因素模型进行估计，结果见表6-25。该模型的似然比统计值在 1% 的显著性水平上通过卡方检验，说明模型有效，R^2 对于截面数据来说已是不错的结果，说明模型拟合良好。通过对该模型的分析，我们可以得出以下结论：

第一，反映食物可获得性的食物购买方便度虚变量对农村居民家庭食物安全自我评价没有显著影响。这与前面提到的农村居民普遍对食物购买方便度给予高度评价的结论相结合,说明农户认为目前购买食物还没有不方便到影响他们的食物可获得性。反映食物可获得性的价格合理性虚变量通过显著性检验,而且显著为正,表明食物价格合理有利于促进居民购买食物,增加农户给予食物安全以较高评价的可能性。

第二,人均纯收入反映了农户的食物获得能力,从模型估计结果来看,收入变量在1‰的置信水平下通过显著性检验,而且系数符号显著为正,表明随着收入水平的提高,贫困地区农村居民家庭给予食物安全较高评价的概率也相应增加,收入水平是贫困地区农村居民提高家庭食物安全水平的关键变量。

表6-25　贫困地区农村居民家庭食物安全(营养摄入状况)
自我评价影响因素模型估计结果

变　　量	系数	Wald 值
常数项	0.875	0.666
Availabe$_1$ 食物获得方便程度虚变量(方便=1)	−0.199	0.144
Availabe$_2$ 食物价格合理程度虚变量(价格合理=1)	0.757*	3.634
Income 人均纯收入	0.000***	7.349
Area 人均耕地面积	0.073	1.458
Disaster 自然灾害虚变量(发生自然灾害=1)	−0.513*	2.618
Gender 性别(男性=1)	−0.302	0.841
Age 年龄	−0.023*	2.855
Edu 文化程度虚变量(底学历=1)	−0.860**	5.417
Size 家庭规模	−0.233**	5.448
Family 家庭结构	0.002	0.095
武山县	−0.162	0.087

（续）

变 量	系数	Wald 值
安定区	−1. 157 **	3. 885
商都县	−0. 939	1. 838
四子王旗	−1. 992 ***	7. 948
蒲城县	−1. 203 **	5. 247
洛南县	−0. 199	0. 142
光山	1. 406 **	4. 414
似然比卡方	77.05	
R^2	0.288	

注：*、* * 和 * * * 分别代表在 10%、5% 和 1% 的水平下显著。

第三，农户家庭的人均耕地面积变量在模型中不显著。自然灾害虚变量对于居民家庭食物安全自我评价具有显著的负向影响，表明自然灾害的发生导致粮食和其他作物减产，影响了家庭营养摄入和食物安全水平。

第四，不同个人特征变量对农户家庭食物安全评价的影响存在明显差异。性别对家庭食物安全评价的影响不显著。年龄变量在模型中表现显著，且系数为负，说明相对于年轻农户来说，年龄较大的农户对家庭食物安全的自我评价相对较低。文化程度虚变量在模型中通过显著性检验，且系数为负，这说明相对于高文化程度农户，低文化程度农户给予家庭营养摄入程度的评价较低。

第五，家庭规模对贫困地区农村居民家庭食物安全自我评价具有显著的负向影响，而家庭结构（小孩和老人在家庭总人口的比例）没有显著影响。大规模家庭对家庭食物安全的自我评价要低于小规模家庭，这和许多研究结论一致，因为大规模家庭更容易面临一定程度的食物不安全风险。因此加强在贫困地区的计划生育政策对于家庭食物安全水平的提高具有积极作用。

第六,地区差异是影响贫困地区农村居民家庭食物安全自我评价的一个重要因素。七个地区虚变量中有四个通过显著性检验,而且系数符号为负,表明相对于河南淮阳县农户而言,这四个样本县农户对家庭食物安全状况的评价相对较低。

6.6　本章小结

随着食物安全研究的深入,人们逐渐认识到衡量和评价家庭食物安全时被调查者的自我评价非常重要。本章采用主观评价法对我国贫困地区农村居民家庭食物安全状况进行了分析。结果表明,绝大多数(85%)的农户认为已经解决了温饱,不存在明显的饥饿问题,消费的食物能基本满足人体需要。农户对营养摄入充足程度的自我评价明显低于对温饱的评价,认为营养摄入相对充足的农户比例明显下降(62%)。在日常生活中,仅有20.99%的农户能经常按照食物消费偏好改变膳食种类以改善生活,现阶段贫困农村地区农民营养摄入不足的问题仍然突出,食物安全水平相对偏低,这主要是由居民食物消费数量不足和消费结构不合理所致。食物消费多样化程度的调查数据显示:近一半的农户(46.3%)仅在过节时消费肉类等高营养食物,平时消费很少;仅有29%的农户消费肉类的频率能达到一周一次及以上,大部分农户(95%)平时不消费牛奶。

虽然现阶段我国贫困地区农村居民家庭食物安全水平相对偏低,营养摄入不足,膳食结构不合理,但是严重程度相对并不十分明显,膳食数量或结构恶化的情况(减少吃饭次数、降低进食数量、降低进食质量等)很少发生。有96%的农户在去年一年中没有出现因为家里食物不够而减少吃饭次数的情况,98%的农户家庭没有出现因为食物短缺而导致的饥饿问题,98%的农户家庭没有出现因为食物不足而导致一整天未进食的情况。77%的农户在去年一年中未向亲朋借入粮食以解决短期的食物不足问题,

88％的农户未通过出售财产的方式换取家庭所需要的食物以满足家庭日常的生活需要。

农户对家庭食物安全的评价主要由农户对食物可获得性评价和食物获得能力评价共同决定。通过分析贫困地区农户对食物可获得性的评价表明，有62.66％的农户认为我国粮食能基本满足全国人民的消费，对我国整体的食物可获得性持乐观态度。但是具体到贫困地区农村居民自身的食物可获得性时，农户的评价发生了变化。通过购买方便度、价格合理度和质量安全度来体现和分析，有93.21％的农户认为能方便的从市场购买到所需要的口粮，有79.63％的农户认为市场口粮的价格相对合理，有87.35％的农户对粮食质量安全性给予相对较高的评价。农户对食物获得能力的评价分析表明，在目前我国农村贫困地区有65％的农户担心家庭粮食不够吃，但又没有更好的方式获得所需要的粮食，对食物获得能力评价较低。由此可知，我国贫困地区农村居民对食物可获得性评价相对较高，对食物获得能力的评价相对较低。

贫困地区农村居民家庭对未来食物可获得性评价较高，普遍认为只要具有购买能力在将来任何时候都能买得到自己所需的粮食，并不存在明显的风险。大部分农户（67％）认为能买到质量"安全的"的食物，只要具有一定的支付能力，市场所售粮食的质量问题不是特别需要关注的问题。贫困地区农村居民家庭对未来食物获得能力评价不高，有70％的农户担心将来"买不起"所需要的食物。综合来看，有42％的农户认为将来在任何时候都能获得（包括买得到和买得起）所需要的粮食，对将来家庭在任何时候都能获得所需要的粮食信心充足。

采用计量经济模型对我国贫困地区农村居民家庭食物安全自我评价影响因素的分析得出如下几点结论：第一，反映食物可获得性的食物购买方便度虚变量对农村居民家庭食物安全自我评价没有显著影响，反映食物可获得性的价格合理性虚变量具有显著正向影响。第二，代表食物获得能力的家庭收入变量对贫困地区农村居民家庭食物安全评价具有显著正向影响。第三，农户家庭人均耕地面积对家庭食物安全自我评价没有显著影响，自然灾害虚变量对于家庭食物安全自我评价具有显著的负向影响。第四，不同个人特征变量对农户家庭食物安全评价的影响存在明显差异。第五，家庭规模对贫困地区农村居民家庭食物安全自我评价具有显著的负向影响，而家庭结构（小孩和老人在家庭总人口的比例）没有显著影响。第六，地区差异是影响贫困地区农村居民家庭食物安全自我评价的一个重要因素。

第七章

中国贫困地区农村居民家庭
食物不安全风险承受
能力及影响因素分析

提高我国贫困地区农村居民家庭食物不安全风险的承受能力，是提高其食物安全水平的一个重要途径。那么，我国贫困地区农村居民家庭主要面临的食物不安全风险有哪些？他们对于食物不安全风险的承受能力如何？其影响因素主要有哪些？这些问题的回答，对于政府制定有针对性的政策措施，以增强我国贫困地区农村居民家庭食物不安全风险的承受能力、提高其食物安全水平，具有重要的意义。本章基于前面提到的 2006 年 8 月在内蒙古、甘肃、河南和陕西四省（自治区）中 8 个国家级贫困县的农户问卷调查资料，对于上述问题展开分析。

7.1 贫困地区农村居民家庭面临的食物
不安全风险

根据食物安全的最新定义："只有当所有人在任何时候都能够在物质上和经济上获得足够、安全和富有营养的食物来满足其积极和健康生活的膳食需要及食物偏好时，才实现了食物安全。"为实现这一目标，许多国家做出了大量努力，但由于种种原因，总会存在一定程度的食物不安全问题，面临一定的食物不安全风险。2005 年全世界仍有 8.42 亿人口遭受长期饥饿（FAO，2005）。食物不安全风险一直伴随着食物安全概念的产生和发展而存在。

从食物安全的定义中我们可以看到,食物可获得性和食物获得能力是食物安全最基本的两个方面,要保证居民家庭食物安全的实现,就必须确保居民家庭具有足够的食物可获得性和食物获得能力,如果在这两个方面出现问题,则居民家庭必将面临一定的食物不安全风险,因此居民家庭面临的食物不安全风险主要有食物可获得性和食物获得能力两个方面的风险。Phillips and Taylor(1990)指出,家庭食物不安全来自于风险和保险的失衡,家庭食物不安全风险是多纬的,引发风险的原因也是多方面的,既有来自食物可获得性下降引发的风险,也有来自食物获得能力不足导致的风险。

我国贫困地区农村居民家庭面临着食物可获得性风险。我国贫困地区大多地理位置偏僻、自然条件恶劣、农业基础设施薄弱,稍遇自然灾害,就会造成粮食等食物产量的下降,再加上贫困地区交通不便以及市场体制不完善等因素,在本地食物产量下降时,从外地调拨也无保证,造成食物可获得性下降。所以,我国贫困地区农村居民家庭在食物可获得性方面面临的不安全风险主要是食物产量下降特别是粮食产量的下降。

我国贫困地区农村居民家庭同样面临着食物获得能力方面的风险。居民食物获得能力不足主要由于食物权利的脆弱性(Clay,1981)和食物权利的短期波动(Chisholm and Tyers,1982),不同来源的"食物权"都不同程度的存在一定的风险性,主要表现为自然风险、市场风险、政策风险等。自然风险主要是指由于自然灾害、疾病等发生而导致各种资产和经营活动面临损失的风险,比如物资资产可能因为自然灾害(火灾、水灾等)、社会不稳定(盗窃、暴乱等)而遭受损失,如房屋倒塌、土地遭到破坏、生产建筑被烧毁、生产工具被盗等。市场风险主要是指价格波动、通货膨胀、经济萧条等导致各种资产和经营活动遭受损失的可能性,例如银行储蓄可能因为通货膨胀的发生而急速贬值。政策风险是指政府政策变化可能给居民的资产和经营活动带来的不利影响。如果居民存在一定的食物权利脆弱性和风险性，就容易导致家庭食物获得能力的下降，进而产生食物不安全风险。例如，如果居民的人力资本、生产性资产和收入活动面临一定的风险，就会影响他们的收入水平，从而降低他们的食物获得能力。对于从事粮食生产的居民来说，食物权利的风险性还会影响他们的粮食自给能力，从而导致食物获得能力的不足。总之，由食物获得能力不足导致的家庭食物不安全风险主要体现为收入水平较低、家庭粮食自给能力不足对微观家庭的影响。只要家庭在这些方面不存在问题，出现食物不安全的风险就相对较小；如果家庭在这方面出现问题，必然面临一定的食物不安全风险。

表 7-1　不同来源"食物权"所面临的各种风险

资　产	资产细化	自然风险	政策风险	市场风险
生产性资产	土地 机械 生产建筑等	土地破坏 干旱、水灾 火灾	土地或者其他 资产的重新分配 或者征用	成本的改变
非生产性资产	耐用消费品 房屋 储蓄等	虫害 动物死亡 房屋倒塌	强制性剥夺 税收等	价格波动 通货膨胀 银行破产
人力资本	劳动力 教育程度 健康状况等	疾病 死亡 残疾	降低公共医疗健康 支出限制劳动力转移	失业 工资水平下降
收入活动	种植业 养殖业 非农产业等	自然灾害 动物疾病	停止支持政策 增加税收	产品价格下降 食物价格波动
公共保障	贴息贷款 转移收入 社会保险等		削减公共福利 政策支出	提高利率 贷款可获得性 的降低

注：参考 Maxwell, S. and Frankenberger, T. R. Household Food Security: Concepts, Indicators, Measurements: a Technical Review, UNICEF/IFAD: New York/Rome, 1992.

我国贫困地区农村居民家庭无论是在收入水平方面,还是在各种资产占有方面,都与其他地区农村居民家庭具有较大差距,食物获得能力相对不足,经常面临一定的食物获得能力风险。由于贫困地区农村居民家庭所拥有的资产最终取决于其收入水平,所以我国贫困地区农村居民家庭所面临的食物获得能力方面的风险主要表现在收入水平不高和食物价格上涨所导致的买不起所需食物上面。

7.2 贫困地区农村居民家庭食物不安全风险承受能力

为衡量我国贫困地区农村居民家庭对于食物不安全风险的承受能力,我们使用以下两个指标,一是所能承受的最大粮食减产幅度,二是所能承受的最大粮食价格上涨幅度,所能承受的最大粮食减产幅度可反映贫困地区农村居民家庭对于食物可获得性风险的承受能力,而所能承受的最大粮食价格上涨幅度可反映贫困地区农村居民家庭对于食物获得能力风险的承受能力。

7.2.1 贫困地区农户对粮食产量下降的承受能力较低

表7-2中列出了样本家庭所能承受的粮食产量最大下降幅度,由此表可以看出:从样本总体来看,我国贫困地区农村居民家庭对粮食产量下降的承受能力较低。绝大部分农户能承受低于50%的粮食减产幅度,占全部农户的78.4%,其中有32.1%的农户仅能承受10%以下的粮食减产幅度,有14.5%的农户能承受10%~20%的粮食减产幅度,有15.1%的农户能承受20%~30%的粮食减产幅度。仅有21.6%的农户可以承受超过50%的粮食减产幅度。

表7-2　贫困地区样本户所能承受的粮食最大
减产幅度选择比例（％）

粮食最大减产幅度	10%以下	10%~20%	20%~30%	30%~50%	50%以上
全部样本	32.10	14.50	15.10	16.70	21.60
按地区分组					
甘肃	23.46	13.58	18.52	18.52	25.93
内蒙古	32.10	14.81	19.75	18.52	14.81
陕西	51.25	20.00	5.00	11.25	12.50
河南	21.95	9.76	17.07	18.29	32.93
χ^2 检验	χ^2=36.28，Df=12，P<0.001				
按收入水平分组					
最低20%收入组	44.62	10.77	20.00	15.38	9.23
中下20%收入组	36.92	13.85	10.77	16.92	21.54
中等20%收入组	38.46	15.38	9.23	16.92	20.00
中上20%收入组	21.54	10.77	24.62	16.92	26.15
最高20%收入组	18.75	21.88	10.94	17.19	31.25
χ^2 检验	χ^2=30.16，Df=16，P=0.018				
按兼业程度分组					
纯农户	28.99	17.39	20.29	20.29	13.04
农业兼业户	31.25	16.67	14.58	17.71	19.79
非农兼业户	36.43	11.43	13.57	15.00	23.57
非农户	15.79	15.79	10.53	10.53	47.37
χ^2 检验	χ^2=15.83，Df=12，P<0.001				

注：纯农户（农业总收入占家庭总收入95%以上），农业兼业户（农业总收入占家庭总收入50%~95%），非农兼业户（农业总收入占家庭总收入5%~50%），非农户（农业总收入占家庭总收入5%以下）。

　　不同样本地区农户对粮食产量下降的承受能力存在明显差异。卡方检验在1%的显著性水平下通过检验。陕西有超过半数的农户仅能承受 10％以下的粮食减产，内蒙古有占全部农户 32.10％的家庭仅能承受 10％以下的粮食减产；陕西有 20％的农户仅能承受 10％～20％的粮食减产幅度，内蒙古有 15％的农户仅能承受 10％～20％的粮食减产；陕西有 87.5％的农户能承受 50％以下的粮食减产，内蒙古有 85.2％的农户可以承受 50％以下的粮食减产，甘肃有 74％的农户能承受 50％以下的粮食减产，河南有 67％的农户能承受 50％以下的粮食减产；能承受 50％以上粮食减产幅度家庭比例最高的是河南，占全部农户的 32.93％，其次是甘肃占比 25.93％，再次是内蒙古 14.81％，最后是陕西 12.5％。

不同收入水平农户对粮食产量下降的承受能力也明显不同，卡方检验在 5％的显著性水平下通过检验。高收入水平农户风险承受能力相对较高，最低 20％收入组仅有 9.23％的农户可承受 50％以上的粮食减产，而最高 20％收入组有 31.25％的农户可承受高于 50％的粮食减产。相反，低收入组仅可承受低于 10％粮食减产幅度的农户比例高于高收入组。

不同兼业程度农户对粮食产量下降的承受能力也明显不同，卡方检验在 1％的显著性水平下通过检验。统计结果显示，纯农业户的风险承受能力低于非农户。纯农业户仅有 13.04％的农户可承受 50％以上的粮食减产，而非农业户有 47.37％的农户可承受 50％以上的粮食减产。

7.2.2 贫困地区农户对粮食价格上涨的承受能力较低

表 7-3 中列出了样本户所能承受的粮食价格最大上涨幅度，由此表可以看出：从样本总体来看，我国贫困地区农村居民家庭对粮食价格上涨的承受能力较弱。数据显示，如果从市场购买粮食，在目前的收入水平下，有 74.1％的家庭所能承受的粮食价格上涨幅度在 50％以下，仅有 25.9％的家庭能承受高于 50％的粮食价格上涨。

表7-3　样本户所能承受粮食价格最大上涨幅度的选择比例（%）

粮食价格最大上涨幅度	50%以下	50%～100%	100%～200%	200%以上
全部样本	74.1	12.7	5.2	8.0
按地区分组				
甘肃	69.1	13.6	9.9	7.4
内蒙古	80.3	17.3	1.2	1.2
陕西	78.8	7.5	1.3	12.5
河南	67.1	12.2	8.5	12.2
χ^2 检验	$\chi^2 = 22.15$，Df=9，P=0.008			
按收入分组				
最低20%组	80.0	10.8	4.6	4.6
第二20%组	83.1	13.8	1.5	1.5
第三20%组	69.2	9.2	7.7	13.8
第四20%组	80.0	10.8	3.1	6.2
最高20%组	57.8	18.8	9.4	14.1
χ^2 检验	$\chi^2 = 22.18$，Df=12，P=0.036			
按兼业程度分组				
最低兼业户	66.7	15.9	7.2	10.1
低兼业户	82.3	8.3	7.3	2.1
高兼业户	75.0	11.4	2.9	10.7
最高兼业户	52.6	31.6	5.3	10.5
χ^2 检验	$\chi^2 = 18.96$，Df=9，P=0.025			

　　贫困地区农村居民家庭对粮食价格上涨的承受能力存在明显的地区差异。卡方检验在1%的显著水平下通过检验。河南和甘

肃样本户中分别有 32.9％和 30.9％的家庭能承受超过 50％的粮食价格上涨幅度，而内蒙古和陕西这一比例分别为 19.7％和21.2％。能够承受 50％以下粮食价格上涨幅度的家庭比例河南（67.1％）和甘肃（69.1％）低于内蒙古（80.3％）和陕西（78.8％）。相对而言，河南和甘肃样本家庭有较强的粮食价格上涨承受能力。

不同收入家庭对粮食价格上涨的承受能力存在显著差异。卡方检验在 5％的显著水平下通过检验，高收入组家庭对粮食价格上涨的承受能力要高于低收入组家庭。例如，对于50％～100％的价格上涨幅度，最低 20％收入组中有 10.8％的家庭能承受，而最高 20％收入组中有 18.8％的家庭能承受；对于 100％～200％的价格上涨幅度，最低 20％收入组中有 4.6％的家庭能承受，而最高收入组中有 9.4％的家庭能承受；对于 200％以上的价格上涨幅度，最低收入组中有4.6％的家庭能承受，而最高收入组中有 14.1％的家庭能承受。

不同兼业程度家庭对粮食价格上涨的承受能力存在明显差异。卡方检验在 5％的显著水平下通过检验。兼业程度较高的家庭比以农业为主家庭对粮食价格上涨的承受能力要高，有47.4％的最高兼业户能够承受 50％以上的粮食价格上涨，这一比例在最低兼业户中为 33.3％。

7.3 贫困地区农村居民家庭应对食物不安全 风险的策略选择及应对能力

当面临家庭食物不安全风险的时候，农户往往会采用一些措施去应对。本节将基于前述农户问卷调查中的相关信息，对我国贫困地区农村居民家庭应对食物不安全风险的策略选择及应对能力进行分析。

7.3.1　贫困地区农户应对家庭食物不安全风险的主要 策略是参与其他经济活动（主要是外出打工）、 消费存粮和向亲朋借粮

　　问卷调查结果显示，在我国贫困地区农村，当面临食物安全风险时，农户使用最多的应对措施是动用储蓄购买或参与其他经济活动（主要是外出打工）解决吃饭问题，占到全部样本农户的52.16%。在我国贫困地区，农村居民储蓄能力一般较弱，通过动用储蓄这种方式应对家庭食物不安全风险的农户较少，大部分农户通过外出打工或其他经济活动应对家庭食物不安全风险，主要是因为这些农户缺乏其他生产性资产，劳动力是非常重要的资源，通过外出打工可以通过减少在家吃饭次数而减少对家庭食物的消费，对解决家庭当期食物不安全问题有较好的效果。除此之外采用较多的应对策略是消费农户家庭原有存粮，占到全部样本农户的27.16%。采取这种应对策略的农户必须具有一定的存粮能应对年度间的粮食生产波动。再次是向亲朋借粮以暂时应对食物不足，占到全部样本农户的14.51%。在以血缘和人缘为基础的农村社区范围内，这种互助

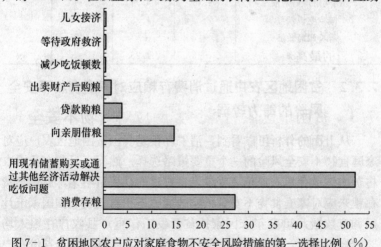

图7-1　贫困地区农户应对家庭食物不安全风险措施的第一选择比例（%）

方式有利于稳定家庭食物消费水平、降低家庭食物不安全风险。

农户应对食物不安全风险的策略选择存在一定的地区差异。河南选择动用家庭粮食储备的农户最多，占比达到 48%，内蒙古和陕西最少，仅占 18% 左右。各地反映的总体趋势与全国平均水平基本一致。就外出打工及参与其他经济活动这一应对策略而言，陕西选择该方式的农户最多，占样本农户的 66%，河南相对较少，有 44% 的农户选择了该方式。选择向亲朋借粮的策略中，内蒙古地区有 23% 的农户选择该方式，而河南地区相对较少，仅有 7% 的农户选择该方式。

表 7－4 不同地区农户应对家庭食物不安全
风险措施的第一选择比例（%）

措　　施	甘肃	内蒙古	陕西	河南
消费存粮	24.69	17.28	18.75	47.56
用现有储蓄购买或通过其他经济活动解决吃饭问题	53.09	45.68	66.25	43.90
向亲朋借粮	14.81	23.46	12.50	7.32
贷款购粮	6.17	6.17	1.25	1.22
出卖财产后购粮	1.23	4.94	—	—
减少吃饭顿数	—	1.23	—	—
等待政府救济	—	—	1.25	—
儿女接济	—	1.23	—	—

7.3.2 贫困地区农户通过消费存粮应对家庭食物不安全风险的能力较弱

从上面的分析可以看到，消费存粮是我国贫困地区农户应对家庭食物不安全风险的一个重要策略选择。然而，目前在我国农村贫困地区存粮农户相对较少，且农户的存粮量不多，通过消费存粮来应对家庭食物不安全风险的能力还相对较弱。据国家统计局调查数据：2002 年末国家扶贫开发工作重点县农户存粮人均 330 千克，比全国平均水平低 198 千克，而且西部贫困省份农户存粮普遍更少。2002年底，贵州人均314千克，云南人均266千克，青海人均278千克。本项目研究组织的农户问卷调查结果也显示，农户存粮较少，平均有65%的农户不存粮，仅有35%的农户有存粮，而且存粮持续时间非常有限，存粮不足半年消费的农户占全部农户的比例就达17.59%，超过半年以上存粮的农户占全部农户的比例为17.28%。

从地区角度考察，不同地区农户的存粮应对能力存在明显差异。卡方检验表明，在1%的显著性水平下通过显著。存粮户最多的是河南[①]，有60%的农户在新粮收获时仍然有存粮；其次是甘肃和陕西，有34%左右的农户有存粮；最低的是内蒙古，仅有11%的农户在新粮收获时还有存粮。一方面由于内蒙古地区的两个样本县自然条件恶劣，自然灾害频繁，粮食产量不高，自给率较低；另一方面因为个别地区近几年不断调整种植结构，加大种植薯类作物，减少口粮作物的种植，而且这些地区农民普遍不把薯类当作口粮消费而是当作日常的蔬菜消费。因此内蒙古地区农户的存粮相对较少。

表7-5 不同样本地区农户的存粮情况

存粮能够满足需求的时间长度	甘肃	内蒙古	陕西	河南	样本
半年以上	16.05	7.41	13.75	31.71	17.28
半年以下	18.52	3.70	20.00	28.05	17.59
没有存粮	65.43	88.89	66.25	40.24	65.12
χ^2 检验	$\chi^2 = 44.21$, Df=6, P<0.001				

7.3.3 贫困地区农户具有一定通过信贷策略应对食物不安全风险的能力

通过信贷手段解决家庭吃饭问题是许多发展中国家农户面临

---

① 河南省农调队对全省44个扶贫开发工作重点县4 560户农民家庭监测调查结果显示，截至2004年年底，河南贫困地区农民人均存粮484.14千克，比上年增加111.45千克，增长29.9%。其中，为满足生活用粮需求的存粮为267.60千克，占55.3%；待出售的其他存粮131.45千克，占27.2%；预留畜牧业饲料用粮72.99千克，占15.1%。

食物不安全风险时采取的主要方式,也是许多非政府机构和组织帮助当地居民渡过难关所采取的主要政策措施。居民对信贷资源的占有能力反映了农户应对危机的能力,农户贷款可获得性越强,应对食物不安全风险的能力也就越强。在我国贫困地区,农户对贷款资源的占有能力也反映了农户家庭应对食物不安全风险的能力。

调查显示,在我国贫困农村地区,近几年样本农户中有40%的农户从信用社等正规金融机构获得过贷款,贷款的可获得性较以前有了较大的提高。贷款获得性存在明显的地区差异,获得贷款最多的地区是内蒙古,占全部农户的52%,其次为陕西48%,甘肃37%,河南23%。未获得贷款的农户主要包括没有申请贷款和申请被拒两种类型,因此未获得贷款并不意味着农户的信贷占有能力弱。进一步的分析表明,当未来家庭需要贷款时,有55%的农户表示可以从正规金融机构获得贷款,有45%的农户表示无法获得贷款。贷款可获得性最高的地区是陕西,占全部农户的67.5%,其次是甘肃53%,河南50%,内蒙古48%。由此可知,在我国贫困农村地区农户具有一定通过信贷策略应对食物不安全风险的能力。

然而在我国贫困农村地区,农户采取这种方式仍然存在许多制约。主要原因在于我国农村金融市场发展滞后,金融供给不足,制度设计不合理。这些问题导致许多农户得不到贷款,贷款难的问题相当突出。

表 7-6　近几年农户贷款获得情况及未来可获得性

项　　目	全部样本	甘肃	内蒙古	陕西	河南
获得贷款情况					
获得贷款	39.81	37.04	51.85	47.5	23.17
未获得贷款	60.19	62.96	48.15	52.5	76.83
未来贷款可获得性					
能获得贷款	54.63	53.09	48.15	67.50	50.00
无法获得贷款	45.37	46.91	51.85	32.50	50.00

注:贷款主要指向正规金融机构获得贷款,不包括向民间机构或者私人的借款。

7.3.4 贫困地区农户具有一定的出售财产以应对食物不安全风险的能力

农户问卷调查数据显示，当面临食物不安全风险时，很少有农户选择出售家庭财产作为第一应对策略，而将其作为第二应对策略的农户比例明显提高。进一步的分析发现，在所出售的财产中，大部分农户首先选择出售家庭耐用消费品和牲畜等，分别占到了全部农户的 38.58% 和 29.32%；很少有农户会选择出售农业生产工具或者房屋等固定资产，分别占全部农户的 2.47% 和 12.35%；另有 17.28% 的农户家庭表示没有可出售的财产以应对家庭食物不安全风险。在不同样本地区，出售农业生产工具、出售房屋资产以及无可售财产三种类型的农户比例不存在明显的地区差异，占比分别在 30% 左右。大部分农户首先选择出售家庭耐用消费品和牲畜等易变现资产的方式。由此可知，我国农村贫困地区农户还具备通过出售财产的方式应对家庭食物不安全风险的能力，表现为许多农户并没有选择严重影响未来家庭经营活动和生活的财产出售方式（出售农业生产工具和房屋）。但 17% 没有可售财产的农户家庭也值得我们关注，这些农户的食物不安全风险相对较高，应对能力相对较弱。

表 7-7 贫困地区愿意通过出售财产以应对食物不安全风险农户的财产出售意愿选择比例（%）

出售财产	全部样本	甘肃	内蒙古	陕西	河南
牲畜等	29.32	22.22	27.16	22.50	45.12
农业生产机械	2.47	1.23	2.47	1.25	4.88
家庭耐用消费品	38.58	49.38	38.27	45.00	21.95
房屋资产	12.35	13.58	11.11	16.25	8.54
无可售财产	17.28	13.58	20.99	15.00	19.51

7.4 贫困地区农村居民家庭食物不安全风险承受能力影响因素分析

7.4.1 模型建立及变量解释

前面我们已经说明，利用所能承受的最大粮食减产幅度和最大粮食价格上涨幅度来反映贫困地区农村居民家庭的食物不安全风险承受能力，因此本部分对贫困地区农村居民家庭食物不安全风险承受能力影响因素的分析，就是分析贫困地区农村居民家庭所能承受的最大粮食减产幅度和最大粮食价格上涨幅度的影响因素。为简单起见，我们将粮食减产和粮食价格上涨的承受能力都分为较强和较弱两类，这样我们就可利用 Logit 模型来进行影响因素的分析。综合考虑影响粮食减产和粮食价格上涨承受能力的各种因素，我们构建如下模型，模型中各个变量的解释列于表7－8中。

表7－8 模型中各变量解释

变量	名 称	含 义
P	样本做出某一选择的概率	本文表示样本具有较高风险承受能力的概率，较高承受能力在粮食减产方面定义为能够承受 50% 以上的粮食减产，在粮食价格上涨方面定义为能够承受 50% 以上的粮食价格上涨
Self－suffi	家庭粮食自给能力	家庭粮食产量供家庭消费的时间（月）
Income	家庭人均纯收入	家庭人均纯收入
Gender	性别虚变量	被访者男性为 1，女性为 0
Age	年 龄	被访问者实际年龄
Edu	文化程度虚变量	低学历（包括文盲、小学和初中文化水平）为 1 中等及以上学历（包括高中、职高、技校和中专及以上）为 0

（续）

变量	名　　称	含　　义
Size	家庭规模	家庭常住人口数
Family	家庭结构	老人和小孩人口数在家庭总人口中的比例
D_s	地区虚变量	7个县级虚变量

$$\ln\left(\frac{P_i}{1-P_i}\right)=\beta_0+\beta_1\,\mathrm{Gender}+\beta_2\,\mathrm{Age}+\beta_3\,\mathrm{Edu}+\beta_4\,\mathrm{Size}+\beta_5\,\mathrm{Family}$$

$$+\beta_6\,\mathrm{Self\text{-}suffi}+\beta_7\,\mathrm{Income}+\sum_{s=1}^{7}\gamma_s D_s+u$$

β、γ 为待估计参数。

7.4.2　模型估计结果与分析

利用前述调查数据，使用 SPSS 对贫困地区农村居民家庭对粮食减产承受能力及粮食价格上涨承受能力影响因素模型分别进行估计，结果见表 7－9。二个模型的似然比统计值在 1% 的显著性水平上通过检验，说明模型有效，对于截面数据来说，R^2 也相对满意。从这两个模型估计结果中，我们可以得出以下几点结论：

表 7－9　贫困地区农户粮食减产承受能力和粮食价格上涨承受能力
　　　　　影响因素模型估计结果

变　　量	粮食减产承受能力		粮食价格上涨承受能力	
	系数	Wald 值	系数	Wald 值
常数项	−1.765*	2.712	−2.994**	4.965
Self－suffi 粮食自给能力	0.028*	2.307	0.065**	6.369
Income 人均纯收入	0.001**	5.878	0.001**	5.589
Gender 性别（男性＝1）	0.063	0.028	1.075*	3.825

（续）

变　量	粮食减产承受能力		粮食价格上涨承受能力	
	系数	Wald 值	系数	Wald 值
Age 年龄	−0.014	0.854	−0.010	0.271
Edu 文化程度（低学历＝1）	−0.018	0.002	0.319	0.504
Size 家庭规模	0.099	0.999	−0.094	0.594
Family 家庭结构(老人和小孩比例)	−0.002	0.114	−0.006	0.405
武山县	0.148	0.067	0.342	0.254
安定区	0.341	0.402	0.129	0.043
商都县	−1.066*	2.038	−19.557	0.000
四子王旗	0.234	0.144	−1.049	1.252
蒲城县	−1.765**	4.598	−0.879	1.248
洛南县	−0.057	0.010	0.338	0.288
光山县	0.415	0.629	−0.323	0.249
似然比卡方	35.90		43.84	
R^2	0.162		0.233	

注：*、**和***分别代表在10％、5％和1％的水平下显著。

第一，农户家庭粮食自给能力变量在两个模型中都显著，而且系数为正，这表明，在我国贫困地区，农户家庭粮食自给能力的提高，将有助于提高他们应对粮食减产风险和粮食价格上涨风险的承受能力，增加农户对风险承受能力给予较高评价的可能性。

第二，人均纯收入反映了农户的食物获得能力，从模型估计结果来看，收入变量在两个模型中都显著，在5％的显著性水平下通过显著性检验，而且系数符号为正。这表明随着我国贫困地区农村居民家庭收入水平的提高，其应对粮食减产和粮食价格上涨的承受能力也相应增加，从而其应对食物不安全风险的承受能力也相应增强。提高收入水平是提高贫困地区农村居民食物不安全风险承受能力的关键措施。

第三，不同个人特征变量对农户食物不安全风险承受能力具有不同的影响。性别虚变量在粮食价格上涨承受能力模型中显著，而且符号为正，表明男性相对于女性而言，具有更高的粮食价格上涨承受能力。年龄变量在两个模型中都没有通过显著性检验，说明年龄对家庭食物不安全风险承受能力没有显著影响。文化程度虚变量在两个模型中都没有通过显著性检验，说明文化程度方面对食物不安全风险承受能力也没有显著影响。

第四，家庭规模、家庭结构变量在两个模型中都没有通过显著性检验。这表明在我国贫困地区，农村居民家庭规模、家庭结构对其食物不安全风险承受能力不具有显著影响。

第五，地区差异也是影响我国贫困地区农村居民家庭食物不安全风险承受能力的一个重要因素。在粮食减产承受能力模型中，商都、蒲城两个地区虚变量通过显著性检验，且系数符号为负，这表明相对于河南淮阳而言，这两个县农村居民家庭对粮食减产的承受能力较低。

7.5 本章小结

食物可获得性和食物获得能力是食物安全最基本的两个方面，居民家庭面临的食物不安全风险主要有食物可获得性和食物获得能力两个方面的风险。我国贫困地区农村居民家庭在食物可获得性方面面临的不安全风险主要是食物产量下降特别是粮食产量的下降，面临的食物获得能力方面的风险主要是收入水平不高和食物价格上涨所导致的买不起所需食物。

我国贫困地区农村居民家庭对食物不安全风险的承受能力较低。调查数据显示，绝大部分农户（78.4%）仅能承受低于50%的粮食减产，73.77%的农户能承受的粮食价格上涨幅度在50%以下。不同类型农户对食物不安全的风险承受能力不同。

当面临食物不安全风险的时候,贫困地区农户往往会采取一定的策略予以应对。调查数据显示,农户使用最多的应对措施是动员储蓄或者通过其他经济活动(主要是外出打工)来解决吃饭问题,占全部农户的52%;其次是消费存粮,占到全部样本农户的27%;再次是向亲朋借粮,占到样本农户的15%。另外,通过借款购粮的方式予以应对的农户占到3.7%。

对我国贫困地区农村居民家庭食物不安全风险承受能力影响因素的计量分析得出如下结论:第一,农户家庭粮食自给能力的提高,将有助于提高他们应对粮食减产风险和粮食价格上涨风险的承受能力;第二,随着我国贫困地区农村居民家庭收入水平的提高,其应对粮食减产和粮食价格上涨的承受能力也相应增加,从而其应对食物不安全风险的承受能力也相应增强,提高收入水平是提高贫困地区农村居民食物不安全承受能力的关键措施;第三,不同个人特征变量对农户食物不安全风险承受能力具有不同的影响;第四,农村居民家庭规模、家庭结构对其食物不安全风险承受能力不具有显著影响;第五,地区差异也是影响我国贫困地区农村居民家庭食物不安全风险承受能力的一个重要因素。

第八章

提高我国贫困地区农村居民家庭食物安全水平的现有政策分析

食物安全对于任何一个国家来说都非常重要，特别是对于我国这样一个人口众多、人均资源并不丰富、地区之间发展不平衡的大国来说具有更加突出的战略意义，确保食物安全的实现，是我国政府农业政策最核心的目标之一。长期以来，中国一直都把食物安全问题作为政府工作的重中之重，实行了一系列政策措施，以提高我国整体和贫困地区农村居民家庭的食物安全水平，这些政策措施已取得了巨大的政策效果，我国在食物安全方面取得了举世瞩目的成就。联合国粮农组织（FAO）公布的粮食不安全报告也对中国做出的成绩表示赞赏，称中国"表现相当出色"，"中国在 90 年代取得了令人震惊的经济与农业增长，使7 600万人口摆脱饥饿"[①]。

根据食物安全的概念，食物可获得性和食物获得能力是食物安全的两个基本方面。因此，提高食物安全水平的政策措施也主要包括提高食物可获得性政策和增强食物获得能力政策。除此之外，控制人口增长的政策同样也是具有重要意义的政策措施。本章将从以上几个角度来对提高我国贫困地区农村居民家庭食物安

[①] FAO：Further Slowdown in Hunger Reduction-in Most Developing Countries the Number of Hungry even Increased，Press Release 01/69，2001.（http：// www. fao. org/WAICENT/OIS/PRESS _ NE/PRESSENG/2001/pren0169. htm）

全水平的现有相关政策措施进行分析。

8.1 提高食物可获得性的相关政策

许多研究表明,食物供应不足是导致食物不安全的主要原因。最具影响的是 FAD 理论,该理论曾经长期主导着世界许多国家的食物安全战略选择。作为一个人口大国,我国居民的温饱问题一直是政府工作的重点,受这一理论的影响更为深刻。无论是国家的主导思想还是相关理论研究结论都一致认为,提高我国食物供应水平是解决食物安全问题的根本出路,只有提高食物可获得性才能实现食物安全。食物可获得性不仅涉及生产问题,还包括流通和储备问题。为提高包括贫困地区农村居民在内的我国居民食物可获得性,政府出台了一系列涉及生产、流通和储备的政策措施。

8.1.1 提高食物生产能力的政策措施

我国是一个人口大国,长期以来一直强调立足国内提高食物可获得性,确保食物供应的充足和食物安全的实现。1996 年发布的粮食白皮书《中国粮食问题》提出,今后我国粮食自给率不低于 95%,更加明确了基本立足国内解决我国食物安全的思路。本小节就提高国内食物生产能力的主要政策措施进行分析。

(1) **耕地保护制度**。耕地资源是确保食物生产能力的要素保障,特别是对于我国这样一个人多地少的国家,确保耕地资源的稳定供应是保障食物安全的关键举措,但是近几年我国耕地资源却大量减少。国土资源部 2007 年 4 月 12 日公布的 2006 年度全国土地利用变更调查结果报告显示,截至 2006 年 10 月 31 日,全国耕地面积为 18.27 亿亩,比上年度末净减少 460.2 万亩,全国人均耕地面积 1.39 亩;2006 年全国共减少耕地 1 011.0 万亩,同期土地整理复垦开发补充耕地 550.8 万亩,补充耕地与减少耕地相抵，全国耕地面积比上年度末净减少 460.2 万亩，逼近 18 亿亩红线。耕地减少的原因是多方面的，主要包括生态退耕、环境破坏、农业结构调整、建设占地等。耕地原有基础的薄弱以及近几年迅速减少的趋势对于以粮食为主要食物来源的中国来说是非常严重的问题，已经关系到长期食物安全问题。如何保护耕地，确保全国食物供应充足性和总体食物可获得性是当前政府关注的主要问题。

目前我国保护耕地的主要政策措施包括《中华人民共和国土地管理法》、《基本农田保护条例》和国土资源部制定的有关规章制度中关于耕地保护的相关制度。其中，《中华人民共和国土地管理法》中关于耕地保护的最基本制度是耕地占补平衡制度，提出非农建设占用耕地应按照"占多少，补多少"的原则，由占用耕地的单位负责开垦与所占用耕地的数量和质量相当的耕地。2006 年国土资源部颁布了《耕地占补平衡考核办法》，开展了 2006 年度耕地占补平衡考核工作，旨在加强耕地保护，严格执行耕地占用补偿制度，确保耕地占补平衡。《基本农田保护条例》主要就我国基本农田保护进行了规范，并确定了基本农田保护制度。基本农田是指按照一定时期人口和社会经济发展对农产品的需求，依据土地利用总体规划确定的不得占用的耕地。1988 年，湖北省荆州市开始划定基本农田保护区，这一首创之举受到高度重视，并很快在全国推开。划定基本农田保护区，对优质耕地实行特殊保护的政策写进了法律法规，基本农田被确定为一条不可逾越的"红线"，基本农田保护制度也成为我国一项基本制度。国务院曾于 1994 年 8 月颁布实施了《基本农田保护条例》，1999 年又重新颁布了新的《基本农田保护条例》，规定由各省、自治区、直辖市根据各地实际情况将不低于其总耕地面积 80% 的耕地划定为基本农田，并明确了基本农田"五不准"制度、基本农田保护区制度、占用基本农田审批制度和基本农田责任制度等。其中，"五不准"制度是指不准除法律规定国家重点建设项目之外非农建设占用基本农田,不准以退耕还林为名,将平原(平坝)地区耕作条件良好基本农田纳入退耕范围,不准占用基本农田进行植树造林,发展林果业,不准以农业结构调整为名,在基本农田内挖塘养鱼和进行畜禽养殖以及其他严重破坏耕作层的生产经营活动,不准占用基本农田进行绿色通道和绿化隔离带建设。"基本农田保护区制度"是指各级人民政府都要划定基本农田保护区,按照土地利用总体规划将经国务院有关主管部门或者县级以上地方人民政府批准确定的粮、棉、油生产基地内的耕地,有良好水利与水土保护设施的耕地,正在实施改造计划以及可以改造的中、低产田,蔬菜生产基地,农业科研、教学试验田等划入基本农田保护区,实行特殊保护。"占用基本农田审批制度"强调,基本农田保护区经依法划定后,任何单位或个人都不能占用或改变其用途,对于在建设中确实无法避开基本农田保护区,需要占用基本农田,必须经国务院批准。"基本农田责任制度"是指县级以上地方各级人民政府都要承担基本农田保护的责任,要通过层层签订基本农田保护责任书,将基本农田保护的责任落实到人、落实到地块,并作为考核政府领导干部政绩的重要内容。2005年国土资源部又按照《国务院关于深化改革严格土地管理的决定》(国发〔2004〕28号)关于严格保护耕地,确保基本农田总量不减少、用途不改变、质量不降低的要求,提出设立基本农田保护示范区工作,通过设立示范区,建设高标准基本农田,以建设促保护,发挥典型示范作用,全面提升各地基本农田保护管理和建设水平,进一步推进全国基本农田保护工作,实现了基本农田保护思路的重大转折。

这些政策措施的实行,有助于减少不合理利用耕地的行为,从而减缓耕地减少速度,对保护我国有限的耕地资源起到了积极作用,对于保障中国的食物供给能力也具有深远意义,效果非常明显。近年来耕地占补平衡制度取得了明显成效,全国31个省(自治区、直辖市)实现省域内耕地占补平衡的省份,1998年为

17 个，1999 年为 24 个，2000 年为 29 个，2001 年和 2002 年所有省份均实行了耕地的占补平衡。在基本农田保护方面，据国土资源部提供的数据，开始于 1999 年的基本农田保护区调整划定工作结果显示，目前全国调整划定的基本农田保护区面积 17.201 4 亿亩，其中基本农田面积 16.315 亿亩，保护率达到 83.84%。

除了全国性的耕地保护制度对贫困地区的耕地进行保护外，也有专门针对贫困农村地区的耕地保护政策，主要是通过以工代赈政策的执行而推进的。在贫困农村地区建设基本农田是以工代赈政策的主要内容。"十五"以来，国家累计安排以工代赈投资 30.6 亿元，其中国债以工代赈投资 8 亿元，连同地方配套投资，总投资 45.8 亿元，用于贫困地区基本农田建设。通过建设农田、改造中低产田、坡改梯整治等工程建设，建设基本农田 1 240 亩[①]，改善了农业生产条件，增加了农作物种植面积，提高了农产品产量，为贫困农村解决食物安全问题提供了坚实的基础。据调查，陕西贫困县——洛南县自 1985 年开始实施以工代赈项目，20 多年来通过修建石坎梯田、坡改梯田，新增和改善基本农田 13.6 万亩，到 2005 年全县基本农田面积达 41.23 万亩，实现了农村人均 1 亩基本农田，粮食产量由 1984 年的 13.29 万吨提高到 2005 年的 17.9 万吨。

（2）**农机购置补贴政策**。除耕地投入外，其他物质性要素投入对提高食物生产能力同样具有非常重要的作用，因此我国实行了农机购置补贴政策。农机购置补贴政策是指对农民个人、农场职工、农机专业户和直接从事农业生产的农机服务组织购置和更新大型农机具给予一定补贴的政策措施。2004 年中央财政资金安排了 4 000 万元，在河北、内蒙古、辽宁、吉林、黑龙江、江苏、安徽、江西、山东、河南、湖北、湖南、重庆、四川、陕

---

① 《中国农村贫困监测报告》（2006）。

西、新疆16个省(自治区、直辖市)的66个县实施农机购置补贴项目。补贴的农机具包括小麦、水稻、玉米、大豆四大粮食作物所需"六机",即拖拉机、深松机、免耕精量播种机、水稻插秧机、收获机、秸秆综合利用机械。中央财政资金按不超过机具单价的30%、最高补贴额不超过3万元的标准进行补贴。2005年农机购置补贴实施项目范围由2004年16个省66个县扩大到了包括计划单列市和新疆生产建设兵团在内的全国31个省(自治区、直辖市)500个县,在资金使用上,重点向优势农产品集中的主产省、主产市县倾斜,13个粮食主产省实施市县数达到345个,其中7个水稻主产省实施县达到207个;在补贴对象上,主要向种粮大户、农机大户和农机作业服务合作组织倾斜;在补贴机具种类上,重点补贴大中型拖拉机、耕作机械、种植机械、植保机械、收获机械、粮食干燥机械等6大类18个品种的机具,突出了主要粮食作物全程机械化生产和有利于改良土壤、保护环境及节水、节肥、节药、节种、节油等可靠、适用、先进的机具。2006年河南对63个县的农民购置农机给予补贴,共投入中央和省级财政资金4 300万元。

随着农机购置补贴政策实施范围的不断扩大,对贫困县的覆盖范围也不断扩大。这些政策的实施大大增强了农户购置农机的能力,提高了农户购置农机的积极性,提高了农业机械化水平,进一步提高了食物生产能力和农民收入水平,有力的支持了粮食产业的发展,确保了食物安全水平的不断提高。

(3)**农业技术进步及推广政策**。除了耕地等物质要素投入外,科学技术也是农业生产发展的重要推动力。科学技术是第一生产力,对于食物生产而言科学技术的贡献和作用更为明显。加快农业科技进步是现阶段我国实现食物安全的根本之路。这是因为食物生产中自然资源要素投入数量的增加已经受到明显的制约,如耕地和水资源。畜牧业依靠增加养殖头数,水产业依靠扩大养殖和捕捞面积都已经受到限制,只有依靠科技进步提高生产率才能确保食物生产的发展。近几年我国非常重视科学技术进步，出台了许多提高农业技术水平的相关政策措施，强化农业科技立法，深化农业科技体制改革，稳定农业科技推广体系，加大科技投入，培养科技人才，加快农业科技进步。

近些年我国相继出台了一系列促进农业科技进步的相关政策，启动实施了多项农业科技项目，发起了"地膜技术推广"、"丰收计划"、"国家攀登计划"、"种子工程"、"沃土计划"、"农业科技跨越计划"、"奶牛胚胎工程"、"平衡施肥"等农业项目工程，不断推进良种、化肥、农药、农膜、动物品种等现代农业技术的利用，以及土壤、灌溉系统等生产条件的改善。1952—2001年，肥料施用量（依100%有效使用量计算）由3.9万吨增加到4253.8万吨，有效灌溉面积由1996万公顷增加到5425万公顷，农村用电量从0.5亿千瓦时增长到2610.8亿千瓦时，农药使用量从0.69万吨增加到132万吨，地膜覆盖面积从1981年的1.5万公顷扩张到2001年的1000万公顷，粮食品种经历了品种矮化、杂交制种等革命性变革。

近几年实行的良种补贴政策是新时期我国扶持粮食发展的重要政策措施之一。中央财政从2002年起设立良种补贴专项资金，支持大豆、玉米和水稻良种推广。2002—2005年，中央财政累计安排良种补贴资金71.2亿元，作物范围扩大到大豆、小麦、玉米、水稻四大粮食作物，地区范围扩大到包括13个粮食主产区在内的全国17个省区，覆盖全国1287个县（市、场）的14954个乡镇，全国有5060万农户从中直接受益。2006年，中央财政安排的良种补贴资金增加到40.7亿元，比上年增加2亿元。良种补贴政策的实行有利于推广良种技术，提高单产水平，增加粮食产量，确保食物安全的实现。2004年，水稻良种补贴项目区平均亩产417千克，较2003年增加21千克，增幅5.3%，小麦良种补贴项目区平均亩产360千克，比全国小麦平均亩产增加97千克，增幅36.9%，大豆良种补贴项目区平均亩产 184 千克,比非项目区增产 34.7 千克,超过世界平均 150 千克的产量水平,达到美国、巴西等国高产年水平。2005 年优质专用小麦、专用玉米、青贮玉米、高油大豆项目区平均亩产分别比非项目区有了较大幅度的增长[①]。

伴随着科学技术的进步,农业科技推广体系也不断发展。经过多年努力,我国已经初步形成了比较健全的农业技术推广服务体系,农业技术推广事业取得了长足发展。到 2001 年年底,全国种植业、畜牧兽医、水产、农机、农经五个系统县乡两级共建设国家推广机构 17.3 万个。其中,县级推广机构约 2.2 万个,乡级推广机构约 15.1 万个;县乡两级推广机构共有农技推广人员 103 万。除国家推广机构外,以农民专业合作经济组织、技术团体为主导的科技中介服务也有很大发展。截至 2002 年,全国已有 40 万个村设立了农业服务组织,有约 10 万个农民专业技术协会。农业科技推广体系的建立为我国农业技术的推广应用提供了条件,许多先进实用技术得到迅速推广。1997 年全国粮食作物主要技术推广面积达 0.8 亿公顷以上,比 1992 年增加 0.6 亿多公顷,其中水稻旱育稀植和抛秧推广面积 0.15 亿公顷,小麦精量半精量播种面积 0.14 亿公顷,水稻、玉米杂交种推广面积 0.4 亿公顷,种子统供包衣、化肥深施、秸秆覆盖、机播机收面积均有大幅度增加[②]。

农业科技进步和推广政策措施大大提高了包括粮食在内的食物生产效率,提高了食物的综合生产能力,有效地缓解了食物短缺压力。对于人均资源紧张、农业耕地匮乏的中国来说,产生了巨大的贡献。1966—1978 年,科技进步在农业(主要是食物)增长中的贡献份额只有 27%,到了 80 年代,这一份额则上升到 35%～40%[③]。

① 李存才. 良种补贴凸现五大政策效应. 中国财经报. http://www.agri.gov.cn/ jjps/t20060511 607915. htm. 2006 - 5 - 11

② 谭向勇,孙琛. 目前粮食过剩问题及对策. 农业经济问题. 1999(7)

③ 梅方权. 中国的科学技术和食物安全. 中国软科学. 1996(4)

近些年科学技术进步对农业生产的贡献率进一步提高。资料表明，"九五"期间我国农业科技进步对农业总产值的贡献率为45.16%，而"八五"期间我国农业科技进步的贡献率为34%，"七五"期间为28%。就种植业而言，"九五"期间我国种植业科技进步贡献率为42.11%，比"八五"时期的30%高出约12个百分点[①]。随着畜牧、水产、园艺等产业地位的逐渐上升，这些产业的科技进步速度也明显加快，生产力和生产水平不断提高，科技进步的贡献率明显提升。

随着农业科学技术的不断进步和在全国范围的推广，我国贫困农村地区的科技发展也得到了特别重视。"十五"时期，科技部、中国科学院、中国科协共同制定并实施了《"十五"科技扶贫发展纲要》，开展了贫困乡村科技扶贫示范行动。在尚未解决温饱问题和初步解决温饱问题但不稳固的贫困地区，针对不同类型贫困地区特点，结合科技扶贫项目，建立了一批科技扶贫示范乡村，为贫困农户提供技术支持和服务；同时实施了科技型特色产业促进行动，支持了一批贫困地区特色支柱产业；还实施了科技培训和科学普及行动，向广大农村传播了一批科学知识和技术成果。

（4）**直接补贴政策**。直接补贴是许多国家增强本国食物安全的主要政策措施。各国环境不同，直接补贴政策目标也存在差异。我国直接收入补贴政策的最初目的是通过提高农民收入水平和加强对农民的关注度来提高农民种粮积极性，最终目的是确保粮食安全的实现。2002年开始我国在部分地区试点粮食直接补贴政策，随后粮食直接补贴政策实施范围不断扩大，2004年包括13个粮食主产省在内的29个省区实施了该项政策，2005年实施范围进一步扩大。2005年7月，财政部、国家发展改革委、

---

① 朱希刚. 我国"九五"时期农业科技进步贡献率的测算. 农业经济问题. 2002（5）

农业部等联合下发了《关于进一步完善对种粮农民直接补贴政策的意见》，明确了完善粮食直接补贴政策的办法，要求粮食直补向产粮大县、产粮大户倾斜，不搞平均分配。补贴方式要以农民种粮面积为准。直接补贴政策有利于提高农民种粮积极性，这种政策效应不仅仅来自于补贴本身带来的看得见的实惠和收益，更为重要的是其外在的政治效应，能够有效提高农民种粮积极性。

我国粮食直接补贴政策效果明显，在粮价多年低迷、粮食企业促销压库情况下，通过改革粮食补贴方式，提高补贴效率，基本保证了农民卖粮收入不下降，种粮积极性大大提高。在多数地区特别是主产区，直接补贴使农民收入有了较大提高。据国家统计局农调队对全国 31 个省（自治区、直辖市）6.8 万农户的抽样调查，2004 年上半年全国农民人均拿到粮食直补资金 8.2 元。其中，13 个粮食主产省（自治区）农民人均得到粮食直补资金 13.9 元，比全国平均多 5.7 元。黑龙江、吉林、辽宁、内蒙古 4 省（自治区）由于人均耕地面积大，农民拿到的直补资金不仅高于全国平均水平，也大大高于 13 个粮食主产省（自治区）的平均水平[①]。2004 年吉林等 5 省贫困县农户调查数据显示，主产区农民人均直接补贴收入高于其他地区。农民人均得到直接补贴最多的是吉林省，人均 107.87 元，使农民人均纯收入增长 5.5%；其次是内蒙古和河南，分别使农民人均增收 21.64 元和 18.3 元；最少的是贵州。2004 年对河南和辽宁两省样本农户进行的调查显示，农户对粮食直接补贴政策在提高农民种粮积极性方面的作用评价很高，有 86.3% 的农户认为粮食直接补贴政策对提高农民种粮积极性有很大或较大的促进作用，其中河南有 91.3% 的样本农户认为粮食直接补贴政策对提高农民种粮积极性有很大或较大的促进作用，辽宁省有 81.3% 的农户给予高度评价。

---

① 张明梅．粮食直补：农业支持政策在我国粮食主产区的实践．调研世界．2004（9）

表 8 - 1　样本农户关于粮食直接补贴政策对提高农民种粮积极性作用程度的选择比例（％）

粮食直接补贴对提高农民种粮积极性的作用程度	河南	辽宁	合计
很大或者较大	91.3	81.3	86.3
一般	7.4	17.4	12.5
较小或者没有作用	1.3	1.3	1.2

注：据 2004 年对河南和辽宁两省农户调查。

8.1.2　农产品市场体系建设

食物安全是一个涉及"从田间到餐桌"的系统过程，为把国家总体的食物供应转化为千万个家庭的食物消费，实现"任何人"都能获得所需食物的目标，市场流通的作用显得非常重要。有效的市场将促进国家食物供应和家庭食物消费的有效对接，实现真正的食物安全。

在所有的食物市场体系中，粮食市场体系建设对于食物安全具有更为直接和重要的影响，对于我国这样一个强调粮食安全的国家来说更是如此。

改革开放以来，我国粮食集贸市场发展较快，早在 1993 年就达到了 8 万个，交易金额由 1978 年的 20.1 亿元增长到 1995 年的 904 亿元，为搞活粮食流通做出了积极贡献。粮食批发市场是粮食市场体系构建的关键环节。我国于 1990 年在郑州市建立了首家国家级粮食批发市场后，全国又陆续建立了近 10 家省级粮食批发市场，促使粮食批发市场不断发展。随着粮食现货市场的发展，我国粮食期货市场也从 20 世纪 90 年代开始起步。1993 将郑州粮食批发市场正式更名为郑州商品交易所，推出小麦、大豆、绿豆等农产品期货交易，之后上海粮油交易所和大连商品交易所也相继推出了农产品期货交易，期货市场在我国迅速发展，成立了多家期货交易所。后来国家通过清理整顿，到 1999 年全国期货交易所被撤并为大连、上海、郑州 3 家。截至目前,我国粮食消费市场体系逐步形成了包括初级市场(如农村集贸市场、城市农贸市场)、批发市场和期货市场在内的综合体系。

2002 年我国开始进行粮食购销市场化的试点改革,推动粮食收购市场化。2004 年《国务院关于进一步深化粮食流通体制改革的意见》决定,在总结经验、完善政策的基础上全面放开粮食收购市场,积极稳妥地推进粮食流通体制改革。这标志着粮食这一特殊产品全面走向市场,实行了半个世纪之久的粮食计划经济全面结束,是粮食购销全面市场化的里程碑。随着粮食购销全面市场化的快速推进,多元化的购销主体积极参与粮食市场竞争,有利于促进粮食贸易和流通,有利于促使粮食贸易双方的供求平衡。许多粮食主销区通过日益完备的粮食市场体系从粮食主产区调粮保证本地区食物安全。例如,浙江是典型的粮食主销区,粮食安全的基本形势是自给程度较低,产需缺口较大,2003 年粮食自给率更是低于 50%,产需缺口由"八五"时期的 175 万吨左右增加到 2003 年的 1 020 万吨左右①。为保障本地区的食物供应,浙江省在粮食购销市场化的大背景下积极利用市场体系建设,先后新建、扩建、改造了一批辐射能力强、交易规模大的区域性粮食批发市场,进一步加强粮食产销协作关系,开始实现粮食资源跨区域配置。目前浙江在外省建立的粮食基地面积已超过 100 万亩,2003 年从东北及内蒙古四省(自治区)调入 35%(占粮食缺口的比例)的粮食,从江苏、安徽、江西三省调入 32.5%(占粮食缺口的比例)的粮食。

随着我国粮食市场的全面放开,粮食市场体系建设力度不断加大,粮食市场化程度不断提高,在多元化贸易主体的主导下,地区之间的粮食贸易已经非常频繁,主销区通过各种渠道

---

① 黄勇,张国云,王国勇.浙江省粮食安全体系建设研究.宏观经济研究.2004 (9)

与主产区建立贸易关系，既有利于粮食输出地区粮食生产的稳定，也有利于粮食输入地区粮食供应的稳定。粮食市场的发展使得市场对粮食资源配置的基础性作用得到体现，价格形成的市场机制逐渐建立，对食物安全起到明显的稳定作用。例如，根据调查，河南省贫困县——光山县现有人口78万，辖区面积1 839平方公里，全县建成和依法登记的各类农副产品综合市场共计68个，可容纳摊位9 768个，年成交额9.8亿元，平均每个乡镇有1~2个农副产品综合集贸市场，农产品市场发育水平的不断提高，为当地农村居民解决吃饭问题提供了坚实的保障。陕西贫困县——洛南县现有人口45万，其中农业人口39万，全县总户数14万，其中农业户10万户，2005年粮食产量178 775吨，全县共有国有粮食企业2家，规模以上转化企业1户，粮食加工企业5家，非国有粮食经营企业及个体工商户90户，粮食市场非常活跃，全县13个集镇都有粮食销售市场开展粮食交易，产业化龙头企业也通过建立代购点、开办加工厂等方式直接参与粮食生产和流通，粮食市场的发展为当地食物安全提供了保障。许多贫困缺粮县都通过不断发展的食物市场体系为当地居民提供食物保障，确保家庭食物安全的实现。

8.1.3 粮食储备制度

虽然我国一直努力提高全国食物供应水平以保障全国人民及贫困地区居民家庭食物安全，但由于食物生产特别是粮食生产受到自然风险和市场风险的双重影响，经常出现供求之间的矛盾。在粮食购销全面市场化的背景下，粮食供给的波动必然引起价格的波动，形成粮食价格风险。政府采取有效措施调控国内粮食市场是新时期确保粮食供应的重要议题，也是实现食物安全的内在要求。粮食储备制度是政府保障食物安全和调控粮食市场的长期战略举措，对于确保粮食供应和粮食市场的稳定具有非常重要的作用,主要通过以丰补歉的方式来实现。联合国粮农组织(FAO)指出,必须储备一定数量的粮食,使粮食库存不低于年消费量的17%~18%,以保证必需的粮食供应量。在贫困农村地区,粮食自给能力相对较弱,粮食储备在发生粮食突发事件时将起到积极作用。在正常的粮食流通过程中通过运用粮食吞吐机制能有效调节市场价格,起到稳定市场的作用,从而提高食物安全水平。

除粮食外,其他食物供应相对充足,市场化程度相对较高,国际贸易相对发达和畅通,国际上几乎不存在对这些食物的储备。粮食储备是确保一国食物安全的重要保障,而政府在其中的责任义不容辞。许多国家都认为政府需要保持一定水平的粮食安全储备,以区别于私人进口商和流通商所持有的周转库存,不保持粮食安全储备的国家将会面临市场不稳定的风险。

中国政府极其重视食物储备(主要是粮食,其他还有食糖、食油等)。新中国成立后不久就建立了包括"甲字粮"、"506粮"、农村集体储备在内的粮食储备体系,其中"甲字粮"和"506粮"属于国家储备粮。"甲字粮"是用于备荒和应付各种意外的后备储备粮,"506粮"是用于备战的战略储备粮,粮食部门的粮食周转库存及结转部分不包括在粮食储备中。这一粮食储备体系一直维持到1990年。1990年9月,针对当时粮食获得特大丰收、市场粮食供过于求、价格下跌等问题,国务院第67次常务会议制定了粮食收购最低保护价,并建立国家专项粮食储备制度,明确提出维护粮食主产区利益、在调出省(地区)收购国家专储粮,组建国家粮食储备局负责管理国家专项粮食储备并指导地方的粮油储备工作。1998年粮食流通体制改革对粮食储备制度进行了变革,《国务院关于进一步深化粮食流通体制改革的决定》要求建立健全储备粮管理制度,将专项储备粮与商品周转库存分开,同时要求建立和完善地方粮食储备制度。2000年实行"储政分开",国家粮食储备局不再直接管理专项粮食储备,组建中国储备粮管理总公司专门负责组织中央储备粮的收购、销售、调运、轮换及存储保管等业务，对中央储备粮实行垂直管理。2001年《国务院关于进一步深化粮食流通体制改革的意见》中指出国家将适当增加中央粮食储备规模，同时要求地方按照"产区3个月销量，销区6个月销量"的标准确定地方粮食储备数量，增加地方储备规模。2003年8月我国又颁布了《中央储备粮管理条例》，对粮食储备作出了更加明确的规定。我国目前基本形成以国家储备为中心、包括地方储备和农户储备在内的分级粮食储备体系。

在我国贫困地区，许多贫困县分布有省级和市级粮食储备系统。据调查，内蒙古贫困县四子王旗2003年有自治区储备粮750万千克，市级储备粮250万千克，这一储备规模最近几年基本没有发生变化，2006年基本维持省市两级储备1 000万千克的规模，对稳定当地粮食供应和粮食市场起到积极的作用。甘肃省武山县是全国332个贫困缺粮县之一，每年粮食供求缺口较大。2005年有省级储备750万千克，县级储备50万千克（2004年建成）。一般来说，贫困地区发生粮食危机时首先动用的是县级储备，然后动用省级储备，最后动用国家储备。因此，县级储备的建立对一些交通不便的贫困地区来说具有更加突出的意义，对保障当地食物安全将起到重要作用。

我国粮食储备政策执行10多年来，有效地调节了丰歉余缺，稳定了粮食供应，同时大大提高了农民种粮积极性，促进了粮食生产的稳定发展，提高了我国食物安全水平，也增强了国家的宏观调控能力。第一，有效抵御自然灾害带来的粮食短缺风险，确保食物安全的实现。我国是一个自然灾害多发的国家，灾害往往会给农业生产带来严重影响，导致食物供应不足特别是粮食供应不足。粮食储备制度的建立能有效应对自然灾害给国家食物安全带来的不利影响，合理调控粮食市场。例如，1991年我国南方部分省份遭受严重的自然灾害，经国务院批准就地动用了国家专项储备粮对灾区进行救助，对安定灾区人民生活、迅速恢复生产、稳定市场、稳定人心、稳定经济起了十分重要的作用。第二，有效平抑粮食价格，稳定粮食供应，保持粮食供求平衡，确保食物安全相对稳定。粮食储备是国家粮食宏观调控的重要措施。在市场供求失衡、价格波动的情况下，粮食储备具备平抑价格、稳定市场的作用。例如，1993—1995年间国家动用了大量专项储备粮通过国有粮店挂牌销售，这一举措对遏制市场粮价上涨、保证供应、缓解粮食供求形势紧张的矛盾发挥了重要作用；1994年底以来国内饲料价格持续上涨，为平抑饲料价格、扶持生猪和畜禽生产、保证大中城市的副食品供应，国务院先后两次动用东北专储玉米南下，有效地平抑了南方地区饲料价格，稳定了生猪生产的发展，也促进了副食品市场平稳，丰富了城乡居民的"菜篮子"[1]。

8.2 增强食物获得能力的相关政策

Sen于20世纪80年代提出的"食物权"理论指出，食物获得能力不足是导致食物不安全的主要原因，该理论的提出给世界许多国家的食物安全战略提供了新的思路。应高度关注人们通过合法手段获得食物的能力，食物获得能力是实现食物安全的内在要求，食物获得能力被削弱的原因是食物权利被剥夺。因此，提高居民的食物权利是增强居民食物获得能力的保障，是实现食物安全的本质要求，食物权利保障措施对于食物安全的实现具有非常重要的作用。我国近几年也出台一系列政策措施保障居民的食物权利，主要包括一般性的食物权利保障政策，以及针对贫困人口的食物权利保障措施。

---

[1] 国家粮食局科学研究院课题组. 以粮食为重点的国家食物安全新构想. 宏观经济管理. 2006（10）

8.2.1　一般性的食物权利保障政策

在我国贫困农村地区，对于一般农户家庭来说食物权利保障的主要政策目标是提高收入水平和减轻经济负担；对于从事农业生产的家庭来说，提高食物权利的政策目标还包括提高家庭粮食产量，提高粮食自给率。这些在前面食物可获得性政策分析部分已经进行了论述。促进农村居民增收的主要政策措施包括促进农村劳动力外出就业、生产资料价格调控政策、最低收购价格制度等。

（1）**增加农民就业政策**。改革开放以来，制度变迁带来了农业和农村经济的快速发展，农民收入水平得到迅速提高。90年代中期，我国农业和农村经济发展进入了一个新的阶段。这期间受资源和市场的双重制约，农民人均纯收入增速放缓，家庭经营性收入不断减少，粮食主产区农民收入增长幅度低于全国平均水平，许多纯农户的收入持续徘徊甚至下降。这一阶段，外出务工成为农民收入增长的主要来源，为推动这一渠道对农民收入水平增长的促进作用，我国各级政府采取了一系列政策措施推动农村劳动力外出务工。2002年中共中央国务院出台了《关于做好2002年农业和农村工作的意见》，2003年国务院办公厅发出《关于做好农民进城务工就业管理和服务工作的通知》。

总体上讲，推动我国农村劳动力就业、提高农民收入相关政策的主要内容可以概括为以下几个方面：第一，积极促进农村劳动力的合理流动，取消对农民进城务工就业的不合理限制；第二，加大劳动力培训力度，提高农民工素质，增强就业能力。2003年国务院办公厅转发了农业部等六部门制定的《2003—2010年全国农民工培训规划》，要求中央和地方各级政府在财政支出中安排专项经费扶持农民工培训工作，用于补贴农民工培训的经费要专款专用、提高使用效益。农业部等部门启动实施了农村劳动力转移培训"阳光工程"。2004年国家投入2.5亿元培训了 250 万农民工。河南贫困县光山县把职业技术培训作为发展劳务经济的基础性工作,2000 年以来全县共集中开展输出前培训 54 300 人次;第三,保护农民工的合法权益,切实解决拖欠和克扣农民工工资的问题。2003 年 11 月国务院办公厅发出《关于切实解决建设领域拖欠工程款问题的通知》(国办发 [2003] 94号),提出自 2004 年起用 3 年时间基本解决建设领域拖欠工程款以及拖欠农民工工资问题。据统计,到 2004 年底全国已偿还历年拖欠农民工工资 331 亿元,占各地上报拖欠总额的 98.4%,其中偿还 2003 年拖欠款 99.7%。

这些政策的实施使农村劳动力外出就业数量和农民收入水平均有较大幅度的增长。1992—1995 年,平均每年转移农村劳动力 540 万人左右;1995—1997 年,宏观经济增长速度放慢,受此影响农村劳动力外出就业增幅下降,平均每年转移 360 万人左右;1998 年以后,伴随农业和农村经济结构战略性调整步伐的加快,农村劳动力外出就业人数又开始大幅度增长;1998—2004 年,平均每年转移 380 万人,年均增长约 4%。据国家统计局抽样调查,2005 年农村常住户外出务工劳动力人数达 10 038 万人,首次突破 1 亿人次大关,较上年增加 685 万人,增长 7.3%。随着农村劳动力外出就业数量的增加,农民收入水平不断提高。2001 年,农民人均纯收入中打工收入为 375.7 元,占 15.9%,比上年增加 41.1 元,对当年农民增收的贡献率为 36.4%。2004 年,农民人均外出务工收入 398 元,占农民人均纯收入的 13.6%,比上年增加 52 元,对当年农民增收的贡献率为 16.6%[①]。

对于贫困地区来说,劳动力转移就业同样是提高农民收入水平的重要举措。2005 年我国努力推进贫困地区劳动力转移培训工作,扩大培训规模、提高培训质量,形成了包括 800 多个培训

---

① 农业部产业政策与法规司课题组. 农村劳动力转移就业现状、问题及对策. 农业经济问题.2005(8)

机构的网络，完成了 78 万劳动力的技能培训，其中绝大部分实现了非农就业[1]。陕西省为推动劳动力转移就业，对劳务输出人员进行技能培训，对全省 50 个国家和 27 个省级扶贫开发工作重点县中家庭人均年收入 865 元以下、年龄 18～35 周岁、初中毕业以上文化程度、具备劳务输出条件和意向的男女青年进行了培训。通过实施培训，每年全省贫困地区有 3 000～4 000 名外出劳动力能够熟练掌握一项专业技能，对提高劳动力文化素质、增加收入、脱贫致富起到积极作用。河南省光山县也通过组织各相关部门对劳动力转移进行管理和协调，提供全方位便利服务，并大力培育劳务中介机构，努力提高劳务输出的组织化程度，大力开展劳动力培训等措施，转移了大量富余劳动力。

（2）**生产资料价格调控政策**。农业生产资料价格上涨对农民收入提高具有非常不利的影响。据农业部对全国 160 个农业物价信息网点县调查，2004 年 3 月份全国农资价格在上月基础上继续上涨，一些地区一些品种的同比涨幅超过 20%。农资涨价至少使全国农民增加生产性物质投入 390 多亿元，将直接抵消粮食涨价带给农民的部分收入。针对农业生产资料价格上涨给农民带来的不利影响，政府采取了一系列措施降低生产资料流通成本、保证原料供应，进而调控农资价格，遏制农资价格上涨势头并扶持产业发展。第一，对化肥生产实行优惠电价和优惠气价。化肥生产用电平均每千瓦时 0.33 元，比其他工业电价平均低 0.15 元，年降低化肥生产成本 80 亿元；化肥生产用天然气价格平均每千立方米 680 元，比其他工业用气价格平均低 147 元，年降低化肥生产成本 11 亿元。第二，减免税收。国家免征尿素 13% 的产品增值税，年免税金额约 20 亿元。第三，对化肥铁路运输实行优惠运价。现在农用化肥铁路运输价格每吨公里 2.43 分，比货运平均运价 8.61 分低 6.18 分，每吨运费优惠 86.5 元，全年可降低化肥流通成本

---

[1]《中国农村贫困监测报告》（2006）

61.9亿元。第四，建立化肥淡季商业储备制度。为解决化肥消费淡季生产企业正常生产资金需要，国家建立了化肥淡季储备制度，中央财政用于淡储化肥贷款贴息2亿元。第五，控制出口。由于国内市场价格低于国际市场价格，为防止过量出口拉高国内价格，国家采取了对尿素、磷酸二铵等主要化肥产品暂停出口退税，并临时开征尿素出口暂定关税等措施，控制化肥出口。第六，加强价格管理。国家适当提高出厂最高限价，缓解化肥生产企业的困难。严格控制化肥出厂价格，控制价格不合理上涨。在流通环节实行差率控制、最高限价等干预措施。第七，加大整顿农资市场的力度，严厉打击随意抬高农资价格和制售假冒伪劣农业生产资料的行为，开展价格专项检查。国家发展改革委连续三年组织全国化肥等农业生产资料价格专项检查，并对30家大型化肥生产、流通企业进行直接检查，2005年在中央电视台两次公开曝光十起化肥价格违法案件。各地采取下查一级、交叉检查、市场巡查、向企业派驻监察员、公开曝光等措施，加强化肥价格监督检查，严肃查处价格违法行为。两年来共查处农业生产资料价格违法案件3 900件，实行经济制裁的总金额7 000多万元。

生产资料价格控制政策的实行收到了良好效果。2005年底，全国尿素零售价格平均每吨1 832元，比2003年底每吨1 400元上涨了31%。这一上涨幅度比同期的国际市场尿素价格上涨89%的幅度低58个百分点，比国际市场钾肥价格上涨67%的幅度低36个百分点，比同期国内市场煤炭价格涨幅58%低27个百分点，比国际市场原油价格涨幅104%低73个百分点。当前国家在化肥生产中采取的免税、优惠运价、优惠电价、优惠气价等措施，相当于对化肥生产流通环节补贴170多亿元，尿素平均每吨补贴160元左右[1]。

---

① 毕井泉. 在全国稳定农业生产资料价格工作电视电话会议上的讲话. 中国物价. 2006（4）

（3）**粮食最低收购价政策**。政府把实行主要粮食品种最低收购价政策作为保障农民利益的主要政策。当粮食供求关系发生重大变化时，为保障市场供应、保护种粮农民利益，由国务院决定对短缺的重点粮食品种在粮食主产区实行最低收购价，由国家委托的国有粮食经营企业按照最低价入市收购。市场价格高于最低收购价格时，由市场主体按实际市场价格收购。目前国家指定的执行最低收购价格的收购企业为中储粮总公司及其分公司和省级地方储备粮公司，在执行前由国家发改委、财政部、农业部、国家粮食局、中国农业发展银行、中国储备粮管理总公司制定并下发《最低收购价执行预案》，由国家发改委、财政部、国家粮食局、中国农业发展银行公布执行最低收购价的品种和价格。《最低收购价执行预案》由国家粮食局负责启动。2004 年国家出台了稻谷最低收购价格政策预案，早籼稻最低收购价分别为每50 千克 70 元，中晚稻为 72 元，粳稻为 75 元。由于 2004 年市场价格全年保持在较高水平，稻谷价格上涨幅度更大，明显高于国家发布的最低收购价格，稻谷最低收购价执行预案没有被启动。2005 年我国继续出台了稻谷最低收购价格政策预案。由于2005 年粮食价格出现下降，早籼稻和中晚稻市场收购价格均低于最低收购价，最低收购价政策预案正式启动。经过有关主管部门的批准，早籼稻执行预案于 2005 年 7 月 28 日在湖南、湖北、江西、安徽四省同时启动；中晚稻执行预案自 1~11 月分别在湖北、安徽、四川、江西、湖南五省先后启动。2006 年国家根据对粮食供求关系的判断，决定在主产区对短缺的重点粮食品种继续实行最低收购价政策，品种范围有所扩大，小麦（三等）最低收购价为每 50 千克白小麦 72 元、红小麦 69 元，早籼稻最低收购价为每 50 千克 70 元，中晚籼稻最低收购价为每 50 千克 72元，粳稻最低收购价为每 50 千克 75 元。最低收购价政策是国家调控粮食市场的重要手段，有利于保护农民利益，有利于稳定粮食生产，有利于稳定市场粮价，有利于确保粮食安全的实现和促进宏观经济的平稳运行。该政策的执行收到了良好效果。据统计，截至 2005 年末，湖南、湖北、江西、安徽四省指定收购库点按最低收购价累计收购入库早籼稻 46 亿千克，湖南、湖北、江西、安徽、四川五省指定收购库点按最低收购价累计收购入库中晚稻 74 亿千克。

8.2.2　针对贫困人口的一揽子扶贫政策

保障贫困人群获得充足的食物、增强其食物获得能力，是许多国家保障居民家庭食物安全的重要关注点。许多国家在衡量本国食物安全状况时都把贫困人口的食物获得情况作为主要衡量指标进行分析。作为人口大国，我国一直非常重视贫困人群的食物安全状况，结合扶贫工作保障贫困人口家庭食物安全的实现。

对我国而言，真正的农村扶贫战略开始于 80 年代中期。当时扶贫工作的主要特点是把解决农村贫困人口的温饱问题与对农村贫困地区进行全面开发有机地结合起来，以促进区域经济发展作为减贫的主要手段；主要体现是国家确定了 331 个国家贫困县，通过加大对这些区域的资金投入来缓解贫困，并且成立国务院扶贫开发领导小组负责扶贫战略的实施。国家对贫困县的支持主要通过投入各项扶贫资金，这些资金包括三类：财政发展资金，以工代赈资金和贴息贷款资金。尽管各个时期扶贫资金的投入重点有所变换，但总体上看主要用于各种项目的建设，以期通过项目带动地方的经济发展，进而达到帮助贫困人口脱贫的目的。政府的扶贫工作在政策实施的前期取得了较为突出的效果：贫困人口的温饱问题得到一定程度的解决，缓解了食物获得能力不足的问题。1986 年到 1993 年，国定贫困县农民人均纯收入从 206 元增加到 484 元，农村贫困人口总量由 1.25 亿下降到 8 千万，贫困人口占农村总人口的比重也由 14.8% 下降到 8.7%。这一时期，贫困人口总量的下降达到年均 6.7% 的速度。

通过前一阶段的扶贫实践，我国农村贫困状况得到了明显缓解，贫困的总体分布也发生了明显的变化。表现在区域特征更加突出，贫困人口更加集中于一些自然条件恶劣的中西部地区，如西南的山石区、西北的黄土高原区、秦巴山区、青藏高原区等。此时区域发展战略的瞄准机制作用不再明显，贫困主要集中在农户层次。针对这种情况，中国政府1994年进一步提出了《八七扶贫攻坚计划（1994—2000）》，对未来七年的扶贫工作做出部署，继续实行区域发展的扶贫战略，重新划定了贫困县的标准和范围，确定了592个国家级贫困县，进一步实行更加深入的扶贫到户战略，目的是解决剩下的8千万贫困人口的温饱问题。1996年《中共中央、国务院关于尽快解决农村贫困人口温饱问题的决定》进一步明确了扶贫到户开发式扶贫战略，并采取了一系列新的政策措施推动扶贫攻坚，收到了良好的效果。全国农村没有解决温饱问题的贫困人口从8 000万减少到3 000万，贫困发生率下降到3％。除少数社会保障对象、生活在自然环境恶劣地区的特困人口以及部分残疾人以外，全国农村贫困人口的温饱问题基本解决，《国家八七扶贫攻坚计划（1994—2000年）》基本实现。

进入21世纪，面对扶贫工作面临的新挑战。中央召开了全国扶贫开发工作会议，总结了20多年来扶贫开发的成就和经验，进一步部署了未来10年的扶贫开发工作，并颁布了《中国农村扶贫开发纲要（2001—2010年）》。这是继《国家八七扶贫攻坚计划》之后又一个指导中国农村扶贫开发工作的纲领性文件，标志着我国农村的扶贫开发工作进入了一个新时期。在新时期，中央政府明确提出2001—2010年农村扶贫开发的具体奋斗目标是：尽快解决少数贫困人口温饱问题，进一步改善贫困地区的基本生产生活条件，巩固温饱成果，提高贫困人口的生活质量和综合素质，加强贫困乡村的基础设施建设，改善生态环境，逐步改变贫困地区经济、社会、文化落后状况，为达到小康水平创造条件。中央政府根据集中连片的原则，把贫困人口相对集中的中西部少数民族地区、革命老区、边疆地区和特困地区确定为扶贫开发的重点,并在上述四类地区确定了 592 个国家扶贫开发工作重点县[①],对这些重点县实行重点扶持。

一揽子扶贫政策的实施收到了良好的效果。《中国农村扶贫开发纲要(2001—2010 年)》中期评估结果显示,"十五"期间我国扶贫工作进展顺利,取得了阶段性成果。完成了 4.51 万个贫困村的整村推进扶贫开发规划,在全国认定了近 800 家扶贫培训基地,建成了国家、省、市、县四级贫困地区劳动力培训网络,培训了 318 万贫困农户劳动力,支持了一批扶贫龙头企业,带动结构调整和农户增收,对不具备生存条件地区的 150 多万贫困人口实行了易地扶贫。不但提高了贫困地区居民的收入水平,也改善了贫困地区的基础设施建设和农业生产条件,改进了当地居民的生活环境。

根据调查了解到,四子王旗(内蒙古贫困县)通过整村推进项目建设进行扶贫开发,实现了重点村的通电、通路、通水、通信,新建了科技服务站、医疗计生服务站、教育文化站,并配套了必要的设备和资料,发展马铃薯主导产业,为整村推进重点村无偿投放 12.5 万千克马铃薯原种。2005 年,共投入到整村推进重点村各类资金 560 万元,其中财政扶贫资金 120 万元,以工代赈资金 180 万元,整合部门资金 135.6 万元,社会扶贫资金 49 万元。通过整村推进项目的实施,重点村的基础设施条件得到了改善,贫困户缺水无电、交通不畅、上学就医困难、文化信息闭塞等问题得到有效解决,大灾之年贫困户的人均纯收入仍比项目实施前增加了 800 元左右,不仅解决了温饱问题,还使大部分贫困户稳定脱贫致富。

8.2.3 针对贫困人口的农村社会保障制度[②]

进入 21 世纪,我国农村的贫困性质发生了巨大变化,贫困

---

① 韩广富. 当代中国农村扶贫开发的历史进程. 理论学刊. 2005(7)
② 本小节的部分数据来自《2006 年中国农村贫困监测报告》。

人口以边缘化人口为主。《中国农村扶贫开发纲要（2001—2010年）》中期评估结果显示，目前剩余的贫困人口主要分布在生产生活条件更差的地区，区位条件更加不利，人均资源不足，劳动力素质偏低，收入来源单一；贫困农户家底薄弱，脱贫难度加大；一些刚刚脱贫的人群还很脆弱，稍遇变故就会返贫。这些变化导致原来以区域发展为主的扶贫战略产生的扶贫效果明显下降，扶贫战略需要做出从瞄准区域的政策向瞄准个体的政策转化的调整。这一过程，建立和完善农村社会保障体系显得尤其重要①，此举对剩下的贫困人口尽快摆脱贫困和解决温饱具有非常重要的作用。目前我国需要通过社会保障制度覆盖的农村贫困人口仍然很多，保障这部分人口的食物权利是我国扶贫进入新阶段以来的主要战略选择。

我国农村社会保障制度早已开始建立，也一直是政府工作的主要内容。当前我国农村社会保障政策主要包括五保供养、农村最低生活保障、特困户基本生活救助、农村医疗救助和农村灾害救助等。这些政策的救助对象是农村低收入或无收入人群。

《1956—1967 年全国农业发展纲要》基本确定了五保户供养制度，是我国农村社会保障制度中历时最久的一种福利制度。1994 年国务院公布《农村五保供养工作条例》，规定五保供养的主要内容是"保吃、保穿、保住、保医、保葬（孤儿保教）"，供养标准为当地村民一般生活水平，所需经费和实物从村提留或者乡统筹费中列支。2000 年以来农村税费改革的推行，"三提五统"并入农业税，再后来农业税也被取消，农村五保户供养制度的经费保障出现问题。对此，2006 年我国新修订了《农村五保供养工作条例》，重点修改了有关农村五保供养资金保障的规定，明确提出今后五保供养资金要在地方政府预算中安排，中央财政对财政困难地区的农村五保供养给予补助。这一修订实现了五保

---

① 都阳．中国农村贫困性质的变化与扶贫战略调整．中国农村观察．2005（5）

供养从农民集体内部的互助共济为主,向国家财政供养为主、集体和社会积极参与的现代社会保障体制的历史性转变。浙江、北京、福建、辽宁、陕西等已经实施农村最低生活保障制度的省份,将五保供养对象列为农村最低生活保障的重点对象发放全额最低生活保障金并适当提高救助水平,五保供养经费并入农村最低生活保障金,列入地方各级财政预算。截至目前,我国农村已供养五保对象328.5万人,集中供养63.2万人,年人均供养水平989.7元。

农村最低生活保障制度是国家和社会为保障收入难以满足最基本生活需要的农村贫困人口而建立的一种社会救济制度。1994年,民政部决定在农村初步建立起与经济发展水平相适应的层次不同、标准有别的最低生活保障制度。从1997年开始我国部分经济发达省份逐步实行该项制度。2004年北京、上海、天津、江苏、浙江、福建、辽宁、广东等8个省份实施了农村最低生活保障制度,共涉及1 206个县(市),占全国县级单位总数的42%。2005年河北、海南、陕西、吉林和四川也逐步在全省建立农村最低生活保障制度,黑龙江、山东、新疆、内蒙古则组织开展农村最低生活保障制度的试点工作,其他12个省份(江西、安徽、贵州、河南、重庆、甘肃、青海、宁夏、西藏、山西、湖北、湖南等)则进一步完善了农村特困户生活救助制度,为逐步建立规范的农村最低生活保障制度奠定了基础。截至2005年底,全国农村最低生活保障对象达776.5万人,特困户生活救助对象达1 024.3万人。调查了解到,内蒙古提出建立农村牧区最低生活保障制度以来,实行由自治区、盟市和旗县三级共同承担资金筹措责任,补助标准每人每年不低于360元。其中,落实到乌兰察布市的最低生活保障对象数是5.9万人,资金筹措比例为自治区补助200元,市配套80元,旗县配套80元。

农村灾害救助政策也是一项重要的社会保障政策。对于一些自然条件恶劣、基础设施落后的贫困地区来说,其抵御自然灾害的能力相对较弱，灾害补贴政策有利于保障他们的食物权利和基本生活。2005 年按照"一切为灾民，为灾民的一切"的要求，全面落实《国家自然灾害救助应急预案》，先后针对 18 个省份的灾情启动救灾应急响应 30 次，协调有关部门向灾区下拨中央抗灾救灾资金 89 亿元，其中民政部、财政部安排特大自然灾害救济补助费 42.48 亿元。2005 年全国春荒需救济人数 8 029.7 万人，冬令需救济人数 7 253.2 万人，民政部、财政部先后下拨春荒灾民生活救助金 11 亿元，救济灾民 4 574 万人，冬令灾民生活救助金 12 亿元。调查了解到，陕西洛南县，2005 年临时救济对象 3 147 户 10 961 人，拨付临时救济款 40.8 万元，用于解决灾民无力克服的吃、穿、住、医等生活困难，重点用于解决灾民的食物不安全问题。2005 年全县针对因自然灾害而导致缺粮的 2 126 户 7 441 人，安排春荒救济款 55 万元，折合救济粮 45.8 万千克，解决其吃饭问题，提高其家庭食物安全水平。甘肃省武山县每年都要投入大量资金进行灾害救济，2004 年全县共下拨救灾救济款 140 万元，确保了重灾户 4 520 户 18 079 人和特困户 1 442 户 6 368 人的基本生活问题。

　　通过实施上述社会保障政策，农村贫困人口的生存权利得到保障，温饱问题得到一定程度的解决，食物获得权利也得到适当提升。

表 8-2　武山县灾害救济情况

年　份	缺粮户（户）	救灾救济款（万元）
2001	23 760	166
2002	20 245	110
2003	18 461	157
2004	16 260	140
2005	15 011	222

8.3 控制人口增长的相关政策措施

人口因素也是影响食物安全水平的重要方面,人口增长速度超过食物生产增长速度是食物不安全的重要原因之一。对于我国这样一个人口大国,人口的压力是食物安全问题永不放松的主要原因,对于贫困农村地区而言人口压力更为明显。中国的历史和非洲大陆的现状对此提供了大量佐证。按照营养学会推荐的居民营养摄入量要求,人口的增加必然加大对营养摄入的需求。要满足居民不断增长的食物需求,提高食物供应量、进一步增加营养供应是唯一选择。人口因素对食物安全的影响不仅体现在人口增加方面,还体现在人口结构方面(性别、年龄和劳动强度等)。例如,不同劳动强度的人群对营养摄入的需求也不同。对于农村地区而言,居民所从事的工作劳动强度往往大于城市居民,其对营养摄入的需求也相对较大。要满足农村居民对营养的需要、确保食物安全的实现,需要提供更多的营养供应。综上所述,随着人口的增长营养摄入需求也相应增长,对我国居民家庭食物安全的实现有重要影响,对贫困地区农村居民家庭的影响更为明显。研究表明,大规模家庭相对于小规模家庭,食物安全的压力更为突出。计划生育政策是有效缓解家庭食物安全问题的重要措施,控制农村人口增长对于缓解贫困农村家庭食物安全问题具有重要作用。

我国从 20 世纪 70 年代开始真正实行计划生育政策以限制人口增长,主要内容是"晚、稀、少"。1980 年开始,计划生育政策开始转向"一对夫妇只生一个孩子"。90 年代计划生育政策基本没有大的变动,只是重申 80 年代的生育政策。从此,一胎化的计划生育政策作为我国一项基本国策一直延续至今。

计划生育政策实施 30 多年来取得了良好的效果。人口生育率明显下降,总和生育率从 1965—1970 年的接近 6 下降到

1980—1985 年的 2.5，1990—1995 年进一步下降到 2 以下。人口自然增长率除 80 年代的前几年呈上升趋势外，其他年份一直处于下降趋势。1970 年中国的人口出生率为 33.43‰，实行计划生育政策的 1976 年的人口出生率下降到 19.91‰，2001 年人口出生率进一步降低到 13.38‰。1976—2001 年的 25 年中，计划生育政策的实行使中国少出生约 3 亿人。从食物安全角度看，这一社会政策大大压缩了食物需求总量，从而对提高中国的食物安全程度发挥了重要的作用。假如不实行计划生育政策，当前中国人均粮食占有量将下降约 20%。

8.4　现有相关政策存在的问题

近几年我国政府为提高贫困地区农村居民家庭食物安全水平采取了一系列政策措施，尽管这些政策的执行取得了良好的效果，但仍然存在一定的不足。

耕地保护相关法律的严肃性不够，有些地方为局部利益仍然存在基本农田被违规占用的情况。占补平衡制度的执行力度不到位，没有起到应有效果，占用优质耕地、补充劣质耕地的现象比较突出，耕地保护形势依然非常严峻。

目前我国农业科技成果转化率仅为 30%～40%，相对较低。农业科技推广力度明显不足，存在农业科技推广机制不顺，投入不足，人员队伍素质不高、知识结构老化等问题。

我国粮食初级市场建设落后，设备简陋，仓储困难，管理不善；已初具规模的批发市场的管理和服务还比较落后；期货市场还不完善，交易品种有限，价格发现等功能难以充分发挥。粮食市场体系建设的落后使得粮食交易不够活跃，区域间粮食贸易发展不畅的问题依然存在，产销区之间粮食供求关系的调节受到限制。我国贫困农村地区交通不便利、运输能力差、运输成本高等问题也相当突出，严重阻碍了粮食流通的顺利进行。市场网点分布不能满足贫困农村地区居民的食物购买需求，使得贫困农村地区居民在任何时候都能获得生存所需食物的目标难以实现，直接影响其家庭食物安全水平。

粮食储备制度的建立能缓解贫困地区的缺粮问题。目前这一制度还不健全，仍然存在不少问题：粮食储备制度的运行缺乏科学性和制度性、随意性较强，粮食储备规模、储备库的地区分布缺乏科学合理的统一安排，一旦发生局部性粮食危机粮食储备很难及时调运到风险地区；储备粮吞吐时机与粮食市场发展现状不协调，许多地区市场粮食全面上市的季节也正好是储备粮需要轮换的季节，导致粮食价格下降，粮食市场不稳定，不利于确保贫困地区食物供应的充足性和稳定性，不利于贫困地区农村居民食物安全的实现；储备粮品种之间的可替代性相对较低，当出现局部性粮食危机时，储备粮食品种的不可替代性导致短缺品种的粮食价格无法真正平抑，粮食储备制度起不到稳定市场和价格的作用。

贫困地区农村劳动力外出就业仍然存在很多约束，促进劳动力就业的相关政策得不到落实，农民工的权利得不到保障，抑制了部分外出打工者的积极性。例如在农民工子女教育上，一些输入地政府不能将农民工子女纳入当地义务教育系统，存在入学难、收费高等问题。同时，尽管进行了技能培训，由于受劳动力文化程度低、技能素质不高，大量农村劳动力外出就业的竞争力较弱，主要集中在建筑、矿山、餐饮等传统行业从事着简单繁重的体力劳动。这些问题导致农村劳动力通过外出就业的方式增加收入受到限制。

世界发展经验表明，人力资本对于一国长期经济增长和社会发展具有非常重要的作用。人力资本不仅包括受教育水平，还包括健康水平。青年学生是一国人力资本的主体，其健康状况和受教育水平直接影响一国未来的发展。为改善儿童营养和健康水平，世界许多国家都推行了"学生饮用奶计划"，目前世界上已有 80 多个国家参与 "学生饮用奶计划" 的实施。为提高青年学生的食物安全水平，改善其营养状况，进一步提高青年学生的身体素质，我国政府主导实施了以在校中小学生为主体的 "学生饮用奶计划"，同时也加入世界 "学生饮用奶计划" 国家的行列。学生饮用奶是由国家有关部门认定的定点企业生产、符合国家标准、专供中小学生饮用的灭菌牛奶。"学生饮用奶计划" 作为一项改善青少年营养与健康状况的重要措施已经列入《中国儿童发展纲要 (2001—2010 年)》和《国务院关于基础教育改革与发展的决定》中，得到各级政府高度重视。中国学生奶计划自 2000 年正式启动以来，收到了一定的效果。截至 2005 年底，已经从最初的 5 个试点城市发展到全国 28 个省、自治区、直辖市的 60 多个城市的 1 万多所学校，每天供应学生饮用奶 243 万份。但学生奶计划的受益人群相对较小，在最缺乏营养的农村地区尤其是贫困地区，中小学生却仍然没有享受到学生奶计划。

随着我国农村贫困性质的变化，贫困人口分布更加边缘化，依靠开发式扶贫难以起到实质性效果。许多贫困人口集中在自然条件恶劣、生产条件落后、不适合人类居住的生态脆弱区，还有一些贫困人口是无法通过自我劳动维持生存的人口，需要通过社会保障才能摆脱贫困，然而我国目前对贫困农村人口的社会保障还没有形成一个系统的制度性安排，保障覆盖面小、保障程度低、地区差异大；临时救济的随意性较大，灾害补贴不及时，医疗救助不到位。

8.5 本章小结

食物安全是一个 "从田间到餐桌" 的复杂系统工程，涉及生产、流通、消费等多个环节，对于我国这样一个人口大国，任何一个环节出现问题都会对食物安全产生严重影响。为提高包括贫困地区农村居民家庭在内的我国居民家庭食物安全水平，我国政府采取了一系列涉及生产、流通、分配和消费的政策措施。这些措施主要包括：提高食物可获得性政策、提高食物获得能力政策和控制人口增长政策等。

提高食物可获得性政策主要包括提高食物生产能力、农产品市场体系建设、建立粮食储备制度等。通过贯彻落实相关政策，对耕地实行严格保护，通过扶贫开发建设了一批基本农田，改造了一批中低产田。大力推行农机补贴政策，增强农业生产的机械化水平，提高农业生产能力。加大力度进行农业科学技术的研究开发和推广工作，通过科技扶贫推动贫困地区的科技进步。进一步实行对种粮农民的直接补贴政策，提高农民种粮积极性。大力开展农村食物市场体系建设，推进农村集贸市场的快速发展。不断完善粮食储备制度，促进粮食储备制度功能的发挥，实现对粮食市场和粮食价格的有效调控。这些政策的实施，使我国贫困地区农村居民家庭食物可获得性得到提高。

提高贫困地区农村居民食物获得能力的政策措施主要包括一般性的食物权利保障政策、针对贫困群体的一揽子扶贫政策和针对贫困人口的农村社会保障制度等。通过加大贫困地区农村劳动力外出就业的扶持力度，与扶贫开发相结合对劳动力进行培训，增强了就业能力；有效保护外出劳动力的合法权益。通过实行生产资料价格限制政策、最低收购价政策，保护农民收益，提高农民收入。通过实施一揽子针对贫困人口的扶贫开发政策，帮助贫困人口尽快脱贫，实现温饱。努力完善相关制度，提高对五保户和特困人群的社会保障水平，解决这些人群的温饱问题。这些政策的实施，使我国贫困地区农村居民收入水平得到提高，贫困人口逐渐减少，居民的食物获得能力不断提高。

尽管目前实行的提高我国贫困地区农村居民家庭食物安全水平的相关政策措施取得了巨大的成效，但仍然存在一些不足之处，需要进一步加以改进和完善。

第 九 章

主要结论与政策建议

本章将对全文的分析进行总结，给出本研究的主要结论，并就如何进一步提高我国贫困地区农村居民家庭食物安全水平提出政策建议。

9.1 主要结论

根据前面的分析，本项研究的主要结论有以下几点：

1. **我国农村居民整体的家庭食物安全水平不断提高，但仍明显低于城市居民，农村贫困居民家庭食物安全水平低于农村平均水平。** 自 1990 年以来，我国农村居民食物消费支出水平不断提高，食物消费的多样化程度不断加大，膳食结构不断优化，营养状况不断改善。我国居民食物安全水平存在明显的城乡差异，农村居民家庭食物安全水平明显低于城市居民。在农村内部，贫困居民家庭食物安全状况不容乐观。无论是贫困户和低收入户，还是集中了大量贫困人口和低收入人口的扶贫开发工作重点县的农户家庭，其生活消费支出、食物消费支出和食物消费量都明显低于农村平均水平，恩格尔系数明显高于农村平均水平。提高我国贫困农村地区居民家庭食物安全水平是确保整个国家食物安全实现的关键环节。

2. **我国贫困地区农村居民家庭食物安全总体水平在不断提高，但仍然相对较低。** 基于 6 省（自治区）12 个国家级贫困县

211

的农户调查资料，利用人均热量、蛋白质和脂肪摄入量指标的实证分析表明，自 1990 年以来，我国贫困地区农村居民家庭食物安全水平不断提高。虽然我国贫困地区农村居民家庭食物安全水平总体上不断提高，但仍然相对较低，距相关部门制定的《中国居民膳食营养素参考摄入量（DRIs）》的推荐摄入量以及《中国食物与营养发展纲要（2001—2010 年）》的目标要求仍存在一定差距。相对于能量摄入而言，蛋白质和脂肪摄入水平偏低，特别是脂肪摄入明显不足，脂肪供能比仅为 15％左右。

我国贫困地区不同类型农村居民家庭的食物安全水平不同：高收入组家庭食物安全水平相对较高，低收入组家庭食物安全水平相对偏低；不同地区由于经济发展水平、资源禀赋以及人们的生活水平和消费习惯等的不同，农村居民家庭食物安全水平也存在明显差异；不同家庭规模的农户家庭食物安全水平存在明显差异，与小规模家庭相比，大规模家庭的食物安全水平相对偏低；随着非农兼业程度的提高，贫困地区农村居民家庭食物安全水平不断提高，非农兼业户家庭食物安全水平要高于农业户。

3. 我国贫困地区农村居民家庭食物不安全广度在不断缩小，但食物不安全深度却在加深。 自 1990 年以来，我国贫困地区农村居民家庭食物不安全广度不断缩小，许多家庭逐渐摆脱食物不安全的困境，但食物不安全深度却不断加深，表明我国贫困地区农村居民家庭食物安全问题的解决仍然面临较大困难。从各类营养指标反映的食物不安全程度来看，蛋白质和脂肪反映的食物不安全广度和深度明显高于能量，说明我国贫困地区农村居民蛋白质和脂肪摄入不足问题比能量摄入不足问题更加严重，在提高居民能量摄入的同时应更加关注营养结构的不断优化，进一步完善膳食结构。

我国贫困农村地区农户家庭食物安全广度和深度在不同收入组之间存在明显差异，与低收入组相比，高收入组的家庭食物不安全广度和深度都相对较低；不同贫困地区农村，其家庭食物不安全广度和深度存在明显的地区差异；不同家庭规模的农户其家庭食物安全水平也存在明显差异，与小规模家庭相比，大规模家庭的食物不安全广度相对偏高，然而从食物不安全深度来看，小规模家庭食物不安全深度相对较深；随着非农兼业程度的提高，贫困地区农村居民家庭食物不安全广度不断降低，但食物不安全深度却在加深。

4. 收入、人均粮食占有量、家庭规模、家庭结构、地区差异对我国贫困地区农村居民家庭食物安全水平具有显著影响。计量经济模型分析表明，收入对我国贫困地区农村居民家庭食物安全水平具有显著的正向影响，但各种营养要素摄入的收入弹性值相对偏低，这意味着在我国贫困地区增加农民收入对提高农民的营养状况和家庭食物安全的作用不是想像得那么明显。这也说明，为提高我国贫困地区农村居民家庭的食物安全水平，在提高收入水平的同时，要进一步加强营养干预措施的实行。人均粮食占有量对贫困地区农村居民家庭食物安全具有显著正向影响，贫困地区农村居民家庭仍然把自产作为保障食物安全的主要方式，提高家庭粮食生产水平在一定程度上可以提高其食物安全水平。家庭规模对我国贫困地区农村居民家庭食物安全水平具有显著的负向影响。在各种结构类型的家庭中，单身或夫妇家庭的食物安全水平高于其他类型的家庭。

5. 贫困地区农村居民对家庭食物安全状况的自我评价不高，对食物可获得性评价较高，而对食物获得能力的评价相对较低。调查显示，绝大多数（85%）的农户认为已经解决了温饱，不存在明显的饥饿问题，农户对营养摄入充足程度的自我评价明显低于对温饱的评价，认为营养摄入相对充足的农户比例为62%，在日常生活中，仅有20.1%的农户能经常按照食物消费偏好改变膳食种类以改善生活。农户对食物可获得性的评价较高，有62.66%的农户对我国整体的食物可获得性持乐观态度，认为我国粮食能基本满足全国人民的消费，有93.21%的农户认为能方便的从市场购买到所需要的口粮，有79.63%的农户认为市场口粮的价格相对合理,有 87.35% 的农户对粮食质量的安全性给予相对较高的评价。农户对食物获得能力的评价较低,有 65% 的农户担心家庭粮食不够吃,但又没有更好的方式获得所需要的粮食。

6. 食物可获得性、食物获得能力、个人和家庭特征、自然灾害及地区差异对贫困地区农村居民对食物安全状况的自我评价具有显著影响。计量经济模型分析表明:反映食物可获得性的食物购买方便度虚变量对农村居民家庭食物安全自我评价没有显著影响,但反映食物可获得性的价格合理性虚变量具有显著正向影响。代表食物获得能力的家庭收入变量对贫困地区农村居民家庭食物安全评价具有显著正向影响。农户家庭人均耕地面积对家庭食物安全自我评价没有显著影响,自然灾害虚变量对于家庭食物安全自我评价具有显著的负向影响。不同个人特征变量对农户家庭食物安全评价的影响存在明显差异。家庭规模对贫困地区农村居民家庭食物安全自我评价具有显著的负向影响,而家庭结构(小孩和老人在家庭总人口的比例)没有显著影响。地区差异是影响贫困地区农村居民家庭食物安全自我评价的一个重要因素。

7. 我国贫困地区农村居民家庭对食物不安全风险的承受能力较低。居民家庭面临的食物不安全风险主要有食物可获得性和食物获得能力两个方面的风险。我国贫困地区农村居民家庭在食物可获得性方面面临的不安全风险的主要是食物产量下降特别是粮食产量的下降,面临的食物获得能力方面的风险主要是收入水平不高和食物价格上涨所导致的买不起所需食物。

我国贫困地区农村居民家庭对食物不安全风险的承受能力较低。调查数据显示,绝大部分农户(78.4%)仅能承受低于 50% 的粮食减产,73.77% 的农户能承受的粮食价格上涨幅度在 50% 以下。不同类型农户对食物不安全的风险承受能力不同。

当面临食物不安全风险的时候,贫困地区农户往往会采取一定的策略予以应对。调查数据显示,农户使用最多的应对措施是动员储蓄或者通过其他经济活动(主要是外出打工)来解决吃饭问题，占全部农户的 52%；其次是消费存粮，占到全部样本农户的 27%；再次是向亲朋借粮，占到样本农户的 15%。另外，通过借款购粮的方式予以应对的农户占到 3.7%。

8. 粮食自给能力、收入、个人特征变量、地区差异对我国贫困地区农村居民家庭食物不安全风险承受能力具有显著影响。农户家庭粮食自给能力的提高，将有助于提高他们应对粮食减产风险和粮食价格上涨风险的承受能力。随着我国贫困地区农村居民家庭收入水平的提高，其应对粮食减产和粮食价格上涨的承受能力也相应增加，从而其应对食物不安全风险的承受能力也相应增强，提高收入水平是提高贫困地区农村居民食物不安全承受能力的关键措施。不同个人特征变量对农户食物不安全风险承受能力具有不同的影响。农村居民家庭规模、家庭结构对其食物不安全风险承受能力不具有显著影响。地区差异也是影响我国贫困地区农村居民家庭食物不安全风险承受能力的一个重要因素。

9. 我国目前提高贫困地区农村居民家庭食物安全水平的相关政策措施取得了较好效果，但仍需要进一步完善。为提高包括贫困地区农村居民家庭在内的我国居民家庭食物安全水平，我国政府近年来采取了一系列涉及粮食生产、流通和消费的政策措施，这些政策主要包括：提高食物可获得性政策、提高食物获得能力政策和控制人口增长政策等。这些政策的执行，有效地提高了贫困地区农村居民的食物可获得性和获得能力，对提高我国贫困地区农村居民家庭食物安全水平起到了较好的促进作用。但这些政策措施在执行中仍然存在一定不足，需要进一步完善。

9.2　政策建议

确保食物安全是各国政府的责任，也是各国政府一直在追求的目标。在 1996 年召开的世界食物安全首脑会议上,各国政府共同承诺到 2015 年将全世界营养不良人口减少一半。但从世界各国目前的进展来看,进程相对缓慢。联合国粮食及农业组织在罗马召开的世界食物安全委员会会议公布的 2006 年世界食物不安全状况报告指出,世界营养不良人口减少缓慢,10 年过去了,当前世界营养不良人口仍为 8.2 亿,下降不到 300 万。报告同时强调,饥饿是可以战胜的,因为如今世界减少饥饿的资源和知识已经具备,所缺乏的是筹集这些资源为饥饿人口造福的政治意愿。粮农组织总干事迪乌夫呼吁各国领导人履行 10 年前在世界食物安全首脑会议上所作的承诺,称不能实现该会议所制定的目标是"可耻的"。我国作为一个发展中国家,在这方面取得了巨大的成绩,也得到世界各国的认可,但仍然存在许多未解难题,需要进一步采取强有力的政策措施提高居民家庭食物安全水平,特别是贫困农村地区居民家庭的食物安全水平。

9.2.1 实现我国食物安全战略的转变

首先,我国应更多关注家庭层次的食物安全状况,特别是贫困地区农村居民家庭的食物安全状况。随着经济发展和人民生活水平的提高,食物安全所关注的重点在发生变化。当今社会更加关注家庭和个人层次的食物安全,更加关注营养安全,更加强调食物的可获得性和获得能力。对于我国这样一个人口大国,在国家食物供应相对稳定的背景下,居民食物可获得性和获得能力的差异,导致目前仍然存在大量农村贫困人口面临食物不安全问题。我国更应关注家庭和个人的食物安全状况,特别是贫困地区农村居民家庭的食物安全。中国食物安全的核心问题应该是家庭层次的食物安全,家庭食物可获得性和获得能力是目前和未来中国食物安全的主要问题。

其次,我国应定期进行全国范围的家庭和个人食物安全状况分析与评价。已有的关于食物安全（粮食安全）的分析和评价主要从国家层面来进行，从生产、流通、消费、贸易角度进行分析，集中反映我国食物（粮食）的总体供应状况，较少涉及家庭和个人食物安全的分析和评价。然而许多其他国家（既有发达国家，也有发展中国家）都已经开展了这些类型的国民调查。我国目前虽然有一些关于居民营养状况的调查和分析，但远远没有形成系统性极强的制度性安排，也没能很好地与国家层面的食物安全衡量相结合全面地衡量和评价我国的食物安全状况。

再次，应把贫困地区农村居民的营养状况和食物安全问题纳入扶贫计划。针对贫困农村地区居民家庭食物安全水平相对偏低、食物不安全广度较大、食物不安全深度较深以及贫困与家庭食物不安全联系紧密等问题，应使贫困地区营养政策和扶贫政策相结合，将家庭营养问题纳入扶贫计划，并对其进行评估。

9.2.2 努力提高贫困地区农村居民的收入水平

前面的分析表明，我国贫困地区农村居民收入水平对家庭食物安全水平具有显著影响，提高家庭收入水平能有效提高其食物安全水平。但目前我国贫困农村地区居民收入水平普遍偏低，因此，应采取各种措施增加贫困地区农村居民收入，提高其食物的获得能力，提高家庭食物安全水平。

为提高贫困地区农村居民收入水平，要加快农业内部结构调整，实现农业资源合理配置；种植收益更高的作物，提高农民种植业收益；不断加大劳动力培训和转移力度，通过财政手段予以支持，提高农民非农业收入；结合扶贫开发，努力提高贫困地区农村居民的自我发展能力；对不适合人类居住地区的贫困人口，通过易地扶贫进行转移。

9.2.3 在提高居民收入水平的同时，采取适当的营养干预措施

我国贫困农村居民家庭食物安全的总体水平不断提高，营养状况不断改善，但是营养结构极不合理，蛋白质和脂肪摄入明显不足。人均热量、蛋白质和脂肪摄入量的收入弹性相对较低，说明提高收入水平对提升贫困地区农村居民家庭食物安全水平的作用尽管显著，但程度有限，我们不能寄希望于收入水平的提高能够带来食物安全水平的大幅度提高。在这种情况下，应该采取一定的营养干预措施：第一，加强关于营养知识和适合于国人的膳食指南的宣传及普及工作，提高贫困地区农村居民的营养意识；第二，积极开展有针对性的营养改善工作，落实适宜的干预措施，进一步完善膳食结构，正确指导居民食物消费行为；第三，实施有效的营养项目，和扶贫开发相结合，提高贫困地区农村居民的营养水平和食物安全水平；第四，通过科学的营养指导，不断改善居民膳食结构，缓解蛋白质和脂肪摄入不足问题。

9.2.4 完善农村社会保障制度和采取有针对性的营养政策，提高特殊人群的食物安全水平

在我国贫困农村地区，除一般贫困人口外还有一些特殊困难户，特别是随着我国扶贫开发政策的推行，目前剩下的贫困人口的最大特点是脱贫难度大。需要进一步完善和落实农村最低生活保障制度，提高这一制度的覆盖面，把五保户和特困户的临时救助统一纳入到农村最低生活保障制度中，使这一制度成为全国统一的制度性安排。也可以对这些人群实施特别营养保证项目，政府无偿提供食物以提高这部分居民的营养摄入水平和食物安全水平。针对贫困家庭的学生群体，应进一步完善我国目前已经启动的"学生饮用奶计划"项目，在借鉴经验的基础上不断扩大覆盖

范围以保证覆盖贫困地区学生群体，提高这一特殊群体的营养水平和食物安全水平。

9.2.5 进一步稳定和提高全国总体的食物可获得性

前面的分析表明，目前我国总体的食物可获得性水平相对较高，人均能量供应量高于世界平均水平和发展中国家平均水平，农户对其评价较高，63％的农户对全国总体的食物可获得性持乐观态度。为提高我国贫困地区农村居民家庭的食物可获得性，应进一步稳定和提高我国总体的食物可获得性。

要实行全世界最严格的耕地保护制度，坚决贯彻《中华人民共和国土地管理法》和《基本农田保护条例》等法律法规，增强法律的严肃性。要把保护耕地和基本农田作为一项基本国策长期坚持下去，严禁滥征滥占。进一步提高土地质量，改造中低产田，努力提高单产。加大国家对农业基础设施建设的投资力度，改善农业生产条件，从总体上提高我国粮食综合生产能力。加快农业科技进步和推广，实现增产技术的广泛应用，提升科技在农业生产中的贡献率。继续推进国家惠农政策的实施（粮食直接补贴、良种补贴、农机补贴、农业生产资料综合补贴、最低收购价格政策等），加大财政支持力度，保护种粮农民利益，特别是主产区农民利益，提高农民种粮积极性。

9.2.6 加快贫困地区的食物市场体系建设

在全国总体食物可获得性相对充足的背景下，贫困地区农村居民家庭食物可获得性的高低主要取决于当地食物市场体系的发育状况。由于我国食物生产存在明显的地区差异，粮食生产也有主产区和主销区之分，许多贫困农村地区缺粮严重。为实现区域间的粮食流通和有效配置，改善贫困地区的缺粮处境，完善市场体系显得非常重要。前面的计量模型分析表明，市场体系发育水平对贫困地区农村居民家庭食物安全水平具有显著影响，对保障贫困地区的食物安全具有重要意义。虽然目前我国贫困地区居民对当地食物购买方便度和价格合理度给予较高评价,但目前我国食物市场体系建设基础还很薄弱,需要进一步加以完善,以保证食物可获得性的进一步提高。

应该进一步规范、完善贫困地区多种形式的粮食批发和零售市场,完善粮食市场设施建设,加快建立健全协调统一、开放有序、期货市场与现货市场有机结合的多层次粮食市场体系;不断培养市场主体,建立健全粮食市场准入、市场交易及价格管理等制度,努力增加市场粮源;进一步完善粮食购销网点建设,这是粮食有效流通的载体,能降低粮食物流成本,加快市场流通速度,实现区域间粮食流通顺畅;进一步规范粮食流通市场,强化市场功能,降低区域食物不安全风险,提高家庭食物安全水平。

9.2.7 进一步完善粮食储备制度

虽然市场可以为贫困缺粮地区提供保障食物安全所需要的粮食,但由于我国大部分贫困地区粮食自给能力相对较弱,地处偏僻地区、交通不便,发生粮食突发事件时单纯依靠市场的自发调节很难起到应急作用,完善粮食储备制度非常关键。进一步完善储备粮管理体制,不断增强粮食储备体系运行的科学性和规范性,合理确定储备粮规模和储备品种结构并确保到位,积极促进储备粮区域布局结构的优化调整,适度向贫困缺粮区集中,以应对各种突发情况,保证储备粮在关键时调运方便和及时。粮食储备的吞吐要适时,真正起到调节市场的作用,避免出现推波助澜的负面效果。

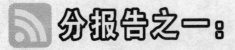

分报告之一：

中国贫困地区农村居民家庭膳食质量状况及影响因素研究

一、引　言

　　"国以民为本，民以食为天"，这不仅是中国人民的千古箴言，也是全人类的共识。无论社会怎样发展，科技如何进步，食物问题永远都是人类生存最基本的问题。随着国家工业化、城市化以及经济国际化进程的明显加快，我国已经进入全面建设小康社会的阶段，国民经济迅猛发展，人民生活水平不断提高。食物安全方面，我国已成为世界上发展中国家中食物最安全的国家之一（黄季焜，2004），总体层面的食物安全问题已经基本解决。但是，我国人口众多、幅员辽阔，地区差异、城乡差异、贫富差距还比较明显，食物安全问题在总量上虽然已基本解决，但在局部地区，尤其是贫困地区，食物安全形势仍然比较严峻，是实现我国总体食物安全的重点和难点。食物安全分为食物数量安全和膳食质量安全，食物数量安全是食物安全最基本的要求，主要是指人们消费的食物从数量上是否满足基本的需要，是否达到相应的标准；而膳食质量安全主要从食物消费结构和营养结构是否合理的角度来衡量，是食物安全问题的较高层次。每一种食物都有一定的营养价值，但不同的食物搭配会导致不同的营养结构和不同的膳食质量水平，而人们对食物进行消费的最终目标不是简单的饱腹，而是要实现合理的营养搭配、达到较高的膳食质量。

　　本报告首先利用人均膳食质量分值这一指标对我国贫困地区农村居民家庭总体膳食质量状况进行分析，得出贫困地区农村居民家庭膳食质量状况的历史变化特征；然后对不同贫困地区（省份）、不同收入水平、不同家庭规模（常住人口数）、不同家庭结构类型和不同兼业程度家庭膳食质量状况进行比较，找出不同类别家庭在膳食质量状况方面的差异；最后利用家庭膳食质量状况影响因素模型测算各影响因素对我国贫困地区农村居民家庭膳食质量水平的影响方向及影响大小。

二、方法与数据

膳食质量状况可以从不同的角度进行考查，本书将利用人均DDP分值[①]这一指标来衡量我国贫困地区农村居民家庭膳食质量状况，即根据各种食物的人均消费数量，并参照各种食物的热量标准值和中国预防医学会指定的理想膳食模式（Desirable Dietary Pattern）评分方案，计算出人均膳食质量分数（DDP分值）。这一评分方案（表2-1）首先把食物分为谷物根茎类、动物性食品、添加油脂、豆类及其制品、糖、坚果类油籽、蔬菜水果、酒和饮料等八类，根据每一类食物提供的热能比例计算该类食物得分（每一类食物的得分都有最高限），然后将各类食物的得分相加总，即得出DDP分值（依据评分方案，满分为100分，60分为最低标准[②]）。

表2-1　最佳热量构成及DDP分值评分标准

热量来源	最佳热量构成（%）	评分标准	分数（总分＝100）	分数最高限
谷物根茎类	60	0.5	30	40
动物性食品	14	2.5	35	40
添加油脂	9	1.0	9	10

---

① DDP分值是根据我国预防医学会提供的理想膳食质量评分方案计算得出，理想膳食模式评分方案是以合理的食物结构为前提的，对每一类食物的评分都有最高限。例如，当谷物根茎类食物提供的热能百分比为80%时，记为40分，这也是此类食物的分数最高限。即使这个百分数超过80%，分数也不再增加。因此，热能摄入量高的农户未必膳食质量分数就高。

② 详见：朱玲. 贫困地区农户的营养与食品保障. 经济研究. 1994（2）: 52～59

（续）

热量来源	最佳热量构成（%）	评分标准	分数（总分＝100）	分数最高限
豆类及其制品	5	2.51	12.5	15
糖	5	0.5	2.5	5
坚果类油籽	2	0.5	1.0	5
蔬菜水果	5	2.0	10.0	15
酒、饮料	0	0.0	0.0	0

资料来源：朱玲，蒋忠一. 以工代赈与缓解贫困. 上海人民出版社，1994

本部分分析所用数据仍是前面提到的 6 省（自治区）12 个国家扶贫开发工作重点县 1990 年、1995 年、2000 年和 2005 年农村住户调查数据。这些扶贫开发工作重点县分别是吉林省的安图县和和龙县；内蒙古的商都县和四子王旗；河南省的淮阳县和光山县；贵州省的正安县和习水县；陕西省的洛南县和定边县；甘肃省的定西县和武都县。1990 年样本量为 880 户，1995 年样本量为 789 户，2000 年样本量为 678 户，2005 年样本量为 735 户。

三、中国贫困地区农村居民家庭膳食质量状况分析

1. 我国贫困地区农村居民家庭膳食质量状况总体水平不高，但趋于改善。从历史的角度来看，随着经济的发展和人民总体生活水平的提高，我国贫困地区农村居民家庭膳食质量状况不断改善。由表 3-1 可以看出，贫困地区农村居民家庭人均 DDP 分值从 1990 年的 62.61 提高到 2005 年的 73.33，增加 10.72 分；其中 1990—1995 年 DDP 分值虽有提高，但变化不大，仅增加了 0.6 分，1995—2000 年这五年是 DDP 分值增加最快的五年，提高了 6.22 分，2000—2005 年增加了 3.9 分。以 60 分为最低标

准，1990 年贫困地区农村居民家庭膳食质量状况刚刚达到最低要求。2005 年虽达到 73.33 分，但离满分 100 还有相当的差距。因此，贫困地区农村居民家庭膳食质量状况还有待进一步提高。

表 3-1　1990—2005 年全部样本家庭膳食质量状况（DDP 分值）

年　份	DDP 分值
1990	62.61
1995	63.21
2000	69.43
2005	73.33

数据来源：作者根据历年农村住户调查数据计算，下同。

　　前面提到，DDP 分值（膳食质量分数）是参照各种食物的热量标准值和中国预防医学会指定的理想膳食模式（Desirable Dietary Pattern）评分方案计算得出的。这一评分方案把食物分为谷物根茎类、动物性食品、添加油脂、豆类及其制品、糖、坚果类油籽、蔬菜水果、酒和饮料等八类，根据每一类食物提供的热能比例计算该类食物得分（每一类食物的得分都有最高限），然后将各类食物的得分相加即得出 DDP 分值。因此，与 DDP 分值关系最为紧密的是各类食物所提供的热能比例。

　　中国预防医学会提出的此八大类食物最佳热量构成比例如表 3-2 所示。由表 3-2 可以看出，1990—2005 年，贫困地区农村居民家庭各类食物的热量来源结构与最佳热量构成相差较大。由于贫困地区农村居民家庭收入水平较低，营养价值不高但价格相对便宜的谷物根茎类食物的热能摄入比例远远超出 60% 的最佳构成。而营养价值相对较高但价格昂贵的动物性食品、添加油脂、豆类及其制品等的热能摄入量却与理想标准有一定的差距，这正是历年贫困地区农村居民家庭 DDP 分值偏低的主要原因。同时可以明显地看到，1990—2005 年，贫困地区农村居民家庭热量构成不断改善。在 DDP 分值中占比例最大的两类食物是谷物根茎类和动物性食品，这两类食物结构的变化对改善膳食质量作用最大①。高于最佳热量构成的谷物根茎类食物的热能比例逐年降低，由 1990 年的 84.96％下降为 2005 年的 76.75％；低于最佳热量构成的动物性食品的热量比例有了显著提高，由 1990 年的 5.19％上升为 2005 年的 10.31％，接近最佳比例 14％的水平，说明贫困地区农村居民家庭膳食质量状况正在不断改善。这与 1990—2005 年贫困地区农村居民家庭 DDP 分值逐渐提高是一致的。

表 3－2　1990—2005 年全部样本家庭热量来源结构（％）

热量来源	最佳热量构成	1990	1995	2000	2005
谷物根茎类	60	84.96	83.45	79.36	76.75
动物性食品	14	5.19	5.20	7.13	10.31
添加油脂	9	5.40	6.12	5.23	4.96
豆类及其制品	5	0.64	1.01	3.11	2.55
糖	5	0.60	0.85	0.92	0.67
坚果类油脂	2	0.00	0.02	0.20	0.30
蔬菜水果	5	2.62	1.91	2.44	2.47
酒、饮料	0	0.60	1.44	1.62	1.99

资料来源：同表 3－1。

2. 不同贫困地区（省份）农村居民的家庭膳食质量状况存在明显差异。表 3－3 列出了 1990 年和 2005 年六个不同省份家庭膳食质量 DDP 分值。可以看出，贵州省农村居民家庭膳食质量状况在所有被调查省份中位居第一，且 2005 年相对 1990 年有了较大的提高，从 1990 年的 78.05 分增加到 2005 年的 87.68 分，提高近 10 分；陕西省农村居民家庭膳食质量状况在所有被调查省份中位居最低，1990 年仅为 55.63 分，低于 60 分的最低标准，即使是 2005 年达到了最低标准的要求，也仅仅超出了 4.49 分，相对依然较低；1990 年和 2005 年，位居第一的贵州省

①　按满分 100 来算，此两类食物分值占到 80，因此这两类食物热能结构的改善对 DDP 分值影响最大。

DDP 分值分别高出排序最低的陕西省 22.42 分和 23.19 分，差别相对较大；位居第二的为内蒙古，其次分别为甘肃、吉林、河南和陕西；相比之下，吉林省农村居民家庭膳食质量状况改善速度最快，自 1990 年的 58.66 分提高到 2005 年的 70.20 分，增加 11.54 分；1990 年没有达到 60 分最低标准要求的省份有三个，分别为陕西、吉林和河南，2005 年所有省份均超过 60 分最低标准，其中贵州省 DDP 分值已超出最低标准近 30 分；值得一提的是，从 1990 年到 2005 年，六个省份农村居民家庭膳食质量状况的排序始终没有发生改变，说明不同贫困地区农村居民家庭膳食质量的改善速度虽有差别，但基本保持一致。

表 3-3　不同省份家庭膳食质量状况（DDP 分值）

省　份	1990	2005
贵　州	78.05	87.68
内蒙古	65.61	75.15
甘　肃	63.28	73.52
吉　林	58.66	70.20
河　南	57.01	68.64
陕　西	55.63	64.49

资料来源：同表 3-1。

　　从热量来源结构上来看，不同省份农村居民家庭之间也存在明显差异（如表 3-4 所示）。贵州省农村居民家庭谷物根茎类食物的热量比例 1990 年和 2005 年分别为 75.93% 和 67.35%，明显低于其他省份，而动物性食品的热能比例分别为 11.02% 和 20.54%，却又明显高于其他省份。由于谷物根茎类食物属于营养价值相对较低的食物，而动物性食品属于营养价值相对较高的食物，因此贵州省农村居民家庭食物消费结构和营养结构更加合理，其 DDP 分值也明显高于其他省份；DDP 分值最低的陕西省其 1990 年谷物根茎类食物的热能比例居然高达 89.4%，远远超出 60% 的最佳热量构成，而其动物性食品的热能比例仅为

3.01%，远远低于 14% 的最佳热量构成，因此其 DDP 分值相对较低。除谷物根茎类食物、酒、饮料类食物的热能比例和 2005 年贵州省①动物性食品的热量比例超出最佳热量构成之外，各省份各年度其他各类食物的热量比例均未达到最佳热量构成的标准。因此，在减少谷物根茎类食物和酒、饮料类食物消费的同时，应增加其他各类食物的热量摄入量，这样才能使各类食物的热量构成趋向最佳热量构成，也只有这样才能不断提高贫困地区农村居民家庭膳食质量水平。

表3-4　不同省份家庭热量来源结构（%）

省份	热量来源	谷物根茎类	动物性食品	添加油脂	豆类及其制品	糖	坚果类油脂	蔬菜水果	酒、饮料
	最佳构成	60	14	9	5	5	2	5	0
贵州	1990	75.93	11.02	5.88	0.84	0.58	0.00	5.05	0.68
	2005	67.35	20.54	2.62	1.63	0.91	0.11	5.01	1.83
内蒙古	1990	83.31	6.48	7.72	0.24	0.72	0.00	1.28	0.26
	2005	75.16	13.41	5.40	0.66	1.22	0.40	1.49	2.27
甘肃	1990	86.26	6.19	5.11	0.19	0.26	1.66	0.05	0.33
	2005	77.23	9.43	6.82	3.60	0.40	0.29	0.81	1.41
吉林	1990	84.92	2.41	5.13	2.02	0.63	0.00	3.61	1.28
	2005	71.93	6.36	4.31	8.66	0.50	0.05	2.65	5.53
河南	1990	88.69	3.22	4.11	0.21	0.70	0.00	2.41	0.66
	2005	83.02	6.51	3.58	1.50	0.48	0.54	2.94	1.43
陕西	1990	89.40	3.01	5.07	0.44	0.60	0.00	1.35	0.12
	2005	82.85	5.51	8.18	0.94	0.53	0.26	1.42	0.32

资料来源：同表3-1。

① 不同地区的饮食习惯显然会影响其热量构成，比如贵州和内蒙古由于少数民族较多且内蒙古是我国著名的畜牧大省，受着牧业和民族饮食习惯的影响，其动物性食品的热量构成比例要比其他地区高出很多，这些从表3-4可以明显看出。

3. 较高收入家庭膳食质量状况优于低收入家庭膳食质量状况。按收入五等分组来划分,不同收入水平农村居民家庭膳食质量状况也明显不同。如表 3-5 所示,1990 年最低 20% 收入组其 DDP 分值刚刚达到最低标准 60 分的要求,2005 年这一分值为 70.07,远高于 1990 年最高 20% 收入组,相同年份其他各收入组 DDP 分值均高于此组;1990 年,从最低 20% 收入组到第四 20% 收入组,高收入组 DDP 分值均高于相对较低收入组,最高收入组其 DDP 分值虽稍低于第四 20% 收入组,但差别不大(均低于同年其他各相邻组之间差别);2005 年,从最低 20% 收入组到最高 20% 收入组,高收入组 DDP 分值均高于相对较低收入组,第二 20% 收入组 DDP 分值比最低 20% 收入组高出 3.40 分,这一差距在所有相邻收入组之间差别中为最大值,第三、第四 20% 收入组之间差距已显著缩小(从 1990 年的 1.38 分减小为 2005 年的 0.04 分)。以上分析表明,贫困地区农村居民家庭膳食质量状况随收入水平的提高不断改善。

表 3-5　不同收入组别家庭膳食质量状况(DDP 分值)

收入组别	1990	2005
最低 20% 组	60.00	70.07
第二 20% 组	61.68	73.47
第三 20% 组	63.18	74.09
第四 20% 组	64.46	74.13
最高 20% 组	63.77	75.37

资料来源:同表 3-1。

从不同收入组别家庭热量来源结构来看,1990 年谷物根茎类食物的热量构成随收入的提高不断下降,趋向最佳热量构成;最高收入组动物性食品的消费高于最低收入组但低于其他各组，各组别动物性食品热量构成比例与最佳热量构成比例差距较大。2005 年与 1990 年情况类似，除第三 20％收入组之外，谷物根茎类食物的热量构成随收入的提高不断下降，趋向最佳热量构成；最高收入组动物性食品的消费高于最低收入组但低于其他各组。除最低收入组之外，2005 年其他各收入组动物性食品的热量构成比例与 14％的最佳热量构成比例已差别不大。从表 3-6 中还可以看出，2005 年酒和饮料类食物的热量构成已相对较大，且随着收入的提高有不断增加的趋势，这种情况显然应受到我们的重视。其他各类食物的热量构成与最佳热量构成比较起来均相对偏低，但随收入的提高亦有不断改善的趋势。

表 3-6　不同收入组别家庭热量来源结构（％）

收入组别	热量来源	谷物根茎类	动物性食品	添加油脂	豆类及其制品	糖	坚果类油脂	蔬菜水果	酒、饮料
	最佳构成	60	14	9	5	5	2	5	0
最低 20％组	1990	87.50	4.75	4.04	0.64	0.42	0.01	2.35	0.29
	2005	79.20	8.73	5.24	2.44	0.41	0.31	1.82	1.85
第二 20％组	1990	86.12	4.87	4.51	0.87	0.57	0.03	2.60	0.43
	2005	76.34	11.29	5.02	1.88	0.64	0.22	2.57	2.03
第三 20％组	1990	85.02	5.53	5.18	0.86	0.62	0.04	2.25	0.50
	2005	77.05	10.60	4.96	2.45	0.61	0.30	2.67	1.38
第四 20％组	1990	83.16	5.84	6.17	1.03	0.66	0.04	2.50	0.63
	2005	75.88	11.05	4.97	2.49	0.78	0.35	2.60	1.87
最高 20％组	1990	81.39	4.84	6.97	1.60	0.73	0.04	3.34	1.12
	2005	74.55	10.17	5.02	3.64	0.98	0.37	2.64	2.63

资料来源：同表 3-1。

4. 相对于人口规模较大的家庭而言，小规模家庭膳食质量

状况较好。从 1990 年及 2005 年样本家庭 DDP 分值来看，小规模家庭膳食质量状况优于人口规模较大的家庭。1990 年，6 口人及以上人口规模家庭的膳食质量分值为 61.60，刚刚超过 60 分的最低标准，3 口人及以下人口规模家庭 DDP 分值为 66.68，比 6 口人及以上人口规模家庭 DDP 分值高出 5.08 分，4～5 口人人口规模家庭 DDP 分值介于二者之间。2005 年，虽 4～5 口人人口规模家庭膳食质量分值略高于 3 口人及以下人口规模家庭，但 6 口人及以上人口规模家庭 DDP 分值低于前二者。从家庭膳食质量改善速度上来看，4～5 口人人口规模家庭 DDP 分值增加较多，从 1990 年的 62.22 提高为 2005 年的 74.25，增加 12.03 分；6 口人及以上人口规模家庭 DDP 分值由 1990 年的 61.60 提高到 2005 年的 70.62，增加 9.02 分，改善速度慢于 4～5 口人人口规模家庭（见表 3－7）。

表 3－7　不同人口规模家庭膳食质量状况（DDP 分值）

人口规模	1990	2005
3 口人及以下	66.68	72.83
4～5 口人	62.22	74.25
6 口人及以上	61.60	70.62

资料来源：同表 3－1。

与最佳热量构成比例比较，6 口人及以上人口规模家庭谷物根茎类食物的消费比例过高，1990 年这一比例达 86.12%，比最佳热量构成比例高出 26.12 个百分点，2005 年这一比例为 79.38，比最佳热量构成比例高出近 20 个百分点。从表 3－8 可以明确看出，随人口规模的扩大，谷物根茎类食物的热量构成比例与最佳热量构成比例差距也在拉大，因此家庭膳食质量状况也随之不断变差。动物性食品的消费情况也与人口规模有着紧密联系，3 口及以下人口规模家庭动物性食品的热量构成比例与最佳热量构成比例最为接近，6口人及以上人口规模家庭动物性食品的热量构成比例与最佳热量构成比例差距最大。然而，酒和饮料类食品的消费比例却随人口规模的扩大不断趋于最佳热量构成比例。一般来讲，人口规模越大，家庭负担可能越重，家庭经济条件可能越差，人口规模小但家庭经济条件较好的家庭却有着相对更多的酒类消费，从而使这一指标与最佳热量构成相差也越大，而人口规模大的家庭这一指标则更加接近最佳热量构成。除谷物根茎类和酒、饮料类食物之外，三种人口规模家庭其他类型食物热量构成与最佳热量构成均有一定的差距，应相应增加这些类型食物的消费来改善贫困地区农村居民家庭膳食质量状况。

表3-8　不同家庭规模家庭热量来源结构（％）

家庭规模	热量来源	谷物根茎类	动物性食品	添加油脂	豆类及其制品	糖	坚果类油脂	蔬菜水果	酒、饮料
	最佳构成	60	14	9	5	5	2	5	0
3口人及以下	1990	81.10	6.94	6.29	1.13	0.75	0.00	2.96	0.83
	2005	74.13	10.71	5.69	3.01	1.05	0.34	2.16	2.92
4～5口人	1990	84.73	4.87	5.45	1.07	0.60	0.03	2.66	0.59
	2005	77.26	10.42	4.74	2.28	0.55	0.31	2.66	1.78
6口人及以上	1990	86.12	4.97	4.81	0.70	0.53	0.01	2.36	0.50
	2005	79.38	9.20	4.55	2.81	0.46	0.20	2.27	1.13

资料来源：同表3-1。

5. 夫妇与一个孩子家庭膳食质量较好，其他结构类型家庭膳食质量状况相对偏低。 表3-9显示了不同家庭结构类型家庭膳食质量状况。可以明显看出，1990年所有样本家庭人均DDP分值为62.61（见表3-1），而这一年夫妇与一个孩子结构类型家庭膳食质量分值就已经达到70.69，远高于其他家庭结构类型

DDP 分值,这一年分值最低的三代同堂结构类型家庭的 DDP 分值仅为 61.79,比同年夫妇与一个孩子结构类型家庭 DDP 分值低 8.90 分;2005 年,夫妇与一个孩子结构类型家庭膳食质量分值在所有结构类型家庭里面依然最高,说明夫妇与一个孩子家庭膳食质量状况最好,单亲与孩子结构类型家庭膳食质量分值最低,说明这一结构类型家庭膳食质量状况最差,夫妇与 3 个以上孩子结构类型家庭 DDP 分值低于夫妇与 2 个孩子结构类型家庭,而夫妇与 2 个孩子结构类型家庭 DDP 分值低于夫妇与一个孩子结构类型家庭。也就是说,随着家庭孩子的增多,家庭膳食质量水平呈现出不断下降的趋势。

表 3-9　不同结构类型家庭膳食质量状况（DDP 分值）

家庭结构	1990	2005
单身或夫妇	NA*	73.83
夫妇与一个孩子	70.69	74.57
夫妇与 2 个孩子	64.71	74.08
夫妇与 3 个以上孩子	63.12	72.54
单亲与孩子	61.94	68.58
三代同堂	61.79	72.94
其他类型	62.08	68.60

注:＊1990 年数据统计中单身与夫妇家庭结构类型与三代同堂家庭结构类型统计为合并类型。

资料来源:同表 3-1。

如表 3-10 所示,总体而言,夫妇与一个孩子结构类型家庭热量来源构成要优于其他结构类型家庭。除此种家庭结构类型,1990 年其他结构类型家庭谷物根茎类食物热量构成比例均超过 80%,与 60% 的最佳热量构成差别较大。就谷物根茎类食物和动物性食品而言,单身或夫妇结构类型家庭与夫妇与一个孩子结构类型家庭热量来源构成相对比较合理,2005 年两类结构类型家庭的两种食物的热量构成比例分别为 71.86%、73.31% 和

12.36％、11.71％，与最佳热量构成比例比较接近；但2005年单身或夫妇结构类型家庭酒和饮料的热量构成竟高达3.29％，影响了总体的热量来源构成，从而影响其DDP分值。从添加油脂类食物的热量构成来看，1990年夫妇与一个孩子结构类型家庭此热量比例为8.25％，非常接近9％的最佳热量构成；夫妇与3个以上孩子结构类型家庭添加油脂类食物热量来源比例低于夫妇与2个孩子结构类型家庭，而夫妇与2个孩子结构类型家庭添加油脂类食物热量来源比例低于夫妇与一个孩子结构类型家庭，这与前面所分析的家庭膳食质量分值是一致的。

表3-10　不同结构类型家庭热量来源结构（％）

家庭结构类型	热量来源	谷物根茎类	动物性食品	添加油脂	豆类及其制品	糖	坚果油脂	蔬菜水果	酒、饮料
	最佳构成	60	14	9	5	5	2	5	0
单身或夫妇	1990	NA*	NA*	NA*	NA*	NA*	NA*	NA*	NA*
	2005	71.86	12.36	6.36	2.67	1.12	0.27	2.07	3.29
夫妇与一个孩子	1990	77.45	8.51	8.25	0.88	1.11	0.00	2.73	1.06
	2005	73.31	11.71	5.26	3.24	0.73	0.32	2.33	3.10
夫妇与2个孩子	1990	82.52	5.78	6.30	1.16	0.74	0.00	2.78	0.72
	2005	76.74	10.65	4.96	2.25	0.72	0.37	2.48	1.84
夫妇与3个以上孩子	1990	83.95	5.16	5.78	1.32	0.61	0.02	2.63	0.54
	2005	79.11	9.67	4.72	1.70	0.52	0.16	2.86	1.26
单亲与孩子	1990	85.33	5.04	5.28	0.72	0.57	0.06	2.48	0.51
	2005	78.44	6.45	4.17	3.52	1.48	0.34	2.52	3.08
三代同堂	1990	85.64	4.83	4.83	0.81	0.56	0.01	2.67	0.63
	2005	78.54	9.48	4.64	2.70	0.44	0.28	2.48	1.43
其他类型	1990	85.51	5.27	4.41	0.78	0.56	0.00	2.70	0.77
	2005	79.76	7.37	4.66	3.41	0.63	0.26	2.26	1.67

注：*1990年数据统计中单身与夫妇家庭结构类型与三代同堂家庭结构类型统计为合并类型。

资料来源：同表3-1。

6. 农业户家庭膳食质量水平相对较差，非农兼业户家庭膳食质量状况较好。表 3－11 显示了不同兼业程度家庭膳食质量状况。由表 3－11 可以看出，1990 年非农兼业户家庭膳食质量水平在所有家庭中位居最高，DDP 分值达 65.77，已超出 60 分的最低标准，而农业户家庭膳食质量水平最低，仅为 57.07，与 60 分的最低标准还差 2.93 分；2005 年家庭膳食质量状况最好的依然为非农兼业户，其 DDP 分值达到 75.68 分，超出 2005 年所有样本户平均分 73.33 的水平，比农业户和农业兼业户高出较多，而膳食质量状况最差的依然为农业户，其 DDP 分值为 70.87，与本年所有样本农户平均分 73.33 相差 2.46 分；本年度农业户与农业兼业户之间的差距相比 1990 年有较大幅度的减小，从 1990 年的 4.45 分减少到 2005 年的 0.03 分，已非常接近；从 1990 年到 2005 年，家庭膳食质量状况改善速度最快的为农业户，由当初的不到 60 分提高到 70.87 分，提高 13.80 分，而农业兼业户的提高幅度为 9.38 分，说明我国贫困地区农村居民从事农业的收益状况在不断改善；三种类型农村居民其家庭 DDP 分值的排序自 1990 年到 2005 年并没有发生变化，说明在我国贫困地区从事农业的收益虽有改善，但相对于其他产业来说依然较低，农业依然是需要国家扶持的弱势产业。

表 3－11　不同兼业程度家庭膳食质量状况（DDP 分值）

兼业程度*	1990	2005
农业户	57.07	70.87
农业兼业户	61.52	70.90
非农兼业户	65.77	75.68

注：*兼业程度的划分按农业收入占总收入的比重计算：比重占 90% 以上为农业户，50%～90% 之间为农业兼业户，50% 以下为非农兼业户。

资料来源：同表 3－1。

　　由表 3-12 可以看出，不同兼业程度家庭其热量来源结构也存在显著差别。1990 年，农业户与农业兼业户家庭谷物根茎类食物的消费热量分别占到总热量的 86.51% 和 85.64%，远远超出最佳热量标准 60% 的水平，而同年此两类家庭动物性食品消费的热量比例仅为 2.11% 和 4.68%，离最佳热量标准 14% 还有较大差距；同年 DDP 分值最高的非农兼业户谷物根茎类食物消费的热量比例为 81.46%，低于农业户家庭与农业兼业户家庭此类食物的热量来源比例，动物性食品的热量来源比例为 6.57%，为农业户家庭此类食物的热量比例的三倍还要多一些，但离最佳热量构成比例 14% 还有较大差距；2005 年，三种不同兼业程度家庭其家庭热量来源结构都较 1990 年有了较大的改善，尤其是 DDP 分值提高最快的农业户家庭，其谷物根茎类食物的热量比例由 1990 年的 86.51% 下降为 2005 年的 76.21%，下降 10.30 个百分点，与 DDP 分值最高的非农兼业户家庭的这一比例已非常接近，动物性食品的热量比例也由 1990 年的仅 2.11% 增加为 2005 年的 7.37%，有了较大改善；在其他各种兼业程度家庭豆类及其制品的消费热量比例都有较大改善的情况下，非农兼业户家庭豆类及其制品的热量构成比例却基本保持原来的比例水平；各种兼业程度家庭蔬菜水果的热量构成比例都有了一定幅度的提高；然而，对健康不利的酒类等食品的热量来源比例也有了较大增长，尤其是农业户家庭，其酒类的热量来源比例由 1990 年的 0.51% 增加到 2005 年的 3.52%，在三种类型家庭中的排序也由最后一位上升到第一位，非农兼业户家庭其酒类消费虽也有增长趋势，但其热量来源比例却由第一位降为最后一位，说明此种类型家庭对健康饮食的认识要深刻一些。与最佳热量构成比例相比，贫困地区农村居民应降低酒类的消费，从而更加快速地改善其膳食质量状况。

表 3 - 12　不同兼业程度家庭热量来源结构（％）

农户类型	热量来源	谷物根茎类	动物性食品	添加油脂	豆类及其制品	糖	坚果类油脂	蔬菜水果	酒、饮料
	最佳构成	60	14	9	5	5	2	5	0
农业户	1990	86.51	2.11	6.80	0.61	0.54	0.00	2.92	0.51
	2005	76.21	7.37	5.07	5.20	0.35	0.12	2.16	3.52
农业兼业户	1990	85.64	4.68	5.18	0.97	0.55	0.01	2.42	0.56
	2005	78.85	8.32	4.65	2.89	0.53	0.35	2.39	2.02
非农兼业户	1990	81.46	6.57	5.69	1.75	0.73	0.01	3.04	0.69
	2005	75.04	12.35	5.22	1.94	0.82	0.28	2.58	1.77

资料来源：同表 3 - 1。

四、我国贫困地区农村居民家庭膳食质量状况影响因素分析

（一）变量选择与模型建立

前面分析了不同地区、不同收入水平、不同家庭规模、不同家庭结构类型等贫困地区农村居民家庭膳食质量状况，从分析中我们可以看到，膳食质量安全和食物数量安全是食物安全不同的层次，具有不同的内涵，食物数量安全是食物安全的最低层次，是人类维持生存的基本要求；而膳食质量安全是食物安全的较高层次，以食物数量安全为保障，涉及到食物消费结构、消费习惯以及消费观念等方面的问题。据此，本书主要考虑以下可能影响我国贫困地区农村居民膳食质量状况的因素：

1. **收入水平。** 收入水平是经济实力、购买能力的象征，将直接影响到人们的生活水平，进而影响到人们消费食物的种类和营养结构。一般而言，收入水平越高，人们的生活水平越高，相应的食物消费结构和营养结构越合理，膳食质量水平也越高。所以，膳食质量与收入水平之间理论上是正相关关系。本书用人均

纯收入作为收入水平的衡量指标，以此分析收入水平对我国贫困地区农村居民家庭膳食质量状况的影响。

2. 动物性食品消费量。膳食质量状况和动物性食品消费数量关系密切。膳食质量状况不仅依赖于食物消费总量，还涉及到食物的消费结构和营养搭配，在我国贫困地区农村居民动物性食品消费数量普遍不足的情况下，动物性食品消费数量的多少直接影响到膳食质量水平。本书利用动物性食品热量摄入量来测算动物性食品消费对膳食质量的影响。一般而言，在一定的热量摄入水平下，动物性食品热量摄入量越多，消费结构与营养搭配越合理，其膳食质量水平就会越高；反之，则膳食质量水平越低。

3. 家庭规模。家庭规模即家庭人口的多少，这里用家庭常住人口数作为家庭规模的衡量指标。家庭人口的多少将直接影响家庭膳食质量状况。在我国农村贫困地区，人们受传统的养子防老观念的影响，一般会尽量多的生育孩子。然而，过多的孩子要承担更重的抚养与教育费用，这就会对整个家庭生活带来很大的压力。因此，一般而言，家庭人口越多，所需要承担的经济负担也越重，家庭膳食质量必然受到较大的影响，其膳食质量状况就会越差；人口越少，经济负担相应越小，膳食质量水平一般较高。

4. 教育程度。选择教育程度作为我国贫困地区膳食质量状况的影响因素是因为膳食质量不仅仅是简单的靠体力劳动就能解决的吃饭问题，不只是达到一种饱腹感，更重要的是食物结构和营养搭配，这就要求有一定的受教育程度。因为食物消费结构及营养搭配和人们的食物消费观念和消费习惯有关，我国贫困地区由于其经济社会发展程度较为落后，多年来在食物消费方面形成了高油脂、高盐、消费结构单一等习惯，食物消费的营养观念不强。而教育程度影响到人们接受新鲜事物、新理念的能力，进而会影响到人们的食物消费观念的转变，影响到对植物性食物和动物性食物的选择和平衡。文中用劳动力最高受教育年限作为衡量教育程度的指标，以此分析教育程度对我国贫困地区农村居民膳食质量状况的影响。

5. **农业收入占总收入的比重（农户兼业程度）。**用这一指标衡量农户的生产经营类型对我国贫困地区农村居民膳食质量状况的影响。农村中有农业户、农业兼业户和非农兼业户等的区别，农业户是指主要从事农业生产经营的农户；而农业兼业户是指除了主要从事农业生产经营之外还从事其他二三产业的生产经营活动的农户，非农兼业户是指虽生活在农村，但其主要从事的并非农业生产的农户。众所周知，一般而言，第一产业和二三产业相比其投入产出比较低，经济效益较差。所以，农户类型会影响农户的收入水平，进而会影响到不同农户的食物消费能力及膳食质量。对于资源贫瘠的贫困地区来说，第一产业收入相对较低，二三产业的发展整体水平虽然不高，但其经济效益要高于第一产业经济效益。所以理论上讲，农户生产经营的不同类型对我国贫困地区农村居民膳食质量状况的影响应该是显著的。

6. **地区虚变量。**模型数据来自内蒙古、吉林、河南、贵州、陕西以及甘肃6个省份，各地在自然资源、气候条件、经济发展程度以及人们的食物消费观念等方面都存在一定的差异，进而会影响到不同地区的膳食质量水平。因此，加入地区虚变量来衡量地区差异对我国贫困地区农村居民膳食质量状况的影响。

综合以上分析，本书拟选择影响膳食质量状况的因素分别是：人均纯收入、人均动物性食品热量摄入量、家庭常住人口数、劳动力最高受教育年限、农业收入占总收入的比重（农户类型）以及省份虚变量。

根据以上的变量选择，建立如下双对数形式的膳食质量状况影响因素模型：

$$LOG(DDP) = C(1) + C(2) \times LOG(Income) + C(3) \times$$

LOG(Meat)＋C(4)×(Popu)＋C(5)×(Edu)＋C(6)×(Perc)＋
C(7)×(D₁)＋C(8)×(D₂)＋C(9)×(D₃)＋C(10)×(D₄)＋c(11)×(D₅)

其中：DDP 代表膳食质量分值；Income 代表人均纯收入；Meat 代表人均动物性食品热量摄入量；Popu 代表家庭规模（常住人口数）；Edu 代表劳动力最高受教育年限；Perc 代表农业收入占总收入的比重；D_1，D_2，D_3，D_4 和 D_5 为省份虚变量。C(1)～C(11)为待估参数。

（二）模型估计结果与分析

表 4-1 列出了我国贫困地区农村居民家庭膳食质量状况影响因素模型的估计结果。模型 F 值较高，R^2 接近 0.70，对于截面数据而言，模型估计结果已非常理想。根据模型估计结果的分析，我们可以得出以下几点结论：

第一，收入对我国贫困地区农村居民家庭膳食质量状况具有显著的正向影响。膳食质量状况的收入弹性值为 0.012 3，即收入水平每提高一个百分点，膳食质量水平将提高 0.012 3 个百分点，这一结果与上文对我国贫困地区膳食质量状况影响因素的定性分析一致：收入水平越高，我国贫困地区农村居民食物消费能力越强，食物消费结构和营养结构越合理，膳食质量水平也越高。

第二，人均动物性食品热量摄入量对我国贫困地区农村居民家庭膳食质量状况也具有显著的正向影响。其对膳食质量水平（DDP 分值）的弹性值为 0.112，即我国贫困地区农村居民人均动物性食品热量摄入量每增加一个百分点，膳食质量水平将提高 0.112 个百分点。前面已经提到，在一定的热量摄入水平下，动物性食品热量摄入量越多，说明其消费结构与营养结构越合理，因此其 DDP 分值也就越高。

第三，家庭规模也是我国贫困地区农村居民膳食质量状况的影响因素，其对膳食质量状况具有显著的负向影响。正如我国贫困地区农村居民膳食质量状况影响因素的定性分析中所说，家庭规模对膳食质量水平的影响主要是因为过多的家庭人口需要承受更大的经济负担，在当前抚养、教育等费用不断增长的情况下，家庭膳食质量水平必然会受到人口规模的较大影响。

第四，教育程度对我国贫困地区农村居民家庭膳食质量没有显著影响。从理论上讲，教育程度也将影响到我国贫困地区农村居民膳食质量状况，且与膳食质量水平之间应为正相关关系。但从模型估计结果来看，教育程度在模型中并未通过检验。这表明在我国贫困地区，农村居民受教育程度普遍较低，一些受教育程度较高的农村居民由于受普遍贫困的影响，并不能够把其教育上的优势发挥到膳食质量状况的改善上。

第五，农业收入占家庭总收入的比重对我国贫困地区农村居民家庭的膳食质量具有显著的负向影响。随着农业收入占家庭总收入比重的提高，农村居民家庭的膳食质量水平降低，这也意味着，兼业程度越低的农户，其膳食质量水平也就越低。

第六，地区差异是我国贫困地区农村居民家庭膳食质量状况的又一重要影响因素。从模型估计结果看，吉林贫困地区农村居民家庭在膳食质量状况方面与甘肃不存在明显差别，贵州和内蒙古贫困地区农村居民家庭膳食质量状况明显优于甘肃，而河南和陕西贫困地区农村居民膳食质量状况要差于甘肃贫困地区农村居民膳食质量水平。

表 4 - 1　贫困地区农村居民家庭膳食质量影响因素模型估计结果

变　量	系　数	T - 值
常数项	2.933 0***	45.154 2
LOG（人均纯收入）	0.012 3*	1.799 5
LOG（动物性食品热量摄入量）	0.112 1***	30.238 2
家庭常住人口	−0.018 6***	−5.207 2

（续）

变 量	系 数	T－值
劳动力最高受教育年限	0.000 6	0.350 0
农业收入占总收入的比重	−0.034 1*	−1.808 8
省份虚变量1：内蒙古＝1，其他＝0	0.030 7**	2.060 9
省份虚变量2：吉林＝1，其他＝0	−0.024 3	−1.427 6
省份虚变量3：河南＝1，其他＝0	−0.061 8***	−4.441 7
省份虚变量4：贵州＝1，其他＝0	0.033 2**	2.306 4
省份虚变量5：陕西＝1，其他＝0	−0.027 7*	−1.772 7
R-squared 0.697 3	F-statistic	153.623 7
Adjusted R-squared 0.692 7	Prob（F-statistic）	0.000 0
Durbin-Watson stat 1.322 7		

注：*、＊＊和＊＊＊分别代表在10％、5％和1％的水平下显著。

资料来源：同表3-1。

　　综上所述，在我国贫困地区农村居民家庭膳食质量状况的影响因素中，人均纯收入和动物性食品热量摄入量对家庭膳食质量状况有明显的正影响，其中动物性食品热量摄入量对DDP分值的影响在统计上更加显著。家庭规模和农业收入占总收入的比重（农户兼业程度）对贫困地区农村居民膳食质量水平有显著的负影响。

　　上述结论具有如下政策含义：首先是增加营养价值较高的动物性食品、豆类及其制品的消费是改善膳食质量状况的首要途径，但这些改善的首要前提是提高贫困地区农村居民收入水平；其次是要严格执行国家计划生育政策，缩减家庭人口数量；第三是大力发展非农产业，通过多种途径提高家庭非农收入；最后是国家应该继续采取有效措施缩小地区之间的差异，使不同贫困地区农村居民享有共同的福利政策，达到和谐社会的最终目标。

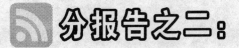

分报告之二：

中国贫困地区农村居民食物消费行为及影响因素研究

第 一 章
导　言

1.1　研究背景及意义

1.1.1　研究背景

中国是人口大国，居民的食物消费问题尤其是占全国人口绝大多数的农村居民的食物消费问题，一直被我国政府高度重视。食物消费不仅关系到广大居民的切实生计，作为国民经济运行的重要一环，还涉及上游及下游产业的结构调整和发展。

自《九十年代中国食物结构改革与发展纲要》颁布以来，我国国民经济取得长足发展，农业和农村经济进入新的阶段，农产品供给实现由长期短缺到总量基本平衡、丰年有余的历史性转变，人民生活水平不断提升。1990—2005 年间，全国居民收入水平大幅增长，其中城市居民人均可支配收入由 1990 年的 1 510.2元增加到 2005 年的 10 493 元，增幅达 594.8%；农村居民人均纯收入由 1990 年的 686.3 元增长到 2005 年的 3 255 元，增幅达 374.3%。这期间，城市居民人均生活消费支出由 1990 年的 1 278.9 元增长到 2005 年的 7 943 元，农村居民人均生活消费支出由 1990 年的 584.6 元增长到 2005 年的 2 555 元。居民收入水平的稳步提高推动了居民食物需求的持续增长，全民营养状况得到了改善。1990—2005 年，我国城市居民及农村居民食物消费支出分别增长了 3.2 倍和 2.4 倍，食物消费支出占生活消费支出比重呈下降趋势,城乡居民恩格尔系数由 1990 年的 54.2%和 58.8%分别降至 2005 年 36.7%和 45.5%。

表 1-1   1990—2005 年全国居民收入和生活消费支出变化

单位:元

年份	纯收入		生活消费支出		食物消费支出		恩格尔系数(%)	
	城市	农村	城市	农村	城市	农村	城市	农村
1990	1 510.2	686.3	1 278.9	584.6	693.7	343.8	54.2	58.8
1995	4 283.0	1 577.7	3 537.6	1 310.4	1 766.0	768.2	50.1	58.6
2000	6 280.0	2 253.4	4 998.0	1 670.1	1 971.3	820.5	39.4	49.1
2005	10 493.0	3 255.0	7 943.0	2 555.0	2 914.4	1 162.2	36.7	45.5

数据来源:《中国农村全面建设小康监测报告》 (2005);《中国统计摘要》(2004);《中国统计年鉴》(2006)。

由追求数量型向注重质量型转变是 20 世纪 90 年代以来我国居民食物消费结构最明显的变化。在消费结构改善的同时,居民消费质量也逐渐提高。总的来说,1990—2005 年实现了动物性食物消费对植物性食物消费(粮食和蔬菜)一定程度的替代。从营养角度来看,植物性食物和动物性食物消费比例逐渐趋于合理。城市居民 2005 年人均粮食消费量不到 1990 年的 60%,动物性食物人均消费量比 1990 年增加了约 10 千克。农村居民 2005 年人均粮食消费量下降为 1990 年的 80%,动物性食物人均消费量增加了约 15 千克。

表 1-2   1990—2005 年全国居民主要食物人均消费量

单位:千克

年份	粮 食		蔬 菜		肉禽蛋及水产品	
	城市	农村	城市	农村	城市	农村
1990	130.7	262.1	138.7	134.0	40.1	17.1
1995	97.0	256.1	116.5	104.6	42.6	19.7
2000	82.3	250.2	114.7	106.7	51.0	25.9
2005	77.0	208.9	118.6	102.28	55.8	32.1

数据来源:《中国统计年鉴》(历年)。

　　与全国平均水平相比，我国贫困人口收入水平相对较低。2005 年，贫困人口人均纯收入为 552 元，仅为全国平均水平的 17.0%，相当于 20 世纪 80 年代末的全国平均水平。也就是说，2005 年贫困农户人均收入水平比全国平均水平落后了 15 年。低收入必然导致低消费，2005 年我国贫困人口人均生活消费支出为 651 元，为全国平均水平的 25.5%。贫困人口各种食物消费量远远低于全国农村居民平均水平，副食品的消费量差距更大。人均粮食消费量 153.7 千克，为全国平均水平的 74%；人均蔬菜消费量 54.6 千克，相当于全国平均水平的 50%；人均消费肉禽类及其制品 9 千克，仅为全国平均水平的 40%；人均消费食用油 3 千克，约为全国平均水平的 50%；人均蛋类消费仅略高于全国水平的 1/5。

　　2005 年，贫困地区农村居民人均每日摄取热量为 2 415 千卡，摄取蛋白质 62.1 克，摄取脂肪 50.7 克，低于全国平均水平。据估计，在农村贫困地区，目前还有较大部分人口的能量和蛋白质摄入量不足，影响身体正常发育。

表 1 - 3　2001—2005 年国家扶贫开发工作重点县人均
每天热量、蛋白质及脂肪摄入量

年　份	热量（千卡）	蛋白质（克）	脂肪（克）
2001	2 488.2	64.0	46.7
2002	2 653.6	67.7	54.1
2003	2 507.9	64.6	48.8
2004	2 400.3	61.9	48.5
2005	2 415.0	62.1	50.7

数据来源：《中国农村贫困监测报告》（2006）。

　　基于上述发展状况，国务院办公厅 2001 年 11 月发表的《中国食物与营养发展纲要（2001—2010 年）》指出：今后十年，将是我国居民食物结构迅速变化和营养水平不断提高的重要时期，贫困地区应是首先需要解决食物与营养发展问题的地区,并且要保证初步解决温饱问题的贫困人口稳定解决温饱。目前,我国贫困人口主要分布在贵州、云南、陕西、甘肃、四川、内蒙古、河北、河南等中西部经济欠发达的农村地区。要解决贫困地区农村居民的食物与营养发展问题,就需要分析研究他们的食物消费习惯、行为及影响因素。

1.1.2 研究意义

于光远曾经说过:对消费的研究是根本性的,首先要研究客观情况,然后才是方针政策。在农村贫困地区,对居民的食物消费行为特征进行客观具体的分析、描述和总结是解决很多问题的基础和根本。

本研究的意义主要体现在以下三个方面:其一是政策意义,研究贫困地区农村居民的食物消费行为及其影响因素对制定相关贫困地区农村居民食物消费需求的发展政策、消费品流通政策具有现实意义;其二是学术意义,应用 ELES 模型系统研究我国居民食物消费需求行为的文献很多,但针对贫困地区农村居民食物消费行为的文献却寥寥无几,本研究利用该模型深入探讨贫困地区农村居民食物消费行为及影响因素,具有一定的理论意义;其三,从贫困地区农村居民自身的营养状况来说,研究其各项食物消费比例即食物消费结构,可以为提高其营养水平提供理论依据,这既是提高国民整体素质的迫切需要,也是我国实现社会和谐发展的必然要求。

1.2 国内外研究综述

消费经济理论在西方经过了两百年的研究,已经逐步走向成熟。国内对消费问题进行研究的理论与实践开始于20世纪70年代末,大多借鉴西方经济理论并结合中国实际,运用各种模型进行实证分析，分析了消费水平、消费结构、消费方式以及消费与收入、投资等的关系。近年来，国内对消费的研究越来越深入，角度和对象也越来越广泛。对农村消费问题研究主要集中在对农村消费现状的评价、农户消费的基本特征、农户消费内容及其变化等，研究方法主要是与城市居民消费进行横向比较、自身纵向特征比较及趋势预测等。由于我国农村贫困地区是广大农村地域的一部分，对贫困地区农村居民食物消费行为特征及影响因素的研究也被包括在对我国农村居民食物消费的研究中。

1.2.1 有关食物消费行为变动特征的分析

梁振华（1994）对处于不同发展阶段、不同层次、不同类型农户的消费倾向进行了实证研究，得出如下结论：农民消费不但有阶段性，而且有层次性；在供给有保证的情况下，决定农民消费投向的决定因素是人均收入水平；在收入水平相近的情况下，固定资产占有情况、家庭成员的构成、生活习惯及有关政策等，是影响消费的重要因素；由温饱向小康转变的时期食物消费增长，口粮比重下降，动物性食物比重上升；不同地区或同一地区农民的收入差距在拉大，导致消费水平的拉大，形成消费的多层次性。处于贫困阶段的农户口粮支出所占比重较大，粗粮多、肉食少、食物结构单调，甚至于以菜代粮；处于温饱阶段的农户主食中细粮由少到多，粗粮成为调剂品，玉米基本转为饲料，肉、蛋、奶等动物食物消费量增长较快。曹力群（2000）对改革开放以来农户生活消费的变动特征及近期发展趋势做了详细分析，他认为农户消费水平和消费结构都受其收入水平的制约，而农户消费水平的高低则直接影响农户消费结构。在消费水平方面，1992年前农户生活消费支出的增长极不稳定，年增长率变化较大，1992—1996年农户的生活消费支出基本呈稳定增长趋势，1997年开始农户生活消费支出陷入徘徊，1998年出现负增长。农户的食物支出在消费结构中始终居于首位,并且比重逐年下降,其中主食支出下降,副食支出增加,有一定的替代作用。但直到1999年,我国农户的副食中除蔬菜和植物油外,肉类、水产品、蛋、奶、水果和食糖的摄入量仍低于我国有关部门规定的营养标准。较低收入的农户其食物消费以自给性消费为主,但呈下降趋势。连建辉(2000)认为,从消费水平看,农村居民消费水平显著提高,但是远低于处于同一收入档次的城镇居民;从消费结构看,逐步升级但总体仍未摆脱以必需品为主体的生存型消费模式,食物支出比重下降,主食所占比重下降了一半,副食支出比重上升并在1997年已超过主食比重;从消费倾向方面看,农村居民消费倾向偏低,远低于城镇居民;从消费性质方面看,农村居民消费的市场化、商品化程度还较低,1997年食物消费中食物性消费仍高达51.1%,自给性消费还占有相当的比重,依靠市场配置消费资料的作用不够突出。鲁万波(2002)运用扩展的线性支出系统模型研究了我国"九五"期间城乡居民的消费结构状况。他发现,食物消费处于农村居民消费倾向的第一位,农村居民历年对食品的消费倾向均低于城镇居民,且农村居民储蓄倾向大于食品消费,这与城乡居民收入水平差异较大、农村居民预防意识较浓是密不可分的。这种现象在贫困地区更加突出,因此应做好农村居民的各项保险和风险防范措施,解放他们手中本来就不丰厚的收入,以期改善他们的食物消费水平和结构。

郑必清(2002)对居民食物消费特征的分析得出以下结论:其一,食物消费额增长放慢甚至减少,占生活消费总支出的比重快速下降,整体消费水平提高。农村居民人均食物消费支出额除1996—1997年期间有微弱上升(由885.49元增加到890.28元)外,1997年以后连续三年直线下降。他认为,出现这种情况的一个重要原因是物价因素,而医疗保健、交通、教育等费用的增加也严重制约了食品消费的增长。其二,粮食消费量减少,动物性食品增加，食物消费质量提高。同时消费品种也有很大变化，优质稻米和面粉成为主要食品，农村居民人均消费肉类、家禽以及水产品分别增长了 29.01％、126.19％ 和 84.04％，但奶类、豆类和蔬菜食用量不足。包国华（2003）以内蒙古农村居民和浙江农村居民的食物消费为例进行区域比较，结果表明，内蒙古农村居民的粮食消费量多，而肉类、蛋、水产品的消费量却比浙江低，粮食高副食低的消费差异表明了食物消费水平的差异，落差较大；通过对 2000 年农村居民肉、蛋、水产品消费量与城镇居民进行比较，得出农村居民食物消费质量与城镇居民相差很大的结论。他认为，农村居民食物消费存在着消费观念落后、季节性食物单一的问题。

1.2.2 有关食物消费影响因素的分析

以往的研究表明，居民收入和各类食物价格是影响居民食物消费的主要因素，地区差异、市场化程度、家庭规模、个体特征（如年龄、性别、受教育程度）等也成为影响食物消费水平和结构的重要因素。

黄季焜（1996）在对中国以往消费分析的基础上，找出了影响消费增长的各种因素和需求变动的内在规律，根据需求模型估计出各种弹性，结合模型中外生变量的假定，建立了需求模型和预测模型。由于假定的外生变量不同，其预测的结果也有多种。他对社会发展和城市化对农村居民食物消费结构变动的影响进行了深入的分析，指出农村社会经济结构的变动对农民食品消费会产生重要的影响。他认为，若只考虑收入和价格变动对食物需求的影响，对未来食物需求的预测必然会产生误差，这种误差最主要体现在过高估计了收入增长对食物消费的影响。

Han 等人（1998）利用 LES-AIDS 二阶段需求系统模型估计了不同收入阶层的农户在食品消费方面的变化特征。结果表明,食品的自价格弹性比其他消费品都高,在$-0.18 \sim -1.24$之间,小麦、低级谷物对于普通农户来说仍是十分重要的食品,它们具有几乎不变的消费弹性,肉类在副食中弹性最强,蔬菜和水果的支出弹性分别介于 $0.011 \sim 1.695$ 和 $0.129 \sim 0.945$ 之间,粮食和食用油的支出弹性较小,蔬菜和酒类的自价格弹性最高,粮食价格变动对其他食物需求量的影响最大。

高飞(1999)通过对我国 1952—1992 年总人口数以及粮食、食用油、肉禽类、蛋类、水产品的消费量数据进行关联分析,得出如下结论:第一,总人口数量的多少和食物消费水平的高低确实能直接引起农产品消费需求量的变化;第二,依据农产品需求价格弹性较小的特点,在一定范围内,价格的变化对食物消费需求量的影响程度不大;由于消费者收入的增加,使农产品价格变动对食物需求量的影响作用并不明显。

连建辉(2000)认为,影响农村居民消费需求不足和消费倾向偏低的因素是多方面的,根本原因是农村居民的持久性收入偏低,不仅远低于城镇居民,而且极不稳定;直接原因是农村居民购买力分流严重,阻碍农村市场潜在需求向现实需求转化;间接原因是农村消费环境差。李荣(2001)依据弗里德曼的持久收入假说建立了双对数模型。结果表明,农民消费倾向持续走低的重要原因是农民收入的不稳定,特别是持久收入不稳定,在贫困地区这种情况表现的更为明显。

穆月英(2001)应用二阶段需求系统 AIDS-AIDS 模型对中国城乡居民消费需求进行分析,第一阶段考察生活消费支出的八大类,进而考察食品消费内部 8 项支出的交叉价格弹性系数后认为,对于粮食和蔬菜,农村居民的其他 6 项支出的补充及替代关系较强。对城市居民来说,粮食与蛋类、水产品是补充消费品,而其他的 6 项是代替消费品。从食品内部的 8 项支出的无条件弹性系数的估计结果可以看出,对于农村消费者来说,随着收入水平的提高,除肉类之外,对蔬菜的消费需求也将增加。她据此预测，今后农村居民将增加高档蔬菜的消费需求量。除此之外，农村地区肉类和食糖的自价格弹性系数最高。张广胜（2002）通过建立农户消费系统模型，利用 1999 年辽宁省农调队住户抽样调查数据，从实证角度分析了农村市场发育对农户消费行为及消费结构的影响。他发现，食用油和蔬菜与市场发育成正相关关系，但农村市场发育程度的提高不会引起这类食品消费的大幅度变动；猪肉和粮食间有较强的替代性，食用油、蔬菜、猪肉等其他农产品的支出弹性均小于 1，但高于粮食；劳动力文化程度对农户消费结构也有一定的影响；农户家庭规模对食品类商品消费的影响为正，农户家庭人口越多，食品消费的支出份额可能越大。刘远（2002）利用总体多样性分解方法和对应分析方法定量测定了地区差异对我国城镇居民消费结构的影响。结果表明，我国城镇居民消费结构受地区差异影响比较显著，总的多样性（shannon）指数等于 1.467，但地区差异对各省城镇居民的食品总支出影响程度最小，shannon 指数也达到了 1.475 84。他认为，地区经济发展的不平衡使得不同地区居民的消费观念、消费行为形成了较大的反差，进而体现在居民消费支出结构上的差异也十分显著。

韩倩、王健（2005）利用持久收入模型对河北省 26 年来的数据进行分析，认为收入是影响河北省农村居民消费需求的重要因素。另外，分析反映农村居民的整体文化素质较低，农民的消费需求受传统思想与习惯的影响比较大，从而导致农村地区存在一些不合理消费现象。此外，消费环境如基础设施建设、商品的供求结构也影响着农村居民消费行为。李小军、李宁辉（2005）运用 AIDS 模型对粮食主产区农村居民食物消费行为进行了计量分析。研究表明，家庭成员的最高受教育水平对居民食物消费结构有一定影响，教育水平的提高有助于农村居民转变其消费偏好，使农村居民增加对动物性食物的消费，减少对粮食的消费。另外，主产区农村家庭外出打工人数越多，粮食消费的支出份额也越大，其原因是留在家中的老人、妇女和儿童消费水平相对较低。总的来说，主产区农村居民家庭特征变量影响其食物消费结构。

1.2.3　有关贫困地区农村居民食物消费的分析

目前有关我国城市居民和农村居民食物消费问题的研究较多，针对某个地区或省份居民食物消费问题的研究也相对较多，而专门针对贫困地区农村居民食物消费问题的研究却相对较少。

宫永媛等（1997）以河北省内丘县的一个贫困乡为例对贫困农户的消费问题进行了实证研究。研究结果表明，各项支出中，食品消费是最大的支出项目，所消费的食物几乎一半以上是自产农产品，这反映出农村贫困地区自给经济的特征，同时也强调了农户的生产能力对于食物保障的重要作用，进而得出解决贫困地区食物保障问题应立足于通过改善家庭的生产能力来实现的结论。差异分析表明，营养水平状况尽管与收入水平相关，但也有区域性的特点，建议在扶贫的战略选择上，注重区域性的特点，加强营养知识的教育，改变地区风俗习惯及其他相似因素的影响，从农户的心理行为上启动、改善其营养水平。陈凡（1998）对贫困地区农户经济行为和贫困机理进行了梳理，把贫困地区农户按收入分为三类，对不同类别农户生产模式进行比较，认为需要以改造传统农业为目标来促进贫困地区经济增长，进而改善贫困地区农户消费状况。

唐平（2001）分析了低收入农民食物消费和膳食结构的变化，认为收入水平的高低不仅直接影响农村居民食物消费水平，也影响其消费质量、营养水平的改善以及膳食结构的合理变化。农村低收入组人群食物消费量明显低于全国平均水平，其中谷物类食物消费量相对较高，动物性食物消费量相对较低，尤其是动物性食物中高质量肉类消费量差距较大，如禽类、蛋类、水产品中的虾等消费量普遍不及全国平均水平的 50%。徐海明（2004）

也对贫困地区农民消费水平进行了研究，认为收入增长缓慢使消费能力受到限制是贫困地区农民消费水平较低的主要原因，农民收入增长困难、消费受传统观念影响也是重要因素。针对这些原因，他提出了相应的改善措施：首先应采取多种措施增加农户收入；其次要改善农村消费环境、创新农村金融体制；从更大的方面说，需要加强产业关联、完善农村市场体系。

1.2.4 对以往研究的简要评述

以往的研究为食物消费问题研究提供了理论基础和研究方法，开阔了研究视野，并对研究思路有所启迪，但仍然存在一定的局限性。以往研究偏重于较大范围（比如城市居民，农村居民，全国居民）的食物消费特征分析，对我国贫困地区农村居民食物消费问题的研究还比较有限，即使存在也多是针对某些问题提出政策建议，较少对贫困地区农村居民食物消费行为特征及影响因素进行量化分析。在这样的背景下，无论对扶贫工作而言还是对粮食安全而言，都有必要专门对我国贫困地区农村居民的食物消费行为及其影响因素进行深入研究。

1.3 研究目标与内容

本研究的目标是：在对我国贫困地区农村居民食物消费变化过程及现状分析的基础上，采用计量经济模型定量分析其主要影响因素，提出提高我国贫困地区农村居民食物消费水平和食物安全水平的政策建议。

为实现上述研究目标，本研究的主要内容包括以下四个部分：

第一部分，贫困地区农村居民消费水平和消费结构分析。 本部分旨在利用统计年鉴相关数据，对贫困地区农村居民收入、消费水平和消费结构进行分析，每一方面的分析均从自身纵向比较、与城市和农村平均水平比较、地区内部消费差异比较三个角度展开。

第二部分，贫困地区农村居民各类食物消费状况分析。本部分采用统计年鉴相关数据，具体考查各类食物消费量的历年变化情况，分析贫困地区农村居民营养摄入的改善趋势，并分别就各类食物消费量与城市和农村平均水平进行比较分析。

第三部分，贫困地区农村居民食物消费影响因素分析。本部分采用 ELES-LES 模型对贫困地区农村居民食物消费的影响因素进行分析，主要包括 ELES-LES 模型的推导介绍、模型参数的计算（收入弹性、价格弹性以及边际消费倾向），在此基础上对贫困地区农村居民食物消费的影响因素进行分析。

第四部分，主要结论及政策建议。本部分对前几部分的研究结论进行总结，根据研究结果，提出提高我国贫困地区农村居民食物消费水平和食物安全水平的政策建议。

1.4 研究方法

本研究中主要采用了以下两个方法：

第一，比较分析法。在分析贫困地区农村居民总消费水平与结构、食物消费水平与结构时单独使用，在分析食物消费影响因素时与定量分析法结合使用。

第二，定量分析法。在对贫困地区农村居民食物消费各影响因素进行分析时采用 ELES 模型及 LES 模型。扩展线性支出系统（ELES）模型是经济学家 Lunch 于 1973 年在线性支出系统（LES）的基础上改进提出的，其经济内涵可表达为：在一定时期内，在给定收入和价格条件下，消费者首先满足其基本需求支出，然后将剩余收入按不同比例在各类商品、劳务及储蓄之间进行分配。

第二章

贫困地区农村居民消费
水平及结构分析

2.1 贫困地区农村居民收入变化特征

2.1.1 贫困地区农村居民收入增长缓慢，增幅较小

改革开放以来，城市居民收入保持稳定增长，生活水平有较大提高。但贫困地区农村居民年人均纯收入 1998 年后增长缓慢，增幅较小。1998—2005 年间，贫困地区农村居民年人均纯收入绝对增加值仅为 408 元，增长 31%。

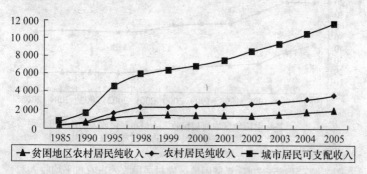

图 2-1　1985—2005 年我国城乡居民和贫困地区农村居民
年人均纯收入变化（元）

注：贫困地区农村居民 1985、1990、1995 年数据为西部 12 省农村居民统计数据。

数据来源：《中国农村贫困监测报告》（2001—2006 年）；《中国统计年鉴》（1997—2006 年）；《中国农村住户调查年鉴》（2001—2004 年）；《中国西部农村统计年鉴》（2000）；《中国统计摘要》（2004）。

2.1.2 贫困地区农村居民收入与全国农村平均水平及城市居民差距逐渐拉大

1998—2005 年间,全国农村居民平均收入增加 1 093 元,城市居民可支配收入增加 5 068 元,增长幅度分别为 51% 和 93%,大大超过贫困地区农村居民 31% 的增幅。贫困地区农村居民人均纯收入增长额分别为全国农村居民平均收入增长额和城市居民可支配收入增长额的 1/3 和 1/12。

由图 2-1 可以看出,近二十年来的增长差异使得贫困地区农村居民收入水平与全国农村平均水平和城市收入水平的差距越来越大。1985—2005 年,贫困地区农村居民的纯收入占全国农村居民平均纯收入的比例逐年下降,由 80% 降至 50% 左右。与城市居民收入水平相比,差距更大,贫困地区农村居民的纯收入 1998 年为城市居民收入的 1/4,到 2005 年仅为城市居民收入的 1/6(图 2-2)。

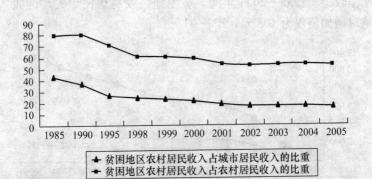

图 2-2 1985—2005 年贫困地区农村居民收入占农村平均收入和
城市居民收入比重

注:贫困地区农村居民 1985、1990、1995 年数据为西部 12 省农村居民统计数据。

数据来源:《中国农村贫困监测报告》(2001—2006 年);《中国统计年鉴》(1997—2006 年);《中国农村住户调查年鉴》(2001—2004 年);《中国西部农村统计年鉴》(2000);《中国统计摘要》(2004)。

2.1.3　贫困地区农村居民人均纯收入地区差异显著

　　根据 2006 年贫困监测报告数据，将 2005 年各省贫困地区农村居民人均纯收入按升序排列，得到表 2-1。由表 2-1 可以看出，人均收入水平最高的河北省几乎是人均收入水平最低的黑龙江省两倍，人均纯收入地区差异显著。

表 2-1　2005 年各省贫困地区农村居民年人均纯收入

单位：元

地区	人均纯收入	地区	人均纯收入	地区	人均纯收入
黑龙江	1 333.4	新疆	1 622.1	广西	1 782.2
甘肃	1 447.2	贵州	1 641.3	四川	1 826.7
云南	1 460.7	湖南	1 644.2	海南	1 952.8
陕西	1 525.7	宁夏	1 698.1	重庆	2 036.6
吉林	1 531.9	青海	1 742.8	安徽	2 043.7
江西	1 561.4	内蒙古	1 757.8	河南	2 309.5
山西	1 561.5	湖北	1 774.4	河北	2 387.3

　　数据来源：《中国农村贫困监测报告》（2006）。

2.2　贫困地区农村居民消费水平及结构分析

2.2.1　自 1995 年以来，贫困地区农村居民生活消费支出增长缓慢

　　1985—1995 年期间，我国贫困地区农村居民人均纯收入增长相对较快，其人均生活消费支出增长幅度也相对较大，1995 年生活消费支出额约为 1985 年生活消费支出额的四倍。但 1995 年以后，贫困地区农村居民生活消费支出增长缓慢。

其中，2001 年以前每年的变动均不超过 20 元，2002 年以后生活消费支出增幅加大，但 10 年间总的绝对增加额仅为 506 元。而且，生活消费支出增加幅度大于纯收入增加幅度，结果是随着贫困地区农村居民收入的提高，消费支出占收入的比重增加。

表 2 - 2　1985—2005 年贫困地区农村居民人均
生活消费支出及其占收入的比重

指标	1985	1990	1995	1998	1999	2000	2001	2002	2003	2004	2005
生活消费支出（元）	262.45	475.17	1 022.45	1 029.42	1 044.56	1 040.65	1 018.03	1 142.7	1 220.1	1 391.9	1 528.5
支出占收入比重(%)	83.01	85.97	91.55	78.13	77.55	77.79	79.72	87.55	86.76	87.96	88.58

注：1985、1990、1995 年数据为西部 12 省农村居民统计数据。

数据来源：《中国农村贫困监测报告》（2001—2006 年）；《中国西部农村统计年鉴》（2000）。

2.2.2　贫困地区农村居民生活消费支出与农村和城市支出水平差距越来越大

图 2 - 3 是 1985—2005 年我国贫困地区农村居民生活消费支出占农村居民及城市居民生活消费支出的比重，由图 2 - 3 可以看出，自 1985 年以来，这两个比重在持续下降，这表明，我国贫困地区农村居民生活消费支出与全国农村居民平均消费支出及城市居民生活消费支出的差距越来越大。

2.2.3　贫困地区农村居民生活消费支出地区差异明显

根据中国农村贫困监测报告 2004 年数据，在贫困地区中，

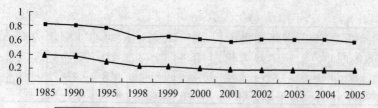

- ■— 贫困地区农村居民生活消费支出占农村居民生活消费支出比重
- ▲— 贫困地区农村居民生活消费支出占城市居民生活消费支出比重

图 2-3 1985—2005 年贫困地区农村居民生活消费
支出占农村和城市居民支出的比重

注：农村贫困地区 1985、1990、1995 年数据为西部 12 省农村居民统计数据。

数据来源：《中国农村贫困监测报告》（2001—2006 年）；《中国统计年鉴》
（1997—2006 年）；《中国农村住户调查年鉴》（2001—2004 年）；《中国西部农村
统计年鉴》（2000）；《中国统计摘要》（2004）。

甘肃省贫困地区人均生活消费支出最低，为 1 122.8 元。人均生活消费支出在 1 600 元以上的地区有内蒙古、黑龙江、安徽、湖北、重庆，最高的为重庆市，其贫困地区农村居民人均生活消费支出为 1 752.7 元。不同贫困地区农村居民生活消费支出差异显著。

　　2005 年，虽然有些贫困地区农村居民人均生活消费支出水平下降，但总体水平是上升的，人均生活消费支出在 1 600 元以上的地区又增加了河北、河南、广西和宁夏 4 省（自治区），减少了一个省（黑龙江）。贫困地区农村居民人均生活消费支出最高的仍为重庆市，为 1 943 元，最低的是云南，为 1 296 元。

表 2-3　2004、2005 年各省贫困地区农村居民人均生活消费支出

单位：元

地区	2004	2005	地区	2004	2005	地区	2004	2005
河北	1 467.7	1 631.1	河南	1 468.6	1 669.7	贵州	1 255.3	1 349.2
山西	1 239.8	1 383.9	湖北	1 683.2	1 710.4	云南	1 181.2	1 296.1
内蒙古	1 726.5	1 787.0	湖南	1 458.2	1 580.4	陕西	1 465.0	1 577.5
吉林	1 327.1	1 451.9	广西	1 516.3	1 781.7	甘肃	1 122.8	1 322.9

(续)

地区	2004	2005	地区	2004	2005	地区	2004	2005
黑龙江	1 620.0	1 467.5	海南	1 515.8	1 562.0	青海	1 230.8	1 522.1
安徽	1 611.6	1 735.7	重庆	1 752.7	1 943.0	宁夏	1 339.5	1 611.3
江西	1 513.7	1 641.2	四川	1 413.4	1 581.9	新疆	1 287.8	1 363.8

数据来源:《中国农村贫困监测报告》(2005、2006年)。

2.2.4 贫困地区农村居民生活消费结构变化显著

近20年来,我国贫困地区农村居民食物支出占消费总支出比重呈下降趋势,衣着、居住和家庭设备支出所占比重也呈下降趋势,医疗、交通、文娱和其他项所占比重增加(表2-4)。全国农村居民和城市居民除居住支出比重呈上升趋势外,其他各项所占比重与贫困地区农村居民各项支出所占比重呈同样的变化趋势。但是,三者的各项支出比重之间存在较大差距,且这一差距呈增大趋势。

表2-4 1985—2005年全国居民各项生活消费支出比重(%)

年份	居民类型	食物	衣着	居住	家设	医疗	交通	文娱	其他
1985年	农村贫困	63.16	10.18	14.17	4.31	2.40	1.46	3.20	1.14
	农村	57.79	9.69	18.23	5.10	2.42	1.76	3.89	1.12
	城市	52.25	14.56	4.79	8.60	2.48	2.14	8.17	7.02
1995年	农村贫困	63.48	6.62	11.81	4.71	3.16	2.00	6.87	1.35
	农村	59.19	6.76	13.72	5.16	3.20	2.54	7.71	1.74
	城市	50.57	13.72	5.87	8.50	3.15	4.90	8.95	4.33
2005年	农村贫困	51.89	5.65	10.63	3.65	5.69	6.91	11.92	1.69
	农村	45.48	5.81	14.49	4.36	6.58	9.59	11.56	2.13
	城市	36.69	10.08	10.18	5.62	7.56	12.55	13.82	3.50

注:农村贫困地区居民1985、1995年数据为西部12省农村居民统计数据。

数据来源:《中国农村贫困监测报告》(2001—2006年);《中国统计年鉴》(1997—2006年);《中国农村住户调查年鉴》(2001—2004年);《中国西部农村统计年鉴》(2000);《中国统计摘要》(2004)。

2.3 贫困地区农村居民食物消费水平及结构分析

2.3.1 1995 年以来，贫困地区农村居民食物消费支出增速缓慢

民以食为天，在八大类生活消费支出中，食物消费是不可缺少的一类。与全国农村居民平均食物消费支出一样，贫困地区农村居民食物消费支出在 1985—1995 年间有较大幅度的增长，在 1995 年后，增速放缓（图 2 - 4）。2005 年，城市居民人均食物消费支出近 3 000 元，农村贫困地区和农村地区整体与城市居民食物消费支出之间差异明显。

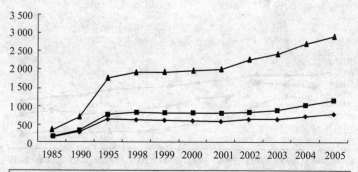

图 2 - 4　1985—2005 年贫困地区农村居民、农村居民和城市居民食物消费支出（元）

注：农村贫困地区 1985、1990、1995 年数据为西部 12 省农村居民统计数据。

数据来源：《中国农村贫困监测报告》（2001—2006 年）；《中国统计年鉴》（1997、2006 年）；《中国农村住户调查年鉴》（2001—2004 年）；《中国西部农村统计年鉴》（2000）；《中国统计摘要》（2004）。

2.3.2 贫困地区农村居民恩格尔系数大幅减小，但仍处于温饱阶段

联合国粮农组织（FAO）提出一个依据恩格尔系数来划分生活水平的标准，恩格尔系数在59%以上者为绝对贫困，50%～59%为勉强度日（温饱），40%～50%为小康水平，30%～40%为富裕，30%以下为最富裕。我国贫困地区农村居民食物消费支出占生活消费支出比例（恩格尔系数）在1998年为61.62%，2005年降为51.9%，七年间下降了近10个百分点，但仍然处于温饱阶段，这与我国贫困地区农村实际情况相吻合。全国农村地区食物消费支出占生活消费支出的比例由1998年的53%降至2005年的45.5%，下降幅度超过7个百分点，虽整体上跨入了小康水平，但农村地区内部存在较大差异，仍有较大比重的农村居民生活不能达到小康水平。

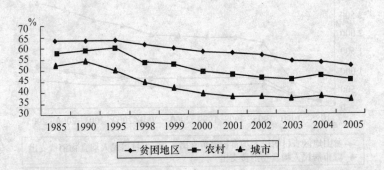

图2-5　1985—2005年贫困地区农村居民、农村居民和城市居民
　　　　恩格尔系数变化情况

注：农村贫困地区1985、1990、1995年数据为西部12省农村居民统计数据。

数据来源：《中国农村贫困监测报告》（2001—2006年）；《中国统计年鉴》（1997、2006年）；《中国农村住户调查年鉴》（2001—2004年）；《中国西部农村统计年鉴》（2000）；《中国统计摘要》（2004）。

2.3.3 贫困地区农村居民主食消费支出比例相对较大，副食及在外饮食支出比例较小

居民食物消费由主食、副食、在外饮食等构成。各种粮食以及利用原粮加工而成的食品如挂面、年糕等构成主食，蔬菜、豆制品、油脂类、食糖、肉、禽及其制品、蛋类、水产品等为副食。我国居民饮食结构一贯以粮食及其制品为主，但随着居民收入的增加和生活水平的提高，食物消费结构发生了明显改变，蔬菜、肉蛋奶等副食消费不断增加，食物消费结构中主食份额出现了不同程度的下降。从贫困地区农村居民食物消费支出构成分析可以看出，1998—2001 年间，贫困地区农村居民主食消费支出逐年减少，主食支出在总食物支出的份额由 1998 年的 44％下降到 2001 年的 40％左右。与农村居民整体及城市居民相比，贫困地区农村居民副食及在外饮食支出比例较小。

表 2-5 1998—2001 年贫困地区农村居民人均主食、副食及在外饮食支出金额

单位：元

指标 年份	主食支出			副食及在外饮食支出		
	农村贫困地区	农村	城市	农村贫困地区	农村	城市
1998 年	276.30	303.45	247.15	358.00	546.15	1 679.74
1999 年	267.51	285.48	235.40	375.79	543.52	1 696.70
2000 年	243.62	248.45	207.73	360.75	572.05	1 750.58
2001 年	237.20	246.62	206.95	346.32	584.08	1 807.07

数据来源：《中国农村贫困监测报告》；《中国农村住户调查年鉴》（2001—2004 年）；《中国统计年鉴》（2004）。

2.3.4 东部贫困地区及较高收入水平贫困居民食物消费支出相对较高

从地区来看，把全国 592 个贫困县按照东部、中部、西部分

组,并对各地区的人均纯收入、人均生活消费支出、人均食物消费支出这三项指标进行对比分析(表2-6)。东部地区平均水平均高于中部地区,中部地区平均水平高于西部地区。东、中、西部贫困地区农村居民人均纯收入相差约300元,人均生活消费支出相差约100元,人均食物消费支出相差约40元。

表2-6 1998—2000年农村贫困地区东、中、西部居民人均食物消费支出

单位:元

指 标	地区	1998年	1999年	2000年
人均纯收入	东部	1 769.83	1 787.45	1 701.13
	中部	1 401.95	1 423.20	1 413.30
	西部	1 082.34	1 110.52	1 152.98
人均生活消费支出	东部	1 177.47	1 229.90	1 170.45
	中部	1 097.03	1 113.92	1 106.34
	西部	927.09	919.39	951.16
人均食物消费支出	东部	683.27	688.32	631.73
	中部	641.05	627.73	604.46
	西部	610.35	597.90	593.85

数据来源:《中国农村贫困监测报告》(2001—2004年)。

把贫困地区农村居民人均生活消费按支出水平分为十组(表2-7)。可以看出,较高生活消费支出组居民的食物消费支出也较高。1 000元生活消费支出水平为分水岭,生活消费支出1 000元以下的贫困地区农村居民,在2000—2003年期间花费在食物消费上的支出呈增长趋势,生活消费支出水平较低组居民食物消费支出增长幅度较大;而生活消费支出1 000元以上的贫困地区农村居民,在2000—2003年期间食物消费支出呈减少趋势,且生活消费支出水平较高组居民食物消费支出减少幅度较大。经过四年的变化,不同人均生活消费支出组居民其食物消费支出差距明显缩小。

表 2-7　2000—2003 年农村贫困地区不同生活消费
支出层次居民人均食物消费支出

单位：元

生活消费分组		2000 年	2001 年	2002 年	2003 年
1 000 元以下	0～300	152.07	160.55	207.00	528.20
	300～500	293.34	293.48	325.90	565.40
	500～800	451.33	449.23	461.70	593.90
	800～1 000	581.70	580.36	584.60	633.00
1 000～2 000 元	1 000～1 200	678.52	667.94	675.10	624.00
	1 200～1 500	776.51	754.89	776.50	651.60
	1 500～1 800	892.87	863.90	887.10	668.60
	1 800～2 000	963.81	920.53	971.50	680.40
2 000 元以上	2 000～2 500	1 042.59	1 004.25	1 040.70	760.00
	3 000 元以上	1 416.02	1 146.22	1 256.50	—

数据来源：《中国农村贫困监测报告》（2001—2004 年）。

第 三 章

贫困地区农村居民各类
食物消费状况分析

3.1 贫困地区农村居民各类食物消费数量变动特征

3.1.1 贫困地区农村居民粮食消费量自 1995 年逐渐减少

我国贫困地区农村居民人均粮食直接消费量在 1985—1995 年间持续增长，1995 年后开始下滑，1998—2000 年间基本稳定在人均 230 千克左右，2001—2005 年间人均粮食直接消费量减少了约 14 千克。

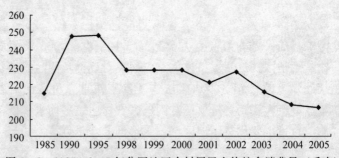

图 3-1　1985—2005 年贫困地区农村居民人均粮食消费量（千克）

注：农村贫困地区 1985、1990、1995 年数据为西部 12 省农村居民统计数据。

数据来源：《中国农村贫困监测报告》（2001—2006 年）；《中国西部农村统计年鉴》（2000）。

表 3-1 1998—2005 年贫困地区农村居民人均粮食消费结构

年 份	细　粮		粗　粮	
	消费量 （千克/人）	比重 （%）	消费量 （千克/人）	比重 （%）
1998 年	162.60	71.23	65.69	28.77
1999 年	163.51	71.66	64.68	28.34
2000 年	165.61	72.60	62.50	27.40
2001 年	161.37	73.11	59.36	26.89
2002 年	174.59	76.84	52.63	23.16
2003 年	205.50	95.18	10.40	4.82
2004 年	196.20	94.06	12.39	5.94
2005 年	195.80	94.68	11.00	5.32

数据来源：《中国农村贫困监测报告》（2001—2006 年）。

在粮食直接消费中，细粮所占比重大，粗粮所占比重小，粮食消费水平及其变化主要由细粮决定。1998—2005 年间，贫困地区农村居民人均细粮消费量总体上保持逐渐增加的趋势，占粮食直接消费总量的比例由 1998 年的 71% 增加到 2005 年的 95% 左右，绝对数额增加了约 35 千克，人均粗粮消费量相应减少，所占比例大幅下降。

根据 2005 年和 2006 年贫困监测报告统计数据，2004 年贫困地区农村居民人均消费豆类及制品 3.9 千克，2005 年为 4 千克，比贫困地区扶贫开发工作重点村居民对豆类及制品的消费量略高。此外，2004 年贫困地区扶贫开发工作重点村居民对谷物及其制品的年人均消费量要比贫困地区农村居民平均水平低，细粮人均消费量也要比贫困地区平均水平低 3.5 千克。

3.1.2 贫困地区农村居民肉类消费近年来持续稳定增加

在农村贫困地区，居民获取蛋白质的主要来源是肉类，主要包括猪肉、牛羊肉和家禽，其中贫困地区农村居民对肉类的消费占对蛋白类食物（包括肉类、蛋类、水产品、奶类及奶制品）消费量的80％以上。由图3-2可以看出，贫困地区农村居民年人均肉类消费量在经历1995—1998年的短暂下降后持续稳定增加，2005年比1998年净增长近6千克，年均增长率达5％；与上年水平相比，2005年增幅最大，达到10.1％。

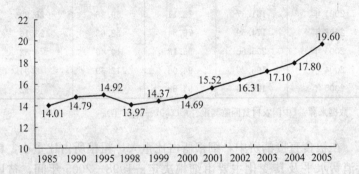

图3-2　1985—2005年贫困地区农村居民人均肉类消费量（千克）

数据来源：《中国农村贫困监测报告》（2001—2006年）；《中国西部农村统计年鉴》（2000）。

注：农村贫困地区1985、1990、1995年数据为西部12省农村居民统计数据。

贫困地区扶贫开发工作重点村居民年人均肉类消费总体上略低于同年贫困地区农村居民肉类消费量，2004、2005年分别为贫困地区农村居民消费量的96.6％和97％。2005年贫困监测报告显示，西部扶贫开发工作重点县居民年人均肉类消费量多于全国贫困地区肉类消费量，这主要是因为贫困地区内部食物消费习惯存在差异，西部地区居民一般消费牛羊肉较多。

3.1.3　贫困地区农村居民蔬菜消费量大幅减少并略有波动

贫困地区农村居民对蔬菜的消费量不大，年人均消费量约

80千克。这一方面是受饮食习惯的影响，吃菜是为辅助吃饭，历来吃菜不多；另一方面是受客观气候条件和环境条件的限制。我国592个贫困县大部分分布在西北地区和中部地区，西北地区气候不适宜大量种植蔬菜，且这些地区贫困县无力推广温室种植，商品市场也不完善，地里没有青菜的时期常常达到半年甚至7～8个月，冬季和春季蔬菜消费要靠窖藏，难度较大，导致春冬季蔬菜食用更少。此外，在蔬菜消费质量方面，结构比较单一，没有形成多样化。

贫困地区农村居民人均蔬菜消费量从1985年约120千克急剧下降至1998年的82.65千克，随后经历了持续减少并略有波动的过程，2001年降至最低谷，为78.8千克，2002年迅速增加为91.42千克后又有所回落，至2005年，贫困地区农村居民人均消费86.9千克。扶贫开发工作重点县居民人均蔬菜消费量少于贫困地区农村居民人均消费量，2005年前者约为后者的93%。

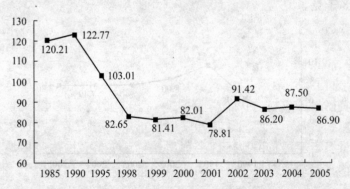

图3-3　1985—2005年贫困地区农村居民人均蔬菜消费量（千克）

注：农村贫困地区1985、1990、1995年数据为西部12省农村居民相关统计数据。

数据来源：《中国农村贫困监测报告》（2001—2006年）；《中国西部农村统计年鉴》（2000）。

3.1.4 贫困地区农村居民水果消费量相对较少

有关全国贫困地区农村居民水果消费的统计数据较少，当前仅有 2002 年以后的数据。2002 年贫困地区农村居民年人均水果消费量为 8 千克，约为全国农村居民人均水果消费量的 55%。扶贫开发工作重点村居民人均水果消费要比贫困地区平均水平低，消费量约为贫困地区农村居民人均水果消费量的 96%。2003 年贫困地区农村居民年人均水果消费量为 7.4 千克，比上年减少 7.5%，同年农村地区居民年人均水果消费量也比上年减少，贫困地区农村居民人均水果消费量占农村居民平均水果消费量的比例增加到 64.9%。2004、2005 年贫困地区农村居民人均水果消费均保持在 2003 年 7.40 千克的水平。扶贫开发工作重点村居民人均水果消费量仍然低于贫困地区平均水平，2005 年扶贫开发工作重点村年人均水果消费量为 7.1 千克，比贫困地区农村居民年人均水果消费量少 0.3 千克。

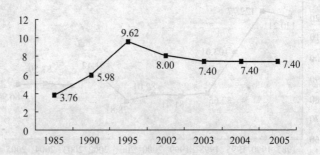

图 3 - 4　1985—2005 年贫困地区农村居民人均水果消费量（千克）

注：农村贫困地区 1985、1990、1995 年数据为西部 12 省农村居民相关统计数据。

数据来源：《中国农村贫困监测报告》（2001—2006 年）；《中国西部农村统计年鉴》（2000）。

3.1.5 贫困地区农村居民食用油消费总体增长，但存在波动

1998 年以来，贫困地区农村居民年人均食用油消费量总体增长，但存在波动。1998 年贫困地区农村居民人均食用油消费量为 4.80 千克，1999 年为 4.93 千克，增长近 3%，2000 年继续增加至 5.04 千克，增长 2%，2001 年人均食用油消费量稍有下降，为 4.99 千克，2002 年出现大幅上升，为 6.64 千克，增长 33%。2003 年贫困地区农村居民人均食用油消费量有所回落，为 5.10 千克，仍然比 1998 年多 6%。2004、2005 年消费水平与 2003 年基本持平。在贫困地区扶贫开发工作重点村，居民人均食用油消费量 2004 年为 4.9 千克，2005 年为 5.1 千克，与贫困地区农村居民相应年份 5.0 千克和 5.2 千克的消费量相差无几。

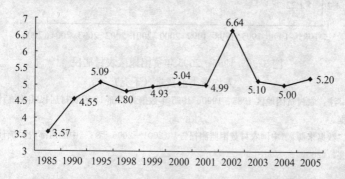

图 3-5 1985—2005 年贫困地区农村居民人均食用油消费量（千克）

注：农村贫困地区 1985、1990、1995 年数据为西部 12 省农村居民相关统计数据。

数据来源：《中国农村贫困监测报告》（2001—2006 年）；《中国西部农村统计年鉴》（2000）。

3.1.6 贫困地区农村居民蛋类消费量近年来增长缓慢

与肉类消费显著增加的情况相比，1998 年以后贫困地

区农村居民年人均蛋类消费数量增长缓慢。在居民对动物性食物消费显著增加的情况下，蛋类占蛋白类食物消费的比重呈下降趋势，由 1998 年的 10.08％降至 2005 年的7.93％（不计奶类及奶制品）。而且，贫困地区农村居民人均蛋类消费量一直较低，1998—2005 年八年间的平均人均蛋类消费量不到 1.80 千克。2005 年扶贫开发工作重点村居民人均蛋类消费量为 1.5 千克，约为贫困地区平均水平的 83％。

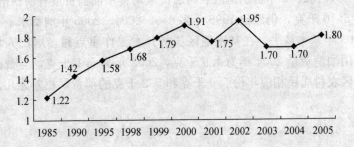

图 3-6   1985—2005 年贫困地区农村居民
人均蛋类消费量（千克）

注：农村贫困地区 1985、1990、1995 年数据为西部 12 省农村居民相关统计数据。

数据来源：《中国农村贫困监测报告》（2001—2006 年）；《中国西部农村统计年鉴》（2000）。

3.1.7   贫困地区农村居民水产品消费量相对较低

2006 年贫困监测报告显示，2005 年西部扶贫开发工作重点县居民人均水产品消费量为 0.45 千克，仅为当年全国贫困地区农村居民水产品消费量的 44.49％。贫困地区农村居民对水产品的人均消费水平相对较低，1998—2005 年的八年间，平均消费量为 1.14 千克，且变动幅度不大。贫困地区人均水产品消费量占总蛋白类食物消费量的比重约为 6%。2005 年扶贫开发工作重点村居民人均水产品消费量为 1.1 千克，约为全国贫困地区平均消费水平的 85%。

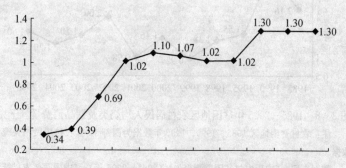

图 3-7　1985—2005 年贫困地区农村居民年
人均水产品消费量（千克）

　　注：农村贫困地区 1985、1990、1995 年数据为西部 12 省农村居民相关统计数据。

　　数据来源：《中国农村贫困监测报告》（2001—2006 年）；《中国西部农村统计年鉴》（2000）。

3.1.8　贫困地区农村居民奶类及奶制品消费量持续波动

　　贫困地区农村居民奶类及奶制品消费量在 1998—2005 年间处于持续波动状态，平均年人均消费量 1.38 千克。不同于其他各种食物消费，扶贫开发工作重点村居民对奶类及奶制品的人均消费量在所统计年份内均高于贫困地区农村居民人均消费量，如 2005 年贫困地区农村居民年人均消费奶类及奶制品 1.6 千克，而当年扶贫开发工作重点村居民年人均消费奶类及奶制品 2.3 千克，为前者的1.4 倍。

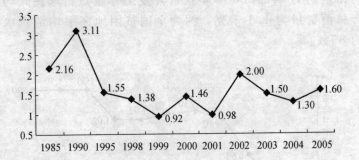

图 3-8　1985—2005 年贫困地区农村居民人均奶类及制品消费量（千克）

注：农村贫困地区 1985、1990、1995 年数据为西部 12 省农村居民相关统计数据。

数据来源：《中国农村贫困监测报告》（2001—2006 年）；《中国西部农村统计年鉴》（2000）。

3.1.9　贫困地区农村居民各类蛋白类食物中肉类消费比重较大

1998 年以来，贫困地区农村居民消费的蛋白类食物中，各种肉类消费占绝对的比重，达到 80％左右，蛋类消费比重次之，约为 7％～9％，奶类及奶制品的消费所占比重在 6％～9％之间，最少的水产品的消费比重，约为 5％～6％。分析居民蛋白类食物消费量中这四类食物所占比例的变化情况可以发现，1998—2005 年间各类食物的消费比例都有上下波动，且肉类消费比例和水产品消费比例变化趋势一致，同增同减，蛋类消费比例和奶类及奶制品消费比例变动方向一致。但是，居民对蛋类和奶类及奶制品的消费所占比例的变动方向与肉类和水产品消费比例的变动方向相反。当肉类和水产品消费比例增加时，蛋类和奶类及奶制品消费比例减少；当肉类和水产品消费比例同时下降时，居民对蛋类和奶类及奶制品的消费占总蛋白类食物的比重上升。

表 3-2 1998—2005 年贫困地区农村居民消费各蛋白类食物所占比例

蛋白食物种类	1998 年	1999 年	2000 年	2001 年	2002 年	2003 年	2004 年	2005 年
肉类	77.40%	79.04%	76.79%	80.54%	76.64%	79.17%	80.54%	80.66%
水产品	5.65%	6.05%	5.59%	5.29%	4.79%	6.02%	5.88%	5.35%
蛋类	9.31%	9.85%	9.98%	9.08%	9.16%	7.87%	7.69%	7.41%
奶类及奶制品	7.65%	5.06%	7.63%	5.09%	9.40%	6.94%	5.88%	6.58%

数据来源：《中国农村贫困监测报告》（2001—2006 年）。

3.1.10 贫困地区农村居民食糖消费量逐渐增加，酒类消费量变化不大

《中国农村贫困监测报告》自 2003 年后不再提供贫困地区农村居民人均酒类消费数据，自 2004 年后不再提供食糖消费数据，因此对此类消费的分析截止到 2002 年。1998 年贫困地区农村居民对食糖的人均消费量为 1.15 千克，此后呈上升趋势，到 2000 年每年增加约 0.1 千克，2001 年短暂下降后又大幅回升，2002 年人均食糖消费量为 1.59 千克。1998 年后贫困地区农村居民年人均酒类消费都在 5 千克以上，且变化不大。扶贫开发工作重点村居民年人均酒类消费量比贫困地区平均水平低。分地区来看，2001 年扶贫开发工作重点县居民年人均食糖消费量为贫困地区平均水平的 91.69%，年人均酒类消费量为贫困地区平均水平的 91.9%。

表 3-3 1985—2002 年贫困地区农村居民人均食糖和酒消费量（千克）

	1985 年	1990 年	1995 年	1998 年	1999 年	2000 年	2001 年	2002 年
食糖	1.11	1.11	1.06	1.15	1.28	1.34	1.17	1.59
酒	4.00	6.27	4.18	5.34	5.52	5.51	5.06	—

注：农村贫困地区 1985、1990、1995 年数据为西部 12 省农村居民相关统计数据。

数据来源：《中国农村贫困监测报告》（2001—2004 年）；《中国西部农村统计年鉴》（2000）。

3.2 贫困地区农村居民食物消费数量与农村及城市居民的比较

3.2.1 贫困地区农村居民各种食物消费数量低于农村居民

　　在粮食消费方面，贫困地区农村居民年人均消费量少于农村居民平均水平。1998年，前者约为后者的91.71%，而后两者均呈下降趋势，但贫困地区农村居民人均粮食消费量下降幅度小于农村居民，使得两者差距由1998年的人均20千克缩小到2005年的人均2千克。在粮食消费构成上，1998年贫困地区农村居民消费的粗粮约占人均粮食消费量的30%，2005年下降为6%左右，而农村居民消费的粗粮占人均粮食消费量比重自1998年以来一直稳定在15%左右。

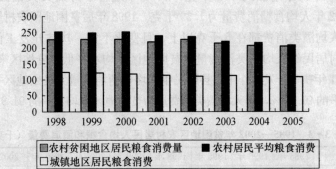

图3-9　1998—2005年贫困地区农村居民、农村居民和城市居民人均
　　　　粮食消费量（千克）
　　注：城镇居民人均粮食消费量已转换为原粮。
　　数据来源：《中国农村贫困监测报告》（2001—2006年）；《中国统计年鉴》（1997、2005年）；《中国农村住户调查年鉴》（2001—2004年）。

在蔬菜消费方面，贫困地区农村居民年人均消费量始终小于农村居民年人均消费水平。1985 年以来，贫困地区农村居民与农村居民人均蔬菜消费量差距经历了一个先扩大后缩小的过程。1985 差距约为 11 千克，2001 年扩大到 30 千克以上，而后差距逐年缩小，2005 年为 15 千克。

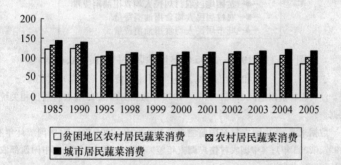

图 3-10　1985—2005 年贫困地区农村居民、农村居民和城市居民
　　　　　人均蔬菜消费量（千克）

注：农村贫困地区 1985、1990、1995 年数据为西部 12 省农村居民相关统计数据。

数据来源：《中国农村贫困监测报告》（2001—2006 年）；《中国统计年鉴》（1997、2006 年）；《中国农村住户调查年鉴》（2001—2004 年）；《中国西部农村统计年鉴》（2000）。

贫困地区农村居民人均食用油消费变化与农村居民人均食用油消费量变化特征基本一致，1998—2002 年间消费量逐年增长，2002 年之后略有下降。在此期间，二者的差距基本稳定，前者约为后者的 80%。

在蛋白质类食物消费中，贫困地区农村居民对蛋类和水产品的年人均消费量约是农村居民平均水平的 1/3，各种肉类的消费量与农村平均水平差距逐年缩小。

从各种蛋白类食物消费比例来看，贫困地区农村居民摄取蛋白来源的均衡程度低于农村居民平均水平。不计奶类及奶制品消

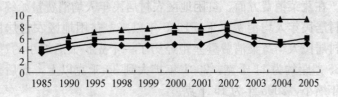

图 3-11 1985—2005 年贫困地区农村居民、农村居民
和城市居民人均食用油消费量（千克）

注：农村贫困地区 1985、1990、1995 年数据为西部 12 省农村居民相关统计
数据。

数据来源：《中国农村贫困监测报告》（2001—2006 年）；《中国统计年鉴》
（1997、2006 年）；《中国农村住户调查年鉴》（2001—2004 年）；《中国西部农村
统计年鉴》（2000）。

费，2005 年贫困地区农村居民食用肉类占到总蛋白类食物消费
的 80% 以上，食用蛋类和水产品仅占蛋白类食物消费的 14%，
而农村地区居民人均食用肉类约占总蛋白类食物消费的 2/3，对
蛋类和水产品的总消费占到蛋白类食物消费的 30% 以上。因此，
在蛋白类食物消费结构方面，贫困地区农村居民还需要加以引导
和改善。

表 3-4 1985—2005 年贫困地区农村居民、农村居民和城市居民
人均肉类、蛋类、水产品、奶类消费量

单位：千克

		1985	1990	1995	1998	1999	2000	2001	2002	2003	2004	2005
肉类	农村贫困居民	14.01	14.79	14.92	13.97	14.37	14.69	15.52	16.31	17.10	17.80	19.60
	农村居民	12.00	12.59	13.12	15.50	16.40	17.20	17.50	17.80	18.20	17.90	20.77
	城市居民	22.56	25.16	23.65	23.87	24.92	27.46	26.42	32.52	32.94	29.22	32.83

（续）

		1985	1990	1995	1998	1999	2000	2001	2002	2003	2004	2005
蛋类	农村贫困居民	1.22	1.42	1.58	1.68	1.79	1.91	1.75	1.95	1.70	1.70	1.80
	农村居民	2.05	2.41	3.22	4.10	4.30	4.80	4.70	4.70	4.80	4.60	4.71
	城市居民	6.84	7.25	9.74	10.80	11.50	11.90	11.10	10.56	11.19	10.35	10.40
水产品	农村贫困居民	0.34	0.39	0.69	1.02	1.10	1.07	1.02	1.02	1.30	1.30	1.30
	农村居民	1.60	2.10	3.40	3.70	3.80	3.90	4.10	4.40	4.50	4.50	4.94
	城市居民	7.08	7.69	9.20	9.80	10.34	11.70	12.30	13.20	13.35	12.48	12.55
奶类	农村贫困居民	2.16	3.11	1.55	1.38	0.92	1.46	0.98	2.00	1.50	1.30	1.60
	城市居民	—	4.63	4.62		7.88	9.94		—	18.62	18.83	17.92

注：农村贫困地区 1985、1990、1995 年数据为西部 12 省农村居民相关统计数据。

数据来源：《中国农村贫困监测报告》（2001—2006 年）；《中国统计年鉴》（1997、2006 年）；《中国农村住户调查年鉴》（2001—2004 年）；《中国西部农村统计年鉴》（2000）。

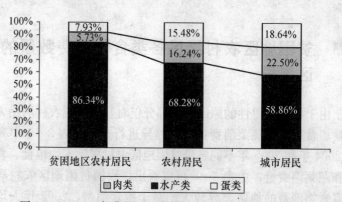

图 3-12　2005 年贫困地区农村居民、农村居民、城市居民
消费肉类、蛋类和水产品的比重

数据来源：《中国农村贫困监测报告》（2006）；《中国统计年鉴》（2006）；《中国农村住户调查年鉴》（2004）。

3.2.2 贫困地区农村居民与城市居民各种食物消费数量的差距更大

通过图3-9～图3-12以及表3-4的分析可以看出，相对于贫困地区农村居民与农村居民之间的差异而言，贫困地区农村居民与城市居民之间各种食物消费数量的差异更大。

贫困地区农村居民年人均粮食消费量为城市居民的2倍以上，人均蔬菜消费量约为城市居民消费量的72%，蛋白类食物中肉类、水产品和蛋类的人均消费量约为城市居民人均消费量的1/3。贫困地区农村居民与城市居民相比，其热量主要来源于谷物，而富含维生素和纤维的蔬菜消费较少，高质量的蛋白类食物摄入也较少。从对蛋白类食物消费的构成来看，贫困地区农村居民偏食各种肉类，蛋类和水产品的消费量占蛋白类食物消费量的14%，而城市居民人均肉类消费占所有蛋白类食物消费量的60%以下，人均蛋类消费量和人均水产品消费量各占20%左右。相对而言，贫困地区农村居民蛋白摄入的来源不均衡。

3.3 贫困地区农村居民各类食物消费数量的地区差异

由于数据可得性的原因，本部分仅对贫困地区农村居民人均粮食、食用油和蔬菜消费量地区差异进行分析。表3-5中列出了2004年和2005年不同省份贫困地区农村居民人均粮食、食用油和蔬菜消费量，由表3-5可以看出，我国贫困地区农村居民家庭食物消费的地区差异较大。对于粮食消费，2005年人均粮食消费量最高的省份是河南，为226.7千克，最低的是山西，为161.4千克，二者差距为65.3千克；对于食用油消费，2005年人均食用油消费量最高的是青海，为9.9千克，最低的是广西，为 2.7 千克，二者之间的差距为 7.2 千克；对于蔬菜消费，2005年人均蔬菜消费量最高和最低省份分别为重庆和青海，二者差距为 114.1 千克。

表 3-5　2004—2005 年各省贫困地区农村居民
人均粮食、食用油、蔬菜消费量

单位：千克

地　区	粮　食		食用油		蔬　菜	
	2004 年	2005 年	2004 年	2005 年	2004 年	2005 年
河北	204.9	193.1	4.5	4.7	67.7	64.0
山西	196.6	161.4	4.9	4.4	66.7	56.4
内蒙古	213.6	179.9	4.1	4.1	65.8	70.4
吉林	194.8	186.4	4.6	4.3	116.0	125.1
黑龙江	199.0	186.2	7.3	7.4	81.8	78.0
安徽	236.5	215.7	6.7	8.6	97.0	92.6
江西	229.8	216.6	6.3	6.0	117.1	110.6
河南	230.2	226.7	4.7	5.2	91.1	99.6
湖北	196.1	173.4	7.2	5.8	136.1	134.0
湖南	238.1	220.0	6.5	7.0	119.4	129.0
广西	184.8	191.2	2.9	2.7	83.1	84.6
海南	178.7	165.5	3.2	3.4	58.3	55.1
重庆	200.9	173.5	3.3	4.1	149.5	149.3
四川	222.9	202.5	5.0	5.1	114.5	103.4
贵州	196.7	187.7	3.2	3.2	111.0	113.2
云南	190.9	190.8	2.5	3.1	84.8	90.0
陕西	194.6	171.5	6.6	6.3	68.2	53.8
甘肃	227.6	210.7	5.1	5.1	55.2	61.7
青海	214.8	207.4	8.4	9.9	33.9	35.2
宁夏	215.8	226.6	7.2	8.7	52.9	55.0
新疆	216.7	215.7	9.0	9.3	54.5	53.5

注：各省贫困地区农村居民人均粮食消费量为谷物消费量。

数据来源：《中国农村贫困监测报告》（2005、2006 年）。

第 四 章

贫困地区农村居民食物
消费影响因素分析

　　研究消费需求，国内外研究一般采用的是扩展的线性支出系统（ELES）模型或近似理想需求系统（AIDS）模型，也有根据研究需要在不同分析阶段分别使用 ELES 和 AIDS 的二阶段需求系统模型。本研究重点在于各项食物消费的分析，而各项食物消费需求只是生活消费中食物消费大类里的细目，考虑到将食物消费中各细目与其他生活消费大类（如居住、文化等）一起用ELES 模型分析时可能出现变量太多的情况，而如果只对食物消费细目用 AIDS 模型分析又缺少有关价格数据。基于这两个方面的考虑，本研究采用二阶段 ELES—LES 消费需求系统模型来对我国贫困地区农村居民食物消费的影响因素进行分析。

4.1　二阶段 ELES—LES 消费需求模型介绍

4.1.1　二阶段消费需求预算思路

　　估计一个复杂的消费需求系统模型时常常存在一个问题，就是相对于用来进行估计的可用观察值的数量来说，分析对象包括的消费项目太多而使解释变量过多，从而难以确保解释变量的自由度，这容易对观测结果的统计检验产生一定影响。解决这个问题的一个方法是，将居民消费预算分为二个阶段。

　　二阶段消费预算的基本思路是：消费者实现效用最大化的消

费决策可以分解成两个阶段。第一阶段，消费者对包括食物、衣着、医疗、文化等各主要消费类别进行总的消费支出预算分配；第二阶段，对第一阶段的某一类主要消费品，比如食物，对其属内各种消费细目（粮食、蔬菜等），在这类支出预算里进行支出分配。这样，第二阶段的消费支出决定与第一阶段的消费支出决定是关联的，从而使得这一思路在理论上具有优越性。

4.1.2　二阶段 ELES—LES 消费需求模型介绍

在二阶段消费预算思路下，选择需求系统模型进行分析便构成了二阶段消费需求系统模型。Eric J. Wailes（1995）在研究中运用的是二阶段 LES—AIDS 模型，在国内研究中，穆月英（2001）也运用二阶段 AIDS—AIDS 模型对中国城乡居民消费需求系统进行了分析。

在二阶段消费需求系统中，第一阶段和第二阶段具体使用哪种需求系统模型与研究重点以及需求系统模型的优势有关，本研究采用的是二阶段 ELES—LES 模型，即第一阶段采用 ELES 模型，第二阶段采用 LES 模型。

线性支出系统（LES）模型是英国经济学家斯通（R. Stone）于 1954 年在 Cobb—Douglas 函数的基础上提出的一种需求系统模型。它假定，一定时期内消费者对某类消费品的消费支出是消费总支出和各类消费品价格的函数，消费者对某类消费品的消费支出包括基本需求支出和追加的消费需求支出。然后依据效用最大化原则，运用效用函数和预算约束共同建立经济模型。效用函数是 Klein—Rubin 效用函数：

$$u = \sum_{i=1}^{n} \beta_i \ln (q_i - c_i)$$

式中，u 代表效用，q_i 是 i 类商品的实际需求量，c_i 是 i 类商品的基本消费需求量，β_i 是边际预算份额，即消费支出超过基本需求支出的部分追加于消费品 i 的比重。

上式中 $\sum_{i=1}^{n} \beta_i = 1$ ，而且 $0 \leqslant \beta_i \leqslant 1$ （$i=1, 2, 3, \cdots\cdots$）。

消费者的预算约束函数为：

$\sum_{i=1}^{n} p_i c_i = V$ ，其中，p_i 是第 i 种消费品的价格，V 是预算总支出。

构造拉格朗日函数：

$$L = \sum_{i=1}^{n} \beta_i \ln(q_i - c_i) + \lambda \left(V - \sum_{i=1}^{n} p_i c_i\right)$$

则效用最大化条件为：

$$\partial L / \partial q_i = \sum \beta_i \bigg/ \sum (q_i - c_i) - \lambda \sum p_i = 0$$

得到：$\lambda = \sum \beta_i \bigg/ \sum p_i (q_i - c_i) = 1 / \left(V - \sum p_i c_i\right)$

因此：$\beta_i = p_i (q_i - c_i) \bigg/ \left(V - \sum p_i c_i\right)$

得到线性支出系统的需求函数为：

$$p_i q_i = p_i c_i + \beta_i \left(V - \sum_{i=1}^{n} p_i c_i\right)$$

上式表明：消费者对第 i 类消费的支出额应等于其基本消费支出额和总支出扣除各类基本消费支出后追加于消费品 i 的部分，其中基本消费需求量不随支出预算变化，边际预算份额对所有人均相同。

在线性支出系统（LES）模型的基础上，经济学家 Lunch 于 1973 年提出把储蓄同样看作一种物品，直接引入效用函数，形成了扩展的线性支出系统（ELES）模型。在模型设计方面，由于把储蓄看作物品，ELES 模型在 LES 模型的基础上有两点发展：一是以可支配收入代替总消费支出；二是以边际消费倾向代替边际预算份额。其经济内涵可表达为：在一定时期内，在给定收入和价格的前提下，消费者首先满足其基本需求支出，扣除其基本需求支出之后的剩余收入则按不同比例在各类商品、服务支出及储蓄之间分配。

ELES 模型的一般形式为：

$$V_i = p_i c_i + \beta_i \left(Y - \sum_{i=1}^{n} p_i c_i \right) \quad (i = 1, 2, 3, \cdots, n)$$

上式中，V_i 为消费者对第 i 类商品或服务的消费支出额，p_i、c_i 分别为第 i 类商品或服务的价格和消费者对它的基本需求量；$p_i c_i$ 为对第 i 类商品或服务的基本消费需求支出额；Y 为消费者人均收入；β_i 为边际消费倾向，即各类商品或服务基本需求支出额以外的剩余收入部分追加于第 i 类商品、服务及储蓄的比例，$0 < \beta_i < 1$。

4.1.3　参数估计

首先，在第一阶段，用 ELES 模型进行大类消费估计。由于本研究是对我国贫困地区农村居民的食物消费做分析，考虑的主要是食物中各细目的消费情况，因此，在第一阶段大类分析时不采取一般的将生活消费支出分八大类的做法，而是将生活消费支出中食物消费支出以外的衣着支出、居住支出、家庭设备用品及服务支出、医疗保健支出、交通通讯支出、文教娱乐用品及服务支出、其他商品和服务支出这七项支出合并为一类，即第一阶段的分析将消费支出分为食物消费支出和非食物消费支出两大类。

因此，在第一阶段，设食物消费支出为 V_1，非食物消费支出为 V_2。记 ELES 模型中

$$\alpha_i = p_i c_i - \beta_i \sum_{i=1}^{n} p_i c_i \tag{1}$$

于是原模型化为：$V_i = \alpha_i + \beta_i Y \quad (i = 1, 2)$

根据相关数据，用普通最小二乘法（OLS）进行估计可以得到 α_i、β_i 的估计值。

对（1）式两边求和，经一定运算后可得食物消费和非食物

消费的基本需求支出额：

$$p_i c_i = \alpha_i + \beta_i \sum_{i=1}^{n} \alpha_i \Big/ \Big(1 - \sum_{i=1}^{n} \beta_i\Big) \quad (i = 1, 2)$$

在消费结构特征指标的计算方面，主要推导边际消费倾向、收入弹性和价格弹性。模型估计出的 β_1 即为贫困地区农村居民对食物消费的边际消费倾向，含义为当人均纯收入增加 1 元时，会投入到食物消费品支出中的货币量，反映了食物消费品在全部消费中所占的地位，以及未来可能的变化趋势。

收入弹性反映消费需求对收入变化的敏感程度，即在其他因素不变的情况下，当收入上升 1% 时，需求量变化的百分比。它可反映收入增加后，对贫困地区农村居民食物消费需求的影响程度。根据如下公式可以得出第一阶段的食物消费的收入弹性为：

$$\varepsilon_1 = (\partial q_1 / \partial Y) \cdot (Y/q_1) = \beta_1 \cdot Y/V_1$$

需求价格弹性分为自价格弹性和交叉价格弹性。需求的自价格弹性是指在其他条件不变的情况下，某种商品价格变化 1% 时，引起该商品需求量变化的百分比。第一阶段食物需求的自价格弹性计算公式为：

$$\eta_{11} = (\partial q_1 / \partial p_1) \cdot (p_1/q_1) = (1 - \beta_1) \cdot p_1 q_1 / V_1 - 1$$

交叉价格弹性是指在其他条件不变的情况下，一种商品价格变动 1% 时引起另一种商品变化的百分比。第一阶段食物交叉价格弹性的计算公式为：

$$\eta_{12} = (\partial q_1 / \partial p_2) \cdot (p_2/q_1) = - \beta_1 \cdot p_1 q_2 / V_2$$

在第二阶段，用 LES 模型进行分析。分析指标包括各类食物消费需求的收入弹性和自价格弹性。这个阶段的估计有两种算法，一种是按照与第一阶段类似的方法求得各弹性系数，称其为有条件的弹性系数；另一种计算方法是，在上述有条件的弹性系数的基础上，结合第一阶段的有关估计结果，计算得出第二个阶段的弹性系数，称为无条件的弹性系数。本研究需计算无条件的弹性系数，首先按照类似于第一阶段的方法估计出各类食物的边

际消费倾向 β_{il}，收入弹性 ε_i，价格弹性为 η_{ii} 和 η_{ij}，则整个二阶段消费需求模型估计计算得到的各类食物消费的无条件弹性系数为：

各类食物消费的收入弹性：$\varepsilon_{il} = \varepsilon_1 \varepsilon_i$

各类食物消费的价格弹性为：$\eta_{il} = \eta_{ii} + \varepsilon_i \omega_i (1 + \eta_{11})$，其中 $\bar{\omega}_i$ 是第 i 类食物的消费支出在食物消费支出中的份额。

4.2 贫困地区农村居民食物消费影响因素分析

4.2.1 数据来源

本研究采用的二阶段消费需求模型需要的数据有贫困地区农村居民人均纯收入、人均食物消费支出、人均非食物消费支出、各类食物的消费支出，考虑到数据的可获得性，我们在进行食物分类时依据国家统计局的分类，将食物分为粮食、蔬菜、肉禽蛋奶类、水产及其制品、食用油、烟酒、其他食物等七类，其他食物类主要包括茶叶及饮品、食糖、干鲜水果等，粮食类包括了谷物、薯类和豆类。

研究所用数据为 2004 年贫困地区农村住户调查数据。共有 6 个样本县，具体是：东部吉林省安图县，中部内蒙古四子王旗、河南光山县和淮阳县，西部贵州正安县和陕西定边县，样本户数为 500 户。

4.2.2 参数估计结果

ELES—LES 模型参数估计结果列于表 4-1、表 4-2 中，表中括号内显示的是各估计值在 5% 显著水平下的 t 检验值。由表 4-1、表 4-2 看出，t 检验值大部分大于 2.447（$t_{0.025}$），因此绝大部分参数的估计值在 5% 的显著水平下是显著的，这说明人均收入对食物消费支出和非食物生活消费支出的影响显著，而且，人均食物支出对七类食物消费支出的大部分影响显著。

表 4-1　贫困地区农村居民生活消费 ELES 模型参数估计结果

项　　目	α_i	β_i	R^2
食物消费支出	485.269 (15.631)	0.191 (15.666)	0.574
非食物生活消费支出	310.194 (4.218)	0.223 (7.736)	0.327

表 4-2　贫困地区农村居民食物消费 LES 模型参数估计结果

项　　目	α_i	β_i	R^2
粮食	−64.753 (−3.513)	0.470 (25.628)	0.754
蔬菜	31.181 (5.788)	0.057 (10.599)	0.429
肉禽蛋奶	58.340 (5.212)	0.167 (14.969)	0.557
水产品	−3.254 (−2.049)	0.018 (11.703)	0.464
食用油	12.931 (5.530)	0.007 (2.988)	0.133
烟酒	1.439 (0.176)	0.084 (10.353)	0.422
其他食物消费品	0.310 (0.045)	0.094 (13.674)	0.522

　　由于本研究数据是地区截面数据，各方程（除食用油消费支出方程外）的 R^2 值基本都达到 0.4 以上，总体来说，系统方程拟合程度较好。对于拟合优度不好的消费支出方程对应的各弹性值和边际消费倾向将不作分析，以"－"标示。

　　参数估计得出贫困地区农村居民食物消费支出的边际倾向 β_1 为 0.191（表 4-1），表明在满足基本消费需求的剩余收入中，约有 1/5 的量将分配到食物消费支出中。虽然从数值来看，食物的边际消费倾向较小，但是考虑到食物消费只是生活消费支出八大类中的一类，食物消费无疑在贫困地区农村居民的生活消费支出中还占据主要地位。β_i 的和是总的生活消费支出倾向，由 1 减去这个和的值是贫困地区农村居民的储蓄倾向，为 0.59，也就是说贫困地区农村居民人均纯收入中增加额的 50% 以上会作为家庭储蓄。参考相关研究得到的城市居民和农村居民储蓄倾向值分别为 0.4 和 0.31（臧旭恒，2003 年），可见贫困地区农村居民储蓄倾向较高。

表 4-2 是第二阶段以食物消费支出作为各种食物细目消费预算进行估计的结果，β_i 值为边际预算份额。从表 4-2 中可以看出，粮食消费支出和动物类食物消费支出是食物消费支出中的主要部分，新增的食物支出额有近 50% 花费在粮食消费上，其次是动物性食物中的肉禽类、蛋类、奶类及制品约占近 20%。水产品消费在食物支出预算中的边际预算份额较小，烟酒类、蔬菜类以及其他食物消费的边际预算份额居中。对比相关研究中城市和农村居民粮食消费边际预算份额为 0.07 和 0.21（黎东升，2005 年）的结论，贫困地区农村居民粮食消费边际预算份额（0.47）要比城市和农村居民高。

在模型第二阶段估计中，得出了在食物消费支出预算下贫困地区农村居民各项食物的基本消费支出和总支出（表 4-3）。从各类食物消费总支出数据可以看出，贫困地区农村居民的食物消费支出中粮食和肉禽蛋奶类占主要份额，其次是其他食物类（食糖、干鲜瓜果、茶及饮品）、蔬菜和烟酒，水产品消费支出较少。

表 4-3 贫困地区农村居民各类食物基本消费需求支出和总支出

项　　目	$p_i c_i$	V_i
食物	743.92	893.78
粮食	101.27	355.26
蔬菜	51.25	81.95
肉禽蛋奶	117.23	207.31
水产品	3.28	13.27
食用油	—	19.14
烟酒	31.28	76.94
其他食物消费品	33.60	84.53
非食物生活消费	612.75	788.05

4.2.3 边际消费倾向分析

从表 4-4 可知，贫困地区农村居民食物边际消费倾向排在前三位的是粮食、肉禽蛋奶类和其他消费品类，数值分别为 0.090、0.032、0.018，即当有剩余收入时，贫困地区农村居民将剩余收入首先投向粮食、肉禽蛋奶类和其他消费品类上。以粮食为例，当收入增加 1 元时，贫困地区农村居民会追加消费粮食 0.090 元。由于贫困地区农村的市场发育程度较低，食物消费多样化程度较低，居民在有限的收入约束下安排了基本的粮食和肉禽类等的消费后，才考虑蔬菜、水产品的消费，这也是合理的选择。

表 4-4 贫困地区农村居民各类食物的边际消费倾向

食物	粮食	蔬菜	肉禽蛋奶	水产品	食用油	烟酒	其他	非食物
0.191	0.090	0.011	0.032	0.004	—	0.016	0.018	0.223

比较总的食物边际消费倾向（0.191）和非食物类的边际消费倾向（0.223），可以发现贫困地区农村居民在安排总消费支出时会优先安排非食物类（包括衣着、居住、交通、医疗、文化等）的消费。

4.2.4 贫困地区农村居民食物消费影响因素分析

4.2.4.1 收入变动对贫困地区农村居民粮食、水产品和其他类食物的消费影响较大

从贫困地区农村居民食物、非食物消费收入弹性（表 4-5）可知，当收入增长 1% 时，贫困地区农村居民食物需求增长 0.46%，非食物消费（交通、文化、衣着、医疗等）需求增长 0.61%。这反映出随着收入的增长，贫困地区农村居民食物需求总量将呈增长趋势，但食物消费支出占消费总支出的比重将会下

降，交通、文化、医疗、设备等非食物类消费支出占消费总支出的比重将会上升。

表 4 - 5 贫困地区农村居民食物消费收入弹性

食物	粮食	蔬菜	肉禽蛋奶	水产品	食用油	烟酒	其他	非食物
0.457	0.540	0.283	0.328	0.569	—	0.449	0.455	0.606

另外，比较食物消费中各类食物消费的收入弹性可以看出，收入变动对贫困地区农村居民粮食、水产品和其他类食物的消费影响较大。当收入增长 1％时，对粮食的需求增长 0.54％，对水产品的需求增长 0.57％，对其他类食物（食糖、茶叶及饮品、干鲜瓜果等）的需求增长 0.46％。表 4 - 5 中肉禽蛋奶类和蔬菜的需求收入弹性相对较低，当收入增长 1％时，肉禽蛋奶需求增长 0.33％。在食物消费收入弹性中，蔬菜的弹性系数最小，说明收入变动对贫困地区农村居民的蔬菜消费需求影响不大。

4.2.4.2 水产品、其他类食物、烟酒、粮食的消费需求受价格影响较大

由表 4 - 6 可以看出，贫困地区农村居民对水产品、其他类食物、烟酒、粮食的消费需求受价格的影响较大，价格上升 1％时，上述各类食物消费需求均下降 0.50％以上。贫困地区农村居民蔬菜消费需求的自价格弹性系数较小，说明蔬菜的价格变动对其消费影响不大。

表 4 - 6 贫困地区农村居民食物消费的自价格弹性系数

食物	粮食	蔬菜	肉禽蛋奶	水产品	食用油	烟酒	其他	非食物
−0.326	−0.523	−0.372	−0.417	−0.745	—	−0.571	−0.577	−0.396

第五章
主要结论及政策建议

5.1 主要结论

5.1.1 贫困地区农村居民人均纯收入增长缓慢

1998—2005 年间，贫困地区农村居民人均纯收入绝对增加值仅为 408 元，增长 31%。而同期全国农村居民平均收入增加 1 093元，城市居民可支配收入增加 5 068 元，增长幅度分别为 51% 和 93%，大大超过贫困地区农村居民 31% 的增幅。增长速度差异使得贫困地区农村居民收入水平与全国农村平均水平和城市收入水平的差距越来越大。1985—2005 年，贫困地区农村居民纯收入占全国农村居民平均纯收入的比例逐年下降，由 80% 降至 50% 左右。与城市居民收入水平相比，差距更大，贫困地区农村居民的纯收入 1998 年为城市居民收入的 1/4，到 2005 年仅为城市居民收入的 1/6。

5.1.2 贫困地区农村居民生活消费支出增长缓慢，消费结构变化显著

自 1995 年以来，我国贫困地区农村居民生活消费支出增长缓慢。其中，2001 年以前每年的变动均不超过 20 元，2002 年以后生活消费支出增幅加大，但 10 年间总的绝对增加额仅为 506 元。我国贫困地区农村居民生活消费支出与全国农村居民平均消

费支出及城市居民生活消费支出的差距越来越大。

近 20 年来，我国贫困地区农村居民生活消费结构变化显著。食物支出占消费总支出比重呈下降趋势，衣着、居住和家庭设备支出所占比重也呈下降趋势，医疗、交通、文娱和其他项所占比重增加。我国贫困地区农村居民恩格尔系数在 1998 年为 61.62%，2005 年降为 51.9%，七年间下降了近 10 个百分点，但仍然处于温饱阶段。贫困地区农村居民主食消费支出比例相对较大，副食及在外饮食支出比例较小。

5.1.3　近年来贫困地区农村居民粮食消费量逐渐减少，肉类消费持续稳定增加

我国贫困地区农村居民人均粮食直接消费量在 1985—1995 年间持续增长，1995 年后开始下降，1998—2000 年间基本稳定在人均 230 千克左右，2001—2005 年间人均粮食直接消费量减少了约 14 千克。贫困地区农村居民年人均肉类消费量在经历 1995—1998 年的短暂下降后持续稳定增加，2005 年比 1998 年净增长近 6 千克。

贫困地区农村居民食物消费变化特征还有：蔬菜消费量大幅减少，水果消费量相对较少，食用油消费总体增长，蛋类消费量近年来增长缓慢，水产品消费量相对较低，奶类及奶制品消费量持续波动，食糖消费量逐渐增加，酒类消费量变化不大。

5.1.4　贫困地区农村居民各种食物消费量与农村居民及城市居民有较大差距

我国贫困地区农村居民各种食物消费量均低于农村居民平均水平，与城市居民食物消费量相比差距更大。贫困地区农村居民人均粮食消费量为城市居民的 2 倍以上，人均蔬菜消费量约为城

市居民消费量的 72%，蛋白类食物中肉类、水产品和蛋类的人均消费量约为城市居民人均消费量的 1/3。贫困地区农村居民与城市居民相比，其热量主要来源于谷物，而富含维生素和纤维的蔬菜消费较少，高质量的蛋白类食物摄入也较少。从对蛋白类食物消费的构成来看，贫困地区农村居民偏食各种肉类，蛋类和水产品的消费量占蛋白类食物消费量的 14%，而城市居民人均肉类消费占所有蛋白类食物消费量的 60% 以下，人均蛋类消费量和人均水产品消费量各占 20% 左右。相对而言，贫困地区农村居民蛋白摄入的来源不均衡。

5.1.5 贫困地区农村居民食物边际消费倾向排在前三位的是粮食、肉禽蛋奶类和其他类

我国贫困地区农村居民食物边际消费倾向排在前三位的是粮食、肉禽蛋奶类和其他食物类，数值分别为 0.090、0.032、0.018，即当有剩余收入时，贫困地区农村居民将剩余收入优先投向粮食、肉禽蛋奶类和其他食物类上。由于贫困地区农村的市场发育程度较低，食物消费多样化程度较低，居民在有限的收入约束下安排了基本的粮食和肉禽类等的消费后，才考虑蔬菜、水产品的消费。

5.1.6 收入变动对贫困地区农村居民粮食、水产品和其他类食物的消费影响较大

当收入增长 1% 时，对粮食的需求增长 0.54%，对水产品的需求增长 0.57%，对其他类食物（食糖、茶叶及饮品、干鲜瓜果等）的需求增长 0.46%。肉禽蛋奶类和蔬菜的需求收入弹性相对较低，当收入增长 1% 时，肉禽蛋奶需求增长 0.33%。在食物消费收入弹性中，蔬菜的弹性系数最小，说明收入变动对贫困地区农村居民的蔬菜消费需求影响不大。

5.1.7 水产品、其他类食物、烟酒、粮食的消费需求 受价格影响较大

贫困地区农村居民对水产品、其他类食物、烟酒、粮食的消费需求受价格的影响较大，价格上升 1％时，上述各类食物消费需求均下降 0.50％以上。贫困地区农村居民蔬菜消费需求的自价格弹性系数较小，说明蔬菜的价格变动对其消费影响不大。

5.2 政策建议

5.2.1 增加贫困地区农村居民收入，提高其购买力

贫困地区农村居民收入的储蓄部分较高，而新增收入中非食物类消费也多于食物消费。因此，要改善其食物消费状况，必须摆脱收入约束。这可以从两个方面进行，一是增加贫困地区农村居民收入，二是减少生活消费中非食物消费的分流。

在增收方面，可以考虑依靠农业生产增收和进行兼业或劳动力转移增加非农收入。根据贫困农村地区资源差异，在环境脆弱的地区，虽然可通过因地制宜地实施扶贫项目提高居民农业收入，但受资源限制较强，从长远来看依靠农业增收潜力不大，因此应该鼓励兼业和劳动力转移以增加非农收入。

政府应该在引导农户积极发展非农产业、拓宽劳动力的就业渠道方面发挥重要作用。兼业或者劳动力转移在贫困农村地区对居民收入增加的作用往往比依靠农业生产增收效果明显，在北方地区更是如此。因此，政府和相关职能部门要切实发挥作用，帮助农民寻找劳务市场，鼓励农民外出打工、发展农产品加工业和从事运输业等，利用多种途径来增加贫困地区农村居民收入。

同时要进一步提高农业生产收入。提高劳动生产率，按照市

场需求发展农业生产，确定优势种植和养殖品种及结构，以此加快贫困农村地区产业结构和产品结构调整，提高产业化水平。此外，根据贫困地区资源状况，可以重点考虑发展订单农业、绿色农业等，建立绿色种植基地，以绿增收。根据不同地区实际情况引进、开发、推广各类新技术，在农业增长中增加科学技术含量，提高农业综合效益。

在减少生活消费支出中非食物类消费分流方面，减少非食物类消费支出并不是要贫困地区农村居民减少在住房、衣着、医疗等方面的支出，这些支出往往无法减少。但是，政府可以通过加强基础设施建设以减少居民交通成本、完善各项社会保障和医疗保障措施以减少居民在医疗方面的花费、普及义务教育以减少居民教育支出。这样增加的剩余支出预算就会有一部分被分配到食物消费支出，进而一定程度上改善贫困地区农村居民食物消费水平。保障措施的完善也可以提高居民对紧急医疗等的承受能力，进而减少其储蓄倾向，将更多的收入花费在改善食物消费上来。同时，基础设施的完善也可以为建立食物消费品市场打下良好基础。

5.2.2 引导科学消费，改进消费观念

某类食物消费量的多少与居民收入水平和消费品价格有关，也与居民消费意愿有关。收入增加之后，增加的收入是否会更多的投入到食物消费中去，取决于居民是否认为有必要增加这类食物的消费量。研究分析发现，贫困地区农村居民食物消费观念与农村居民及城市居民有较大差别。总的来说，贫困地区农村居民对食物消费的重视程度要小于城市和农村居民，他们对一些食物的消费往往稳定在其认为合适的消费程度上，虽然现有的食物消费并不丰富，但他们仍然安于食物消费现状，而用剩余收入来满足其他方面一些不合理的消费。因此，要在尊重不同地区、不同民族长期形成的习惯、不同消费者个体特征差异的基础上，引导

他们合理消费，提高营养水平。具体可以通过食物消费知识讲座等来提高贫困地区农村居民对食物消费的认识，引导其进行科学合理的食物消费。

5.2.3 完善食物流通市场，改善贫困地区农村居民食物消费环境

贫困农村地区往往与县城距离较远，食物市场发育程度低，在一定程度上影响着贫困地区农村居民的食物消费水平。当贫困地区农村居民收入水平提高以后，居民的消费观念也得到改善，这时食物是否容易购买得到、价格是否合理对居民消费量的影响至关重要。因此，建立完善的食物流通市场体系，对贫困地区农村居民食物消费的改善有重要作用。与提高居民收入水平相比，完善食物消费环境同样是可持续性相对较强的提高居民食物消费水平的重要措施。

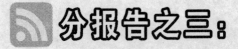
分报告之三：

中国贫困地区农户粮食
生产行为及影响因素
研究

第 一 章

绪　　论

1.1　研究背景与意义

　　作为世界上人口最多的国家，粮食安全问题在我国显得尤为重要。从国家总体层面上来看，经过多年的不懈努力，我国粮食已基本实现了供需平衡，全民的膳食水平和营养状况都得到了全面改善，可以说，我国总体层面上的粮食安全问题已经基本解决。但是，我国人口众多、幅员辽阔，地区差异、城乡差异、贫富差距都还很明显，虽然粮食安全问题在总体上已经基本解决，但在局部地区，尤其是贫困地区，粮食安全形势还很严峻。贫困人口最基本的问题就是温饱问题，然而我国贫困地区由于其自然、经济、社会等方面的原因，人们的生产生活很不稳定，依然有很多人挣扎在温饱线上。目前贫困农户和低收入农户的粮食消费量处于人均150千克的警戒线上，说明贫困地区的粮食安全问题还没有从根本上得到解决。据中国粮食经济研究会的研究，我国592个扶贫开发工作重点县中，有332个县不同程度缺粮，涉及人口近1.3亿。在国务院扶贫办重点调查的100个贫困村中，有36.4%的农户不同程度的缺粮（中国农村贫困监测报告，2006）。

　　我国粮食安全问题主要是贫困地区的粮食安全问题，而解决贫困地区农户粮食安全问题的一个主要途径就是提高贫困地区的粮食生产能力。由于贫困地区农户粮食的生产行为会直接影响到贫困地区的粮食生产能力，所以研究我国贫困地区农户粮食生产行为对于解决贫困地区的粮食安全问题至关重要。

基于以上原因，本研究主要对我国贫困地区农户的粮食生产行为及其影响因素进行分析，其理论意义在于通过实证研究贫困地区农户粮食生产行为，揭示我国贫困地区粮食生产的微观基础，从而丰富现有农户行为理论。本项研究的现实意义在于了解贫困地区农户粮食生产行为特征，确定影响农户粮食种植决策、生产投入决策以及新技术采用决策的主要因素，从而为政府制定贫困地区粮食发展政策提出对策建议，以提高我国贫困地区的粮食安全水平。

1.2 国内外研究综述

1.2.1 农户行为的相关理论

1. **农户经济行为理论**。在西方发展经济学家中，对农户行为的研究主要有三个流派。一个是以俄国的 A. 恰亚诺夫为代表的组织生产流派。该流派认为，农户的决策行为在两个方面不同于资本主义企业的行为，一是农户经济发展依靠的是自身的劳动力，而不是雇佣劳动力；二是农户生产的产品主要是为满足家庭自给需求而不是追求市场利润最大化。农户的劳动投入因为不以工资的形式表现，无法计算其成本，而投入与产出常常又是不可分割的整体，所以追求最大化上农户选择了满足自家消费需求和劳动辛苦程度之间的平衡，而不是利润和成本之间的平衡。

第二个是以西奥金·舒尔茨为代表的理性行为流派。舒尔茨著名的"农民理性"论断，使得经济学在研究农民问题上有了极大的发展。实际上，经典经济学最致命的问题也许就在农民的"非理性人"假定，这个假定已经为贝克等经济社会学家所承认和利用。而对于完全竞争和完全信息的完备市场体系的假定，则是新兴的所谓"信息范式"的生长点。事实上，市场体系对于人的理性实际上施加了过于严厉的约束，所谓"价格接受者"，实际上只是个人和企业的巨大决策空间的一个特殊的点。做出这个假定的前提恰好就是市场的完美性。它使得经济系统必须回答的三个基本问题，即"生产什么和生产多少，如何生产，为谁生产"，由一个外在于个人的价格系统来指挥，个人和企业只需要在自利动机下决定很少的事情。该流派认为：在一个竞争的市场机制中，农户决策行为与资本主义企业决策行为并没有多少差别，农户经济中生产要素运行如此成功，以致农户在生产分配上极少有明显的低效率。作为一种规律，在传统农业时期，农户使用的各种生产要素，投资收益率很少有明显的不平衡。在这样一种经济组织中，农户的行为完全是有理性的。因此，传统农业增长的停止，不是来自农户进取心的缺乏、努力不够以及自由和竞争不足的市场经济，而是来自传统边际投入下的收益递减。该流派认为，改造传统农业所需要的是合理成本下的现代投入，一旦现代技术要素投入能保证利润在现有价格水平上的获得，农户会毫不犹豫地成为最大利润的追求者。

第三个是以黄宗智为代表的历史学派。该流派在综合分析了上述两个流派的研究结果后，认为农户在边际报酬十分低下的情况下仍会继续投入劳动，可能是因为农户没有边际报酬概念或农户家庭受耕地规模制约，家庭劳动剩余过多，由于缺乏很好的就业机会，劳动的机会成本几乎为零。他们在分析了新中国成立前中国几个世纪的农业发展后提出了中国农业是"没有发展增长"和"过密型的商品化"概念，认为80年代中国农村改革就是一种反过密化的过程。

2. 农户模型研究。农户行为理论的起源是由于传统经济学理论（企业理论和消费理论）对分析农户经济行为的局限。传统经济学理论例如消费理论只能对受价格变化而变化的某种商品的需求或供给变化作单项评价分析。而对于农户来说，由于其基本的性质所决定,它的生产、消费乃至劳动力供给等都是互相制约、互相促进的。这种决策间的相关性对政府决策的影响作用是不可忽视的。因而,分析农户的生产、消费等决策行为就不能以传统方法将其分开,而必须将农户生产、消费决策间相关性对政策的影响以及对政策在相关联的其他部门的溢出效应作重要分析。

研究农户决策行为的一个基本工具就是应用规范的微观经济分析模型。20世纪20年代初,前苏联经济学家切亚诺夫(Chayanov)建立的用于分析前苏联小农行为的模型是农户行为理论的最早先例。他的研究主要分析俄罗斯农户对劳动力在工作与休闲之间的时间分配行为。其基本假说有如下几条:①没有劳动力市场;②农民可以自由获得土地;③农产品既可到市场出售又可自己消费;④农民有最低消费水平保障。切亚诺夫的这种"有条件的均衡"农户行为理论认为:农户生产和消费等"有条件的均衡"的条件是:农户消费的边际效用等于休闲的边际效用。换句话说:农户对某项活动的劳动时间投入直到农户评价的边际效用等于所获得商品的边际效用时才停止。这种理论与企业理论不同的是后者只将农户行为作为一个纯利润追求者。虽然切亚诺夫的模型由于受当时历史条件的限制而存在许多不足,因而不能广泛用来研究当前农户的许多问题,但这一模型在当时的经济条件下仍然是具有开创性的。

在这之后,日本发展经济学家纳卡吉马从技术上发展了这一理论,并且将该理论用于分析更大范围的问题。他将农户分为纯劳动力户、纯消费户和混合农户三种类型,并对它们之间的相似性和特点进行了详细的比较分析。他认为:农户是一个农业企业、劳动力户和消费户的结合体,其行为准则是效用最大化。

巴呐姆(Barnum,1972)和斯奎尔(Squire,1971)二人则对上述的农户行为模型作了进一步的发展。他们将新家政学中的某些概念引入到农户行为模型中,即在农户模型中加入Z——

商品（农户自己生产的消费品），并对切亚诺夫模型中无劳动力市场的假说作了修改，允许有劳动力市场的存在。正如艾力斯（Ellis，1998）所强调的巴呐姆—斯奎尔农户行为模型的重要之处在于它为农户对家庭情况变化（农户规模和结构变化）以及市场变化（农户价格、生产资料价格、工资和技术等等的变化）行为反应的分析和预测提供了理论框架。这一模型的基本假设是：①有劳动力市场以便农户可以雇用劳动力和被雇用；②农户家庭的劳动力资源在一定时间内是固定不变的；③"家庭"活动和"休闲"被合并为一个约束条件以便反应效用最大化的特性；④农户的一大重要选择是：农户可以自己消费自己生产的产品，也可以将产品在市场出售并换回自己不生产的产品。农户生产经营行为决策的均衡条件是：①劳动力的边际产出等于工资水平；②其他可变收入的边际产出等于其平均价格；③农户自身消费的时间和购买产品的边际替代率应等于工资和购进物价之比；④农户自产消费品和购买品之间的边际替代率必须等于自产品价格和购买商品价格之比。

罗尔（1974）进一步将农户模型作了改进，将其应用于非洲农户在劳动力市场发达但食物短缺情况下的行为研究，其对开拓农户行为模型的使用范围做出了贡献。此后，又有更多的学者将企业理论、消费理论等融入到农户理论中，使得行为模型能被用于描述农户更广泛的特征，并且使其可以用来做大量的政策分析。

在农户行为模型的实际估计中，通常运用计量经济学方法和线性或非线性规划方法。近年来运用农户模型来研究中国的农户行为在学术界取得了一定的成果。文贯中（1989）、张林秀（1996）对农户模型的基本经济含义和应用价值作了较为详细的分析。张广胜（1999）也给出了利用农户模型分析农户行为的理论框架。张林秀（1996）在农户经济学理论的基础上，第一次运用规划模型方法，分析了中国张家港和兴化两地农民在不同政策环境下的生产行为以及农户行为对国家政策执行效果的影响。都阳(2001)则从家庭时间配置模型入手,利用1997年对中西部甘肃、陕西、河南、江西、贵州、四川六省所做的农户抽样调查资料,对贫困地区农户的劳动供给模式进行了较为系统的实证性研究。曹轶英(2001)利用农户模型对农户决策行为进行分析,并通过对农户粮食净销售的测定,确定影响农户行为的主要因素;同时通过农户微观行为方程,推断了贸易自由化对粮食安全产生影响的作用机制。

1.2.2 农户粮食生产行为研究

对我国粮食问题的研究较多,但大多集中在宏观方面,而对农户粮食生产的研究主要围绕价格对粮食生产影响。2004年我国放开粮食市场前,农户的粮食供给行为究竟是主要受市场价格调节还是受国家收购价格调节,对此学术界存在不同看法。金和辉(1990)、郑疏盛(1993)等最先论证了市场价格和国家定购价格均对粮食生产有调节作用。廖洪乐、李小云(1995)根据湖南宁乡、汉寿两县的调查资料,对粮食价格的价格反应进行了实证研究,表明粮食复种指数与粮食相对价格有比较明显的相关关系。蒋乃华(1998)考虑到投入品对粮食生产者决策行为的影响,对局部调整模型进行了修改,将投入品价格引入模型,采用代表整个农村市场粮食交易的农村市场零售价格作为"边际价格"对模型进行了定量分析。王旺国、武松明(2000)用粮食市场价格、定购价格和生产资料价格三个变量建立计量模型,分析了它们对粮食生产者的决策行为的影响。董全海(2000)在我国农户追求净收入最大化的前提假定下,对我国粮食供给行为进行了研究,认为我国农户的粮食供给行为主要受上期现货市场粮食价格影响;并对我国农户在政府收购下的粮食供给进行了分析。王德文、黄季焜(2001)利用边际理论、局部调整模型和价格预期理论建立了双轨制度下三种不同的供给反应模型,证明了定购数量和定购价格都对粮食产出产生显著影响。

余功豹（1988）根据生活水平和家庭产业发展情况将农户分为贫困户、普通户、兼业户、专业户和重点户，定性分析了不同层次家庭的特征及在粮食生产中的行为。王卫华（1994）用系统方法探讨了粮食生产者的决策过程，对主要政策的机理进行了理论性研究，描述了中国粮食生产者对资金、耕地、劳动进行分配的决策过程，用最优化方法建立了决策模型并进行了动态分析。高晓红（2000）从微观经济层面，运用简单的数理模型推导，分析作为粮食生产微观经济主体——农户的比较利益、目标追求及行为选择，进而揭示我国目前粮食生产与农业发展中存在的一些现实问题，但未能进行很好的实证分析。马彦丽、杨云（2005）基于河北案例对我国 2004 年推行的粮食直接补贴政策对农户种粮意愿、农民收入和生产投入的影响进行研究后认为，粮食直补政策对农户的种粮面积扩大、农民收入的增加均影响较小；对农户每亩粮食生产的投入量没有影响，农户投入的增加主要是由于农资价格的提高。要想实现粮食补贴政策的预期目标，必须进一步科学界定补贴方式和补贴标准，有效甄别补贴对象。同时，粮食直补不能代替价格支持，不能高估直补政策的有效性。张海阳、宋洪远（2005）基于对粮食主产区农民的个案调查，主要分析了农户种植行为与政策需求之间的关系，农民在进行粮食生产决策时，劳动投入、资金投入、利润回报一般是最先考虑的因素，不过，传统观念、耕作习惯、处理信息的成本等因素导致的近似理性行为也对农户生产决策产生不可忽视的影响。农户对支农政策是欢迎的，但不应过高估计政策在激励农户种粮积极性方面的作用。

1.2.3 农户投资行为研究

农村改革以来，随着农户家庭经济的形成，农户在农业投资中的主体地位也随之确立。从农村改革的实践来看，农户的投资在由国家、集体、农户和社会构成的多元投资主体结构中占首要位置，学术界对农户投资的研究也越来越多，并且，农户投资决策行为已经成为农户经济行为研究的重要内容。近几年来，学术界对农户投资问题的研究主要包括以下领域：

1. **对农户投资决策行为的全面研究**。我国关于农户投资决策行为的研究，是 20 世纪 80 年代后期的事。自 1988 年，先有陆一香（1988）、韩俊（1988）、冯海发（1988）、唐慧斌（1989）等学者对农户兼业行为进行了研究，但他们的分析重在说明作为一种社会经济现象存在的合法和合理性。而运用数量经济方法对其生成机制以及内部的规律性、各种约束条件、相关因素等方面的分析明显不足。之后，胡继连（1992）、马鸿运（1993）、邹树林（1994）、孔祥智（1999）、史清华（1999，2000，2001，2002）等对农户投资决策行为状况、投资结构、制约农户投资决策行为的因素、农户投资决策行为变动的趋势以及农户投资决策行为合理化的政策建议等问题进行了比较深入细致的讨论，使人们对当前农户投资决策行为特征有一个较为明确的认识。王永明等（农户投资潜力课题组）详细研究了我国农户的投资潜力，认为高收入农户对投资政策和环境的变化比较敏感，能及时调整投资方向和适时调整生产经营活动，对价格变动的承受力和应变力都高于低收入农户，并且认为劳动力素质是制约农户投资决策行为的重要因素。

2. **贫困地区农户投资决策行为研究**。沈红（2000）探讨了贫困地区农户的积累、资金的使用和人力资本投资问题，认为不同收入档次的农户对于投资风险有不同态度和不同的积累水平。李平、方伟、侯军岐（2006）以陕西省调查区为例，运用计量模型对农户粮食生产投入的影响因素进行分析后认为，规模经营、农业收益对粮食投入有正的影响，而劳动力素质和粮食的自给程度的提高不利于农户粮食生产，并且影响农户粮食生产资金投入和劳动投入的因素差异较大。

3. **农户农业投资行为研究**。马鸿运（1993）等对农户生产性投资行为规律变动趋势进行了研究，研究结果表明：农户对土地投资的保守性与活劳动投入的集约性并存，创新、模仿和守成性并存，并且指出农户投资行为不仅受资金、劳动素质、科学技术、土地经营规模以及收入水平、消费积累等微观经济因素的约束，而且受价格、农村社会化服务组织建设以及政府行为与农村政策等宏观因素的制约。李锐（1996）探讨了我国农业投资运行机制存在的问题，并具体分析了国家、集体和农户的投资行为。侯军岐（2000）等探讨了政府和农户在农业投资选择上的矛盾与协调矛盾的出路。

1.2.4　农户采用新技术行为研究

朱明芬、李南田（2001）认为不同兼业程度的农户对农业新技术的采用态度、行为方式、技术偏好、投资力度等方面都存在显著差异。通过分析不同类型农户采用农业新技术的行为差异，探索促进农业新技术采用的政策措施。蒙秀锋等（2005）对影响农户选购农作物新品种的决策因素进行了实证研究后认为，农户选择农作物新品种受到农户内部因素和农户外部因素的影响。农户内部因素包括农户受教育程度、农户收入水平、农户收入来源、耕地面积和劳动力状况；农户外部因素包括新品种特性、新品种价格、新品种的广告宣传、进步农户的"带头"作用、种子销售人员的业务素质、种子经营单位的数量、农业技术推广部门、国家和地方的相关政策和种植习惯。

1.2.5　对研究现状的简要评述

从以上文献综述可以看出，尽管目前关于我国农户粮食生产行为（种植行为、投资行为及新技术采用行为等）的研究较为丰富，但全面深入研究中国贫困地区农户粮食生产行为的文献还较少。随着中国粮食购销市场化，农户种粮行为发生较大的变化，现阶段贫困地区农户粮食生产行为可能发生了较大变化。事实上，不同类型农户由于自然、经济环境和自身经济实力的差异，以及在农业和农村经济市场化过程中所处阶段的差异，其生产行为不可能完全一致，而已有的研究对此涉及较少。这就为本研究留下了一定的空间。

1.3　基本概念界定

1.3.1　贫困地区

本研究中的贫困地区是指我国农村贫困人口所在的地区，理论上应该覆盖全国农村的全部贫困人口，但重点是指我国政府为扶贫开发而确定的 592 个扶贫开发工作重点县这一范围。因为这 592 个扶贫开发工作重点县覆盖了我国 70% 以上的贫困人口，是贫困程度比较严重、贫困人口比较集中的地区，所以用这 592 个国家扶贫开发工作重点县的数据能够反映我国贫困地区总体状况。

1.3.2　农户粮食生产行为

从经济学意义上讲，农户是今天仍存在的最古老、最基本的经济组织。农户就是指生活于农村的，主要依靠家庭劳动力从事农业生产的，并且家庭拥有剩余控制权的、经济生活和家庭关系紧密结合的多功能的基本的社会经济组织单位。

《现代汉语辞海》将"行为"定义为：受思想支配而表现在外面的活动。农户经济行为是指由于某种经济上的欲望和需求而产生的一系列活动，它包括生产、交换、分配和消费整个经济过程，以及与此有关的一切反应和活动。农户生产行为是农户经济行为的一个极为重要的组成部分，物质资料的生产活动是农户最基本的经济活动。所谓农户生产行为是农户在特定的社会环境中，为了满足一定的目标，在物质资料生产过程中所采取的一系列活动的总称。主要包括农户播种前的生产决策行为，种植过程中的物质投入行为、劳动力投入行为和现金投入行为，以及整个生产过程中新技术的采用行为等等。

本研究是对我国贫困地区农户粮食生产行为进行研究，该行为主要指农户为满足自身粮食消费需求或其他需求而进行的种粮前和种粮过程中的一系列生产活动，主要包括农户的种粮决策、生产投资、新技术采用等方面的活动。

1.4 研究目标与内容

本研究的主要目标是：对当前我国贫困地区农户粮食生产行为特征进行分析，确定影响贫困地区农户粮食生产行为的主要因素，在此基础上，提出我国贫困地区粮食生产发展的对策建议。

根据上述研究目标，论文的研究内容主要包括以下四个部分：

1. 我国贫困地区粮食生产状况。主要分析贫困地区的总体生产环境及我国 592 个国家级贫困县的粮食生产变化情况，是全文分析和研究的基础。具体包括：

（1）对贫困地区的生产环境进行分析，包括自然条件和经济社会条件的分析；

（2）对贫困地区的粮食生产状况进行分析，从横向与纵向的角度出发，研究粮食播种面积、单产以及总产的变化情况。

2. 我国贫困地区农户粮食生产行为特征。根据农户调查资料，从种粮意愿、生产投资及新技术采用三个方面分析农户行为特征。

（1）分析农户种粮决策情况，比较不同贫困地区、不同收入水平、不同耕地规模、不同兼业程度的农户间表现出来的种粮决策行为特征，比如：哪些农户倾向种粮，哪些农户倾向不

种粮;

(2) 分析农户生产投资情况,主要研究农户在生产资料上的投资。从农户种植规模、所处的地理环境以及家庭收入多角度出发,分析农户在外部有利于或不利于种粮的情况下,生产投资增加、不变、减少的情况,总结出贫困地区农户在生产投资方面的行为特征;

(3) 分析农户采用新技术情况,比较分析不同种粮规模、不同贫困地区、不同家庭收入以及不同兼业程度的农户采用新技术的差异情况,归纳出贫困地区农户在采用新技术方面的行为特征。

3. 贫困地区农户粮食生产行为影响因素分析。主要分析农户种粮决策行为、生产投资行为以及新技术采用行为的各影响因素,建立种粮决策模型 (logit 模型)、资金要素投入模型和新技术采用模型 (logit 模型):

(1) 根据农户问卷调查资料整理得到的关于农户在满足自家口粮需要后选择种粮的数据,建立 logit 模型分析农户种粮意愿选择的影响因素;

(2) 根据农户调查资料中农户粮食生产投资情况的数据,建立模型分析影响农户资金投入的因素;

(3) 根据农户问卷调查资料整理得到的关于农户采用新技术的数据,建立 logit 模型分析农户采用新技术的影响因素。

4. 我国贫困地区粮食生产发展对策。对前面的分析和研究结论进行总结与概括,提出贫困地区粮食生产发展的对策建议。

1.5 研究框架

根据研究目标和研究内容,本研究的研究框架如图 1 - 1 所示:

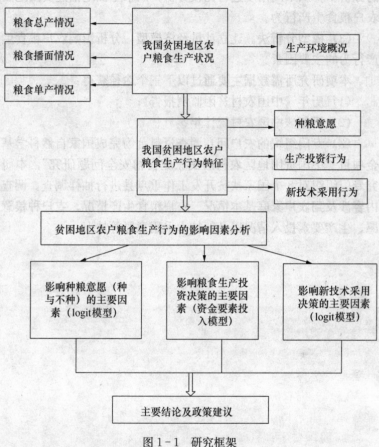

图 1-1 研究框架

1.6 研究方法与数据来源

本项研究中采用的研究方法主要有：

（1）**描述分析法**。通过对贫困地区的实际调查，对不同农户的粮食生产行为特征进行描述分析。

（2）**比较分析法**。在对贫困地区农户粮食生产行为各个方面的分析中，从不同角度进行比较分析，以求全面地描述贫困地区农户粮食生产行为。

(3) 模型分析法。建立计量经济模型，分析影响农户粮食生产行为的主要因素。

本项研究所需数据主要通过以下三个途径获得：

(1) 历年《中国农村贫困监测报告》；

(2) 历年《中国农村统计年鉴》；

(3) 专门组织的农户问卷调查资料。为完成国家自然科学基金项目"中国贫困地区农村居民家庭食物安全问题研究"，本研究专门组织对 8 个国家扶贫开发工作重点县进行抽样调查。调查内容涉及到农户家庭基本情况、农户粮食生产情况、农户种粮意愿、生产要素投入情况以及新技术采用意愿等情况。

第二章

我国贫困地区粮食生产状况

改革开放以来，我国贫困地区经济有了较快发展，人民生活水平有较大改观，但贫困地区粮食安全问题仍不容乐观。从历史角度来看，但凡粮食出现问题，贫困地区必然是发生频率最高、问题最严重的地区。本章主要从我国贫困地区粮食生产的自然条件和经济社会条件出发，分析我国贫困地区粮食生产的基本状况。

2.1 贫困地区粮食生产条件

2.1.1 自然条件

1. **地形、地貌及地质条件复杂，自然灾害频繁。** 贫困地区几乎全部集中分布在自然条件恶劣的地区。地形特征是以山地和高原为主，高山、峡谷和盆地交错分布，千沟万壑，水力侵蚀强烈，水土流失严重，山洪、泥石流、崩塌、滑坡等山地灾害频繁发生。

2. **生产条件差，生产力水平低下。** 贫困地区的耕地基本是坡耕地，山高坡陡，引水困难；高原和丘陵区地形破碎，多为坡耕地和旱地，保水、保肥性能差，产量低，地下水埋藏又深，不易开采，难以取用；岩溶山区，地表水漏失严重，地下水开采难度很大，土层薄，且极易流失。加上贫困地区的水利基础设施薄弱，人为陡坡开荒，水土流失严重，生产条件很差，中低产田比重大，生产力水平很低，不少地区还处于靠天吃饭的落后状态。

3. 降雨时空变化大，水资源严重短缺。我国降雨与水资源的地区分布差异极大。贫困地区大多位于自然条件很差的区域，呈块状、片状，主要分布在西北、西南的高原、荒漠、石山、黄土沟壑等地区，北方主要是资源型缺水，南方主要是工程型缺水。近十多年来，由于气候变暖，影响到降水的时空分布，北方大部分省区多次出现大旱或连续干旱，泉水、溪水、河水断流，地面径流减少和地下水位下降，水塘、水窖等普遍蓄不上水，加剧了水资源的短缺，有些地区原已解决的人畜饮水问题又相继发生困难。

4. 自然生态环境脆弱，有些地区呈恶化趋势。我国气候特点是西北地区干旱少雨、西南地区多暴雨，加上特殊的地形、地貌、地质条件，西部地区重力侵蚀、水力侵蚀和风力侵蚀都非常强烈。中东部的太行山区、沂蒙山区、东北黑土地等地区水土流失十分严重。我国贫困地区大都属于水土流失严重地区，水土流失致使贫困地区生态环境脆弱，石漠化、沙漠化、土壤盐碱化、草原退化、生物多样性减少等生态环境问题突出，生态屏障逐渐消失，有些地方人居生存条件已十分恶劣，生态环境呈恶化趋势。

5. 燃料、饲料、肥料俱缺，缺电现象比较普遍。贫困地区集中分布在边远山区，村落零星，人口居住分散，虽然小水电资源丰富，但由于自然、经济和历史的原因，交通不便，基础设施差，生产落后，经济不发达，大部分地区"三料"（燃料、饲料、肥料）俱缺，小水电资源没有得到很好的开发利用，导致普遍缺电，有些地区甚至无电。

2.1.2 经济社会条件

1. 人均耕地资源少，粮食产量水平低。尽管我国贫困地区粮食亩产由 2000 年的 209 千克提高到 2005 年的 238 千克，但是增长速度低于其他地区。贫困地区人均耕地面积仅为全国平均水平的 73.5%，其中有效灌溉面积仅为全国平均水平的 52.3%；人均粮食产量也仅为全国平均水平的 45.5%。

2. 劳动力文化素质不高，从事第一产业劳动力人数多。根据《中国农村贫困监测报告》数据，2005 年全国 592 个扶贫开发工作重点县的农村劳动力中，文盲占 12.7%，小学文化程度占 35.1%，初中占 43.4%，高中及以上占 8.7%。"十五"期间，小学和文盲劳动力分别降低了 3.9 和 2.4 个百分点，初中劳动力上升 13.1 个百分点，高中及以上劳动力上升了 2.6 个百分点。

从产业方面来看，2004 年贫困地区第一产业劳动力占劳动力总量的比重为 65.8%，比 2001 年的 70.6% 下降了 4.8 个百分点；第二产业劳动力的比重由 2001 年的 7.4% 上升到 2004 年的 8.3%，上升了 0.9 个百分点；第三产业劳动力的比重由 2001 年的 22.0% 上升到 2004 年的 25.7%，提高了 3.7 个百分点。从事第一产业的劳动力数量占主要部分。

3. 收入水平低，家庭经营性收入比重较高。2005 年 592 个国家级贫困县的总人口 2.3 亿人，占全国总人口的 17.6%，其中西部地区为 1.11 亿人，占贫困地区总人口的 50%。从表 2-1 可以看到，2005 年国家级贫困县农民人均纯收入为 1 726 元，远低于全国农民人均 3 255 元的水平。从农民人均纯收入的构成来看，国家级贫困县农户和全国农户的主要收入均来源于家庭经营纯收入，分别占据其总收入的 60.4% 和 56.7%，贫困地区农户家庭经营性收入的比重比全国高 3.7 个百分点，其中第一产业的收入比重明显高于全国，而第二产业和第三产业的收入比重均低于全国水平；工资性收入比全国平均水平低 3.6 个百分点；财产性收入比全国平均水平低 1.1 个百分点；转移性收入比全国平均水平所占比重高 1 个百分点。

表 2-1 2005 年全国及国家扶贫开发工作重点县农民人均纯收入及构成

指　　标	全　　国		国家级贫困县	
	收入（元）	比例（%）	收入（元）	比例（%）
全年纯收入	3 254.9	100.0	1 725.6	100.0
一、工资性收入	1 174.5	36.1	560.8	32.5
其中外出务工收入	458.8	14.1	300.9	17.4
二、家庭经营纯收入	1 844.5	56.7	1 042.6	60.4
1. 第一产业收入	1 469.6	45.1	918.3	53.2
（1）种植业纯收入	1 097.7	33.7	645.8	37.4
（2）林业纯收入	45.8	1.4	218.6	12.7
（3）牧业纯收入	283.6	8.7	50.4	2.9
（4）渔业纯收入	42.5	1.3	3.5	0.2
2. 第二产业纯收入	108.3	3.3	28.9	1.7
3. 第三产业纯收入	266.7	8.2	96.3	5.6
三、财产性收入	88.5	2.7	28.1	1.6
四、转移性收入	147.4	4.5	94.1	5.5

数据来源:《中国农村贫困监测报告》(2006)。

表 2-2 2001—2005 年国家级贫困县农民人均纯收入

指标　　　年份	2001	2002	2003	2004	2005
家庭人均纯收入	1 277.0	1 305.2	1 406.3	1 585.3	1 725.6
其中：工资性收入	382.2	435.2	451.4	489.4	560.8
家庭经营收入	848.3	796.0	865.1	997.2	1 042.6

数据来源:《中国农村贫困监测报告》(2006)。

4. 农产品商品率较低，但处于上升趋势。与全国平均水平相比，贫困地区农户主要农产品商品率（出售量占生产量的比例）相对较低，2005 年贫困地区比全国平均水平低 20 个百分点，在所考察的 5 个指标中，商品率差额最大的是蔬菜，贫困地区比全国平均水平整整低了 41.2 个百分点。

贫困地区农户农产品商品率 2005 年比 2004 年有所上升，在所考察的 5 个农产品中，粮食、油料、禽畜的商品率比上年有所提高，其中提高幅度最大的是禽畜，其比 2004 年提高了 9.4 个百分点，油料提高了 8.4 个百分点，粮食也提高了 2.6 个百分点。

表 2-3　主要农产品商品率

农产品	2004		2005	
	全国	贫困地区	全国	贫困地区
粮食	41.1	28.7	51.3	31.3
棉花	78.0	84.1	93.5	81.3
油料	55.1	45.9	59.8	54.3
蔬菜	59.2	29.8	63.0	21.8
禽畜	82.1	55.6	85.4	65.0

数据来源：《中国农村贫困户监测报告》(2006)。

5. **国家惠农政策成效明显，科技投入不断增加。** 在国家"多予少取"的政策指导下，592 个国家扶贫开发工作重点县一次性免征农业税，使农民人均税费负担减少到 5.7 元。国家对粮食生产的各项补贴政策，对农村贫困家庭子女教育的"两免一补"政策等，直接增加了农民的现金收入。同时国家重点扶持了一批扶贫龙头企业，以带动贫困地区的结构调整和农户增收。"十五"期间，国家对扶贫开发工作重点县的科技投入在逐年增加：2005 年财政支出中的科技三项费支出达到 9.2 亿，占财政支出的 0.5%，比"十五"期初增加了 6.6 亿元，提高了 0.1 百分点。

综上所述，我国贫困地区农业自然资源短缺，地形、地貌及地质条件复杂,自然灾害频繁;降雨时空变化大,水资源严重短缺并且利用难度大;自然生态环境脆弱,呈恶化趋势;燃料、饲料、肥料俱缺,其中缺电现象比较普遍;生产条件差,生产力水平低下;贫困地区人均耕地面积很小,低于全国平均水平;耕地质量下降,土地肥力不足;土地生产率低下,人均粮食占有量低;劳动力素质状况有所好转,初中、高中学历比重上升,二三产业的就业人数比重也略有上升;贫困地区农民人均纯收入低于全国农民的人均纯收入;主要农产品商品率不高。这些情况都反映了我国贫困地区粮食生产基础薄弱,条件不好。

2.2 贫困地区粮食生产状况

2.2.1 粮食播种面积稳中有升

1993—2005 年期间,贫困地区粮食播种面积基本呈现稳中有升的态势。1993 年粮食播种面积为 19 022.4 千公顷,2000 年增长到 24 462.3 千公顷;2001—2003 年间略有下降,2004 年开始粮食播种面积有所回升,2005 年达到 24 431.6 千公顷。

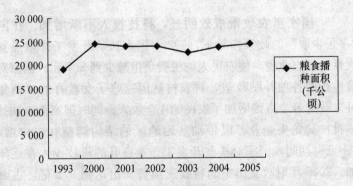

图 2-1 国家重点贫困县粮食播种面积(单位:千公顷)
数据来源:《中国农村贫困监测报告》(2001—2006 年)。

从粮食播种面积占农作物播种面积的比例来看,贫困地区高于全国（图 2-2）。2005 年贫困地区粮食种植面积占农作物种植面积的比例为 70%。2000—2005 年间，贫困地区粮食播种面积占农作物播种面积比例的变化趋势与全国基本相同，都是 2000—2003 年间逐渐下降，以 2003 年为拐点，随后两年呈现逐步上升的趋势。

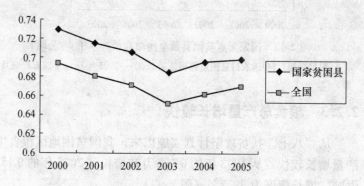

图 2-2　全国及国家重点贫困县粮食播种面积占
农作物播种面积的比重

数据来源：《中国农村贫困监测报告》（2001—2006 年）；《中国农村统计年鉴》（2006）。

2.2.2　粮食单产水平持续提高

2000—2005 年期间，贫困地区粮食单产从总体上来看呈现持续提高的态势，并且上升趋势和全国粮食单产的变化趋势基本保持一致（图 2-3）。2000 年贫困地区粮食单产为 3 320.6 千克/公顷，2002 年的单产比上年增长 6.54%，2003 年略有下降，比上年减少 2.18%，2005 年为 3 881.1 千克/公顷，比 2000 年增加 560.5 千克/公顷，增长幅度达到 17%。

贫困地区粮食单产水平要明显低于全国水平，但是两者的差距越来越小。到 2005 年，贫困地区粮食单产为 3 881.1 千克/公顷，比全国粮食单产低 760.5 千克/公顷。

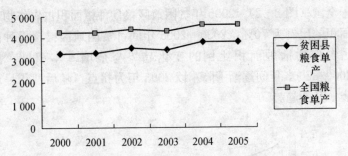

图 2-3 国家重点贫困县及全国粮食单产（千克/公顷）

数据来源：《中国农村贫困监测报告》（2001—2006 年）；《中国农村统计年鉴》（2006）。

2.2.3 粮食总产量增长较快

从"八七"扶贫攻坚计划实施以来，我国贫困地区粮食生产产量增长较快，从 1993 年的 6 788 万吨增长到 2005 年的 9 482.2 万吨，增长幅度为 39.7%（图 2-4）。

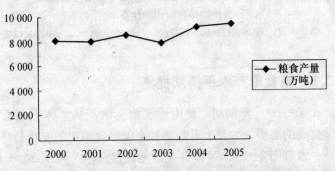

图 2-4 国家重点贫困县粮食产量

数据来源：《中国农村贫困监测报告》（2001—2006 年）。

2.2.4 人均粮食产量水平先降后升

2002—2005 年期间，贫困地区人均粮食产量呈现出先降后升的趋势，并且上升的幅度较小。贫困地区 2002 年人均粮食产量为 476.2 千克，2003 年减少到 458.1 千克，2004 年开始回升，2005 年人均产量比 2002 增长了 18.4 千克，涨幅达 3.9 个百分点，但上升幅度小于全国的上升幅度。贫困地区人均粮食产量远低于全国水平，2005 年贫困地区人均产粮为 494.6 千克，比全国人均少了 237.9 千克。

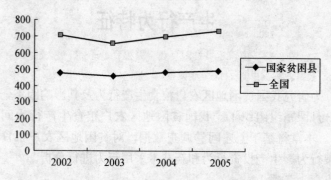

图 2-5　国家重点贫困县及全国人均粮食产量（千克）

数据来源：《中国农村贫困监测报告》（2003—2006 年）。

综上所述，我国贫困地区粮食播种面积稳中有升，粮食单产持续增长，粮食总产量增长较快，人均粮食占有量先降后升，可以说，我国贫困地区粮食生产状况取得了一定程度的发展，但是与全国平均水平比较而言，还存在明显差距。

第 三 章

我国贫困地区农户粮食
生产行为特征

为研究我国贫困地区农户粮食生产行为及其影响因素，2006年8月课题组组织了"我国贫困地区农户粮食生产行为问卷调查"。本章将基于上述问卷调查数据，对贫困地区农户粮食种植决策行为、生产投资行为和新技术采用行为进行分析。

3.1 问卷调查方案及样本特征

3.1.1 问卷调查方案

为对我国贫困地区农户粮食生产行为及其影响因素进行深入分析，本课题组专门于2006年8月组织实施了"我国贫困地区农户粮食生产行为问卷调查"。该次调查，选取内蒙古、河南、陕西和甘肃为样本省（自治区），在每个省（自治区）选取2个国家级贫困县，具体选取的样本县（旗）为内蒙古的商都县、四子王旗，河南的淮阳县、光山县，陕西的洛南县、蒲城县，甘肃的安定县、武山县。在上述各县（旗）中，每县选取2个乡，其中一个是农业乡，另一个是非农产业较为发达的乡；在每个乡选取2个村，其中一个是收入水平较高的村，另一个是收入水平较低的村；在每个村选取10个样本户，样本户的分布考虑了不同收入水平、不同兼业程度、不同耕地规模等因素。这样样本量为每省（自治区）80户，四个省（自治区）共320户。在剔除了无效样本后，最后用于分析的有效样本为 308 户。

为实现研究目的，问卷调查内容主要分为四部分，包括农户基本情况、对粮食种植的看法和态度、生产投资行为及态度、新技术采用行为及态度。

3.1.2　样本特征

从样本户的各种统计特征来看，所选样本户在各项指标的分布上都与实际情况基本一致，表明所选样本具有较强的代表性。样本户户主年龄主要集中在 40～59 岁之间（表 3-1）。30 岁以下户主比例为 20.7%，60 岁及 60 岁以上的户主比例达到 20.1%。样本户户主的平均教育年限为 7.35 年，16.7% 的户主未受过任何教育，25.9% 的户主只有小学文化水平，36.4% 的户主是初中文化程度，21% 的户主有高中文化水平，而高中以上文化程度户主的比例为零（表 3-2）。样本户家庭劳动力数量主要集中在 2～4 人之间，其中 54.0% 的样本户家庭劳动力人数为 2 人，17.0% 的为 3 人，13.0% 的为 4 人，1 人或者 5 人及 5 人以上的比例均较小（表 3-3）。样本农户的家庭经营规模较小，有 60.2% 的农户耕地规模在 3～10 亩之间，其中，占总数 21% 的农户经营面积在 3 亩以下，18.5% 的农户的经营规模在 3～5 亩，经营规模在 10 亩及 10 亩以上的农户家庭占了 39.8%（表 3-4）。49.1% 的样本户是中等兼业程度农户，29.6% 的样本户是高兼业程度农户，21.3% 的样本户为低兼业程度农户（表 3-5）。

表 3-1　样本农户户主年龄分布情况

年龄（岁）	样本整体	甘肃	内蒙古	陕西	河南
20～29	0.9	1.2	1.2	0.0	1.2
30～39	19.8	22.2	11.1	27.0	18.3
40～49	28.1	24.7	28.4	36.3	23.2
50～59	31.2	37.0	35.8	20.0	31.7
60～69	16.7	12.3	21.0	13.8	19.5
70 及以上	3.4	2.5	2.5	2.5	6.1

表3-2 样本农户户主受教育程度分布情况

受教育程度	样本整体	甘肃	内蒙古	陕西	河南
未受过教育	16.7	19.8	16.0	16.3	14.6
小学	25.9	14.8	30.9	26.3	1.7
初中	36.4	24.1	44.4	36.3	40.2
高中	21.0	40.7	8.6	21.3	13.4

表3-3 样本农户家庭劳动力数量分布情况

劳动力数量	样本整体	甘肃	内蒙古	陕西	河南
1人	9.2	2.5	17.2	8.8	8.5
2人	54.0	54.3	58.0	55.0	48.8
3人	17.0	19.8	13.6	22.5	12.2
4人	13.0	18.5	8.6	8.8	15.9
5人及5人以上	6.8	4.9	2.4	5.1	14.6

表3-4 样本农户耕地规模分布情况

耕地规模	样本整体	甘肃	内蒙古	陕西	河南
3亩以下	21.0	27.2	2.5	27.5	26.8
3～5亩	18.5	12.3	0.0	25.0	36.6
5～10亩	20.7	18.5	8.6	25.0	34.1
10亩及10亩以上	39.8	42.0	88.9	22.5	2.4

表3-5 样本农户兼业情况

兼业程度	样本整体	甘肃	内蒙古	陕西	河南
低兼业程度	21.3	29.6	40.7	6.2	8.6
中兼业程度	49.1	33.3	19.7	78.8	64.6
高兼业程度	29.6	37.1	39.6	15.0	26.8

注：低兼业程度指农户的农业收入占家庭总收入的90%以上，中兼业程度指农户农业收入占家庭总收入的50%～90%，高兼业程度指农户的农业收入占家庭总收入的50%以下。

3.2 农户粮食种植决策行为特征

3.2.1 农户种粮目的

1. 满足自家口粮需要是贫困地区农户种粮的首要目的。 为了考察贫困地区农户种粮的目的，问卷中设计了"您种植粮食作物最主要目的是什么"这一问题。调查问卷中把种粮的目的主要分为：满足自家口粮需要、满足自家饲料粮需要、市场出售获得收入、不使耕地荒芜、保证自家劳动力就业。

数据显示，有 96.3% 的农户种粮的首要动机是满足自家口粮需要。28.3% 的农户认为第二重要目的是为满足自家饲料粮需要，也有 24.7% 的农户认为第二种粮目的是为获得收入，还有 21.7% 的农户认为第二重要目的是为了不使耕地荒芜。而 51.7% 的农户认为种粮的第三目的是为保证自家劳动力的就业。由此可知，贫困地区农户种粮的最主要目的是为了满足自家口粮需要，此外满足自家饲料粮需要、市场出售获得收入和保证自家劳动力就业也是农户种粮主要目的（表3-6）。

表 3-6 贫困地区样本农户种粮的三个最主要目的的选择比例（%）

种粮目的	第一目的	第二目的	第三目的
满足自家口粮需要	96.3	3.0	0.9
满足自家饲料粮需要	0.9	28.3	6.0
市场出售获得收入	1.2	24.7	19.0
为不使耕地荒芜	0.9	21.7	22.4
保证自家劳动力就业	0.6	22.2	51.7

2. 不同类型农户种粮目的的第一选择差异不大。 进一步比较不同类型农户种粮第一目的选择的差异。从表3-7看出，不

同类型农户种粮目的的第一选择差异不大,选择满足自家口粮需要作为第一目的的比例仍占绝大多数,不管是不同地区,还是不同收入水平、不同耕地规模、不同兼业程度农户,选择满足自家口粮需要作为种粮第一目的的比例均在90%以上,中下等收入组和低兼业程度农户甚至超过98%(表3-7)。

表3-7 贫困地区不同类型样本农户种粮目的第一选择的比例(%)

地区/农户类型		满足自家口粮需要	满足自家饲料粮需要	市场出售获得收入	为了不使耕地荒芜	保证自家劳动力就业
全部样本		96.3	0.9	1.2	0.9	0.6
地区	甘肃	93.8	1.2	1.2	2.5	1.2
	内蒙古	97.5	0.0	2.5	0.0	0.0
	陕西	95.0	2.5	1.3	1.3	0.0
	河南	98.8	0.0	0.0	0.0	1.2
农户收入	最低20%收入组	96.9	1.5	1.5	0.0	0.0
	中下20%收入组	98.5	1.5	0.0	0.0	0.0
	中等20%收入组	96.9	0.0	0.0	1.5	1.5
	中上20%收入组	96.9	0.0	3.1	0.0	0.0
	最高20%收入组	92.2	1.6	1.6	3.1	1.6
农户耕地规模	小规模农户	95.6	1.7	0.0	1.7	1.1
	中等规模农户	96.4	0.0	3.6	0.0	0.0
	大规模农户	96.6	2.3	0.0	1.1	0.0
农户兼业程度	低兼业程度农户	98.6	0.0	1.4	0.0	0.0
	中兼业程度农户	92.7	1.0	2.1	2.1	2.1
	高兼业程度农户	97.5	1.3	0.6	0.6	0.0

注: 表中耕地规模分组是按人均耕地面积分组,划分标准为: 2亩以下为小规模农户,2～5亩之间为中等规模农户,5亩以上为大规模农户。

3. 满足口粮需要后的种粮意愿存在差异。调查数据显示,在满足口粮需要后，有 54.6% 的样本农户还愿意种植粮食，45.4% 的样本农户不愿意种粮。并且这种意愿在不同地区、不同收入水平、不同耕地规模、不同兼业程度的农户之间存在一定的差异性。

就地区而言，内蒙古和甘肃贫困地区的农户倾向在满足口粮需要后不种植粮食，不愿意种粮的比例分别为 72.8% 和 53.1%，而陕西和河南的贫困农户较倾向于种植粮食，愿意种粮的比例分别为 73.8% 和 70.7%。就不同收入农户而言，最低收入、中下收入、中等收入、中上收入、最高收入组农户选择在满足口粮需要后种粮的比例分别为 61.5%、58.5%、55.4%、55.4%、42.2%，可见高收入农户，更倾向于不种粮。就不同耕地规模农户而言，小规模、中等规模、大规模农户在满足口粮需要后选择种粮的比例分别是 65.6%、48.2%、56.8%，小耕地规模与大耕地规模农户比中等耕地规模农户更倾向于种粮。就不同兼业程度农户而言，低兼业程度农户、中等兼业程度农户、高等兼业程度农户在满足口粮需要后愿意种粮的比例分别为 59.7%、54.2%、43.5%，表明随着非农化程度上升，贫困地区农户在满足自家口粮需求后不愿意多种粮的意愿更甚。

4. **种粮收益低是农户不愿意多种粮食的主要原因。**调查数据显示，有 83.3% 的样本农户不愿意多种粮的原因是种粮收益低。近几年农业生产资料价格上涨，使得粮食销售收入的增加以及政府补贴等政策带来的好处基本上被成本上升所抵消，粮食纯收益较低，影响了农户的种粮积极性。

但不同地区情况有所不同，甘肃和内蒙古有 90% 以上的农户认为不愿意种粮的原因是种粮收益低；陕西有 66.7% 的农户认为原因是种粮收益低，11.1% 的认为是种粮费事；河南有61.9% 的农户认为是种粮收益低，23.8% 的农户认为种粮费事。

此外，不同收入水平和不同耕地规模农户在不愿意多种粮食的原因选择上也存在着差异，农户收入程度的高低和将种粮收益低作为不愿意多种粮食的选择比例是成正比的。最低收入、中下收入、中等收入、中上收入、最高收入组农户选择种粮收益低作为不愿意多种粮原因的比例分别为 84.2％、72.2％、85.7％、81.8％、90.9％。而耕地规模越大，选择种粮收益低为不愿意多种粮原因的农户比例越大，小规模、中等规模、大规模农户选择种粮收益低的比例分别是 76.1％、80.0％、82.1％（表 3-8）。

表 3-8　贫困地区不同类型样本农户在满足自家粮食
需求后是否愿意多种粮的选择比例（％）

地区/农户类型		是否愿意多种		不愿意多种的原因			
		愿意	不愿意	种粮收入低	种粮出售难	种粮费事	其他
全部样本		54.6	45.4	83.3	0	8.8	7.8
地区	甘肃	46.9	53.1	93.9	0	3.0	3.0
	内蒙古	27.2	72.8	96.7	0	3.3	0.0
	陕西	73.8	26.3	66.7	0	11.1	22.2
	河南	70.7	29.3	61.9	0	23.8	14.3
农户收入	最低20％收入组	61.5	38.5	84.2	0	5.3	10.5
	中下20％收入组	58.5	41.5	72.2	0	16.7	11.1
	中等20％收入组	55.4	44.6	85.7	0	9.5	4.8
	中上20％收入组	55.4	44.6	81.8	0	4.5	13.6
	最高20％收入组	42.2	57.8	90.9	0	9.1	0.0
农户耕地规模	小规模农户	65.6	34.4	76.1	0	10.9	13.0
	中等规模农户	48.2	51.8	80.0	0	12.0	8.0
	大规模农户	56.8	43.2	82.1	0	7.1	10.7
农户兼业程度	低兼业程度农户	59.7	40.3	82.4	0	7.8	9.8
	中兼业程度农户	54.2	45.8	85.7	0	10.7	3.6
	高兼业程度农户	43.5	56.5	82.6	0	8.7	8.7

3.2.2　农户种粮决策时考虑的因素

1. **满足自己需求是农户种粮决策考虑的首要因素**。为了了解贫困地区农户在做粮食种植决策时考虑的因素，问卷中设计了"您作种粮决策时考虑的主要因素是什么"这一问题，问卷将影响农户种粮决策的主要因素列为：市场价格、政府要求、种植习惯、满足自己的需求量、生产资料价格、政府是否有鼓励与优惠政策、其他因素。

调查数据显示，满足自己的需求量是农户在种粮决策时考虑的最重要因素，将其选为第一因素的比例达到 73.8%，有 12.7% 的样本农户选择市场价格作为第一考虑因素，有 9.9% 的样本农户将种植习惯作为第一考虑因素。由此可以看出，满足自己需要、市场价格和种植习惯是农户在种粮决策时考虑的最主要的三个因素。另外，将政府是否有鼓励和优惠政策作为第三因素的选择比例也达到了 36.1%，表明政府的相关政策也对农民种粮决策具有重要影响。

表 3 - 9　贫困地区样本农户种粮决策时考虑的
三个最主要因素的选择比例（%）

决策时考虑的因素	第一因素	第二因素	第三因素
市场价格	12.7	12.3	13.9
政府要求	1.5	3.1	4.9
种植习惯	9.9	57.9	13.2
满足自己的需求量	73.8	14.0	7.6
生产资料价格	0.0	6.6	22.2
政府是否有鼓励与优惠政策	1.2	6.1	36.1
其　他	0.9	0.0	2.1

为了解不同类型农户种粮决策时考虑主要影响因素的差异，下面将对不同类型农户在作种粮决策时第一考虑因素的选择比例

进行比较分析。从表 3-10 中看出,在贫困地区不同类型农户中,选择满足自己的需要量作为第一因素的比例最高,均在50%以上,但是不同类型农户选择的情况有所不同。

表 3-10　贫困地区不同类型样本农户种粮决策
第一考虑因素的选择比例(%)

地区/农户类型		市场价格	政府需求	种植习惯	满足自己的需求量	生产资料价格	政府是否有鼓励与优惠政策	其他
全部样本		12.7	1.5	9.9	73.8	0	1.2	0.9
地区	甘肃	9.9	3.7	18.5	65.4	0	1.2	1.2
	内蒙古	38.3	1.2	1.2	58.0	0	1.2	0.0
	陕西	1.3	0.0	3.8	92.5	0	0.0	2.5
	河南	1.2	1.2	15.9	79.3	0	2.4	0.0
农户收入	最低20%收入组	7.7	0.0	6.2	84.6	0	0.0	1.5
	中下20%收入组	12.3	0.0	6.2	78.5	0	0.0	3.1
	中等20%收入组	6.2	0.0	13.8	78.5	0	1.5	0.0
	中上20%收入组	9.2	3.1	10.8	73.8	0	3.1	0.0
	最高20%收入组	28.1	4.7	12.5	53.1	0	1.6	0.0
农户耕地规模	小规模农户	2.8	0.5	14.4	78.9	0	1.7	1.7
	中等规模农户	8.9	3.6	8.9	78.6	0	0.0	0.0
	大规模农户	4.5	2.3	9.1	80.7	0	1.1	2.3
农户兼业程度	低兼业程度农户	23.2	1.4	8.7	63.8	0	1.4	1.4
	中兼业程度农户	19.8	1.0	10.4	66.7	0	2.1	0.0
	高兼业程度农户	3.8	1.9	10.1	82.4	0	0.6	1.3

不同地区农户的选择存在着较大差异。陕西有 92.5% 的农户选择满足自己的需要量是种粮决策考虑的第一因素,选择其他因素的比例较小;河南有 79.3% 的农户选择满足自己需要量,有 15.9% 的农户选择种植习惯;甘肃 65.4% 的农户选择满足自

己需要量，有 18.5％的选择种植习惯；内蒙古选择满足自己的需要量的比例最低，只有 58％，其他因素中选择市场价格的比例较大为 38.3％。

随着收入增加，农户选择满足自己的需要量作为第一考虑因素的比例在不断下降。其他因素中市场价格和种植习惯的选择比例较大些，尽管两个因素的选择趋势不是很明显，但比较最低收入与最高收入两类农户，可以看出，高收入的农户对市场价格和种植习惯的选择比例较大，28.1％的农户选择市场价格作为第一考虑因素，12.5％的选择种植习惯；低收入农户对市场价格和种植习惯的选择比例较小，其比例分别只有 7.7％和 6.2％。

从耕地规模来看，农户种粮决策第一考虑因素的选择没有明显的变化趋势。小规模农户中 78.9％的选择满足自己的需求量为第一考虑因素；中等规模的农户中 78.6％的选择满足自己的需求量；大规模的农户中 80.7％的选择满足自己的需求量。但小规模农户中选择种植习惯作为第一考虑因素的比例相对较高，为 14.4％。

从兼业程度来看，随着兼业程度上升，农户选择满足自己的需求量作为第一因素的比例在不断增加，选择市场价格作为第一因素的比例在不断下降，这是由于兼业程度越高，这类农户种粮的主要目的就是为了满足自家的口粮需要，而兼业程度越低的农户，粮食收入占总收入的比重相对较高，其对粮价就更关注。

2. 大部分农户对粮价下跌的承受能力较弱。从上述分析可知，粮食市场价格是农户在进行种粮决策时考虑的主要因素之一。为深入了解贫困地区农户对粮价下跌的承受能力，本调查设计了"为保持目前的粮食种植面积，您能承受粮价下降的最大幅度"这一问题。

从表 3－11 可以看出，大部分样本农户对粮价下跌的承受能力较弱。从样本总体来看，有 37.7％的农户认为为了保持现有粮食面积所能承受的粮价下降最大幅度在 10％以下，25.9％的农户认为在 10%~50%之间,只有 36.4%的农户可以承受粮价下跌的幅度在 50%以上。但不同类型农户对粮价下降的承受能力有所不同。

表 3-11 贫困地区不同类型样本农户为保持目前粮食面积
所能承受粮价下降最大幅度的选择比例(%)

地区/农户类型		10%以下	10%~20%	20%~30%	30%~50%	50%以上
样本总体		37.7	10.5	6.8	8.6	36.4
地区	甘肃	24.7	11.1	6.2	13.6	44.4
	内蒙古	44.4	13.6	2.5	16.1	23.5
	陕西	45.0	6.1	3.8	2.5	42.5
	河南	36.6	11.0	14.6	2.4	35.4
农户收入	最低 20%收入组	43.1	3.1	4.6	7.7	41.5
	中下 20%收入组	43.1	9.2	1.5	7.7	38.5
	中等 20%收入组	27.7	9.2	4.6	10.8	47.7
	中上 20%收入组	46.2	12.3	7.7	6.2	27.7
	最高 20%收入组	28.1	18.8	15.6	11.0	26.6
农户耕地规模	小规模农户	36.1	6.1	7.8	6.1	43.9
	中等规模农户	39.3	14.3	7.1	10.7	28.6
	大规模农户	39.8	17.1	4.6	12.5	26.1
农户兼业程度	低兼业程度农户	46.4	4.4	4.4	8.7	36.2
	中兼业程度农户	32.3	14.6	7.3	13.5	32.3
	高兼业程度农户	37.9	10.7	8.6	5.0	37.9

按地区划分,甘肃、内蒙古、陕西、河南认为能承受粮价下降最大幅度在 10%以下的农户比例分别为 24.7%、44.4%、45.0%、36.6%,认为在 50%以上的农户比例分别为 44.4%、23.5%、42.5%、35.4%。可见甘肃平均能承受粮价下降幅度较大,内蒙古平均能承受粮价下降的幅度较小,陕西与河南平均能

承受的幅度处于中等水平。之所以出现以上差距原因可能在于，甘肃粮食种植较少，农户种植的粮食绝大部分均用于满足自家口粮需求，粮食商品率相对较低，能承受的价格下跌幅度相对较高些；内蒙古地区薯类粮食作物是当地具有比较优势的作物，产量高且大部分都出售，因此农户能承受的粮食价格下跌幅度较低；陕西与河南抽取的样本地区粮食自给型农户与粮食商品型农户分布较为均匀，所以其平均承受能力处于中等水平。

按收入分类，最低收入组、中下收入组、中等收入组、中上收入组、最高收入组中认为能承受粮价下降的最大幅度在10%以下的农户比例分别为43.1%、43.1%、27.7%、46.2%、28.1%，认为在50%以上的农户比例分别为41.5%、38.5%、47.7%、27.7%、26.6%；可见，中等收入组的农户粮价承受幅度较高，中上收入者粮价承受幅度较低，其他三组收入的农户承受幅度处于中等水平。

按耕地规模分类，小规模农户中36.1%的认为能承受粮价下降最大幅度在10%以下，43.9%的能承受降幅在50%以上；中等规模农户39.3%的认为能承受的幅度在10%以下，28.6%的能承受降幅在50%以上；大规模农户中39.8%的认为能承受的幅度在10%以下，26.1%的认为在50%以上。可见，小规模农户能承受粮价下跌幅度较高，中等规模农户承受幅度较低，大规模农户承受粮价下跌幅度最低。

按兼业程度分类，低兼业程度农户中46.4%的认为能承受粮价下跌的最大幅度在10%以下，36.2%的认为能承受的幅度在50%以上；中兼业程度农户中32.3%的认为能承受的幅度在10%以下，32.3%的认为能承受的幅度在50%以上；高兼业程度农户中37.9%的认为能承受的降幅在10%以下，37.9%的认为能承受的降幅在50%以上。由此可以看出，低兼业程度农户能承受的粮价下降幅度较低。

3. 超过一半的农户只有当粮价上涨50%以上时，才会增加

粮食种植面积。为深入了解贫困地区农户对粮食价格的反应程度，问卷中还设计了"粮价上涨多大幅度时，您会增加粮食播种面积"这个问题。从表3-12可以看出，51.9%的样本农户认为，只有当粮价上涨幅度超过50%时，才会增加粮食种植面积。

表3-12 贫困地区不同类型样本农户为增加粮食播种面积
而期望粮价上涨幅度的选择比例（%）

地区/农户类型		10%以下	10%～20%	20%～30%	30%～50%	50%以上
样本总体		16.4	8.6	9.0	14.2	51.9
地区	甘肃	12.3	13.6	14.8	17.3	42.0
	内蒙古	13.6	9.9	12.3	25.9	38.3
	陕西	22.5	1.3	3.8	5.0	67.5
	河南	17.1	9.8	4.9	8.5	59.8
农户收入	最低20%收入组	20.0	3.1	9.0	20.0	47.7
	中下20%收入组	23.1	7.7	12.3	13.8	43.1
	中等20%收入组	13.8	7.7	7.7	7.7	63.1
	中上20%收入组	10.8	15.4	12.3	12.3	49.2
	最高20%收入组	14.1	9.4	3.1	17.2	56.3
农户耕地规模	小规模农户	17.2	7.8	8.3	10.0	56.7
	中等规模农户	12.5	7.1	8.9	12.5	58.9
	大规模农户	17.0	4.5	9.1	12.5	56.8
农户兼业程度	低兼业程度农户	13.0	5.8	10.1	20.3	50.7
	中兼业程度农户	16.7	10.4	10.4	16.7	46.9
	高兼业程度农户	17.9	10.7	7.1	9.3	55.0

按地区分类，甘肃、内蒙古、陕西、河南为增加粮食种植面积而期望的粮价上涨幅度在50%以上的农户比例分别为42%、38.3%、67.5%、59.8%。可以看出，陕西、河南的农户期望粮价上涨来刺激粮食播种面积的愿望更迫切，甘肃与内蒙古对价格

反应更敏感些，这与上面对农户能承受粮价下跌幅度分析时得出的结论相符合。

按收入分类，中等收入组为增加粮食种植面积所期望的粮价上涨幅度在50％以上的农户占样本总体的63.1％，其次为最高收入组和中上收入组。

按耕地规模和兼业程度分类，不同类型农户为增加粮食种植面积而期望的粮价上涨幅度差别不大。大、中、小规模农户所期望的粮价上涨幅度在50％以上的农户分别占样本的56.8％、58.9％、56.7％，而高、中、低兼业程度的农户所占比例也基本在50％左右。

4. 耕地面积增加时农户首选种植蔬菜等经济作物和粮食。由于当前农户的生产决策是在目前土地资源约束条件下作出的，为深入了解贫困地区农户在土地资源约束条件放宽情况下的生产意愿，本调查设计了"假定耕地面积增加时，您将如何使用"这一问题。

调查数据显示，假定耕地面积增加，45.7％的农户选择种植蔬菜等经济作物，45.1％的农户选择种植粮食，3.4％的农户选择抛荒，2.2％的农户选择种水果。可见，耕地面积增加时，农户基本上主要将土地用于种植蔬菜等经济作物和种粮，但不同类型的农户在用途选择上存在差异（表3－13）。

表3－13 贫困地区不同类型样本农户在假定耕地面积
增加时选择不同用途的比例

地区/农户类型		用途1	用途2	用途3	用途4	用途5	用途6	用途7	用途8
全部样本		45.1	45.7	0.3	2.2	0.9	1.5	3.4	0.9
地区	甘肃	32.1	60.5	0.0	0.0	0.0	1.2	6.2	0.0
	内蒙古	42.0	48.1	1.2	0.0	0.0	0.0	6.2	2.5
	陕西	51.3	35.0	0.0	7.5	3.8	2.5	0.0	0.0
	河南	54.9	39.0	0.0	1.2	0.0	2.4	1.2	1.2

(续)

地区/农户类型		用途1	用途2	用途3	用途4	用途5	用途6	用途7	用途8
全部样本		45.1	45.7	0.3	2.2	0.9	1.5	3.4	0.9
农户收入	最低20%收入组	53.8	38.5	0.0	0.0	0.0	0.0	6.2	1.5
	中下20%收入组	50.8	40.0	0.0	3.1	3.1	1.5	0.0	1.5
	中等20%收入组	41.5	47.7	0.0	3.1	0.0	3.1	4.6	0.0
	中上20%收入组	41.5	49.2	1.5	4.6	1.5	1.5	0.0	0.0
	最高20%收入组	37.5	53.1	0.0	0.0	0.0	1.6	6.3	1.6
农户耕地规模	小规模农户	50.6	42.8	0.0	1.7	1.1	2.8	1.1	0.0
	中等规模农户	30.4	50.0	0.0	7.1	1.8	0.0	7.1	3.6
	大规模农户	52.3	36.4	0.0	4.5	2.3	2.3	2.3	0.0
农户兼业程度	低兼业程度农户	53.5	35.2	0.0	4.4	1.9	3.1	1.3	0.6
	中兼业程度农户	38.5	56.3	0.0	0.0	0.0	0.0	4.2	1.0
	高兼业程度农户	34.8	55.1	1.4	0.0	0.0	0.0	7.2	1.4

注:表中用途1至用途8分别指:种植粮食作物;种植蔬菜等经济作物;种植饲料作物;种植水果;做鱼塘;出租;抛荒;其他。

　　按地区分类,在假定耕地面积增加时,甘肃60.5%的农户选择种植蔬菜等经济作物,32.1%的农户选择种植粮食作物;内蒙古48.1%的农户选择种植经济作物,42.0%的农户选择种粮;陕西51.3%的农户选择种粮,35.0%的农户选择种植经济作物;河南54.9%的农户选择种粮,39.0%的农户选择种植经济作物。可以看出,甘肃的农户比较愿意种经济作物,内蒙古的农户愿意种粮与种经济作物的比例相当,而陕西与河南的农户则更愿意种粮。

　　按收入分类,在假定耕地面积增加时,最低收入组、中下收入组、中等收入组、中上收入组、最高收入组中选择种植粮食作物的农户比例分别为53.8%、50.8%、41.5%、41.5%、37.5%,选择种植经济作物的比例分别是38.5%、40.0%、47.7%、49.2%、53.1%。可以看出,随着收入增加,农户选择种粮的比例减少，而选择种植经济作物的比例不断增加，这表明收入越高的农户更倾向于选择种植经济作物。

按耕地面积分类，在假定耕地面积增加时，小规模、中等规模、大规模农户中选择种粮的比例分别为 50.6%、30.4%、52.3%，选择种植经济作物的比例分别为 42.8%、50%、36.4%。中等规模的农户较倾向于选择种植经济作物，而小规模农户和大规模农户较倾向于种粮。

按兼业程度分类，在假定耕地面积增加时，低、中、高兼业程度农户中选择种粮的比例分别为 53.5%、38.5%、34.8%，选择种植经济作物的比例分别为 35.2%、56.3%、55.1%。可见，随着兼业程度的提高，农户选择种粮的比例下降，选择种经济作物的比例有所增加，表明兼业程度越高的农户在假定耕地面积增加时，越不愿意种粮。

5. **经济作物收益高时，多半农户只会减少部分粮食种植面积改种经济作物。** 从表 3-14 可以看出，在假设种植经济作物比种粮收益更高时，有 79% 的样本农户会减少粮食播种面积，而改种经济作物，但有 57.4% 的样本农户只会减少部分粮食种植面积，将全部粮食种植面积改种经济作物的农户比例只有 21.6%。

表 3-14 贫困地区不同类型样本农户在假定种经济作物
更赚钱情况下的粮食面积调整决策

地区/农户类型		不会减少种粮面积	减少部分粮食面积改种经济作物	将全部粮食面积改种经济作物
样本总体		21.0	57.4	21.6
地区	甘肃	13.6	59.3	27.1
	内蒙古	13.6	43.2	43.2
	陕西	32.5	61.3	6.4
	河南	24.4	65.9	9.7

（续）

地区/农户类型		不会减少种粮面积	减少部分粮食面积改种经济作物	将全部粮食面积改种经济作物
样本总体		21.0	57.4	21.6
农户收入	最低 20%收入组	29.2	53.8	16.9
	中下 20%收入组	27.7	55.4	16.9
	中等 20%收入组	13.8	67.7	18.5
	中上 20%收入组	20.0	63.1	16.9
	最高 20%收入组	14.1	46.9	39.1
农户耕地规模	小规模农户	25.6	58.3	16.1
	中等规模农户	16.1	67.9	16.0
	大规模农户	21.6	62.5	15.9
农户兼业程度	低兼业程度农户	26.4	64.3	9.3
	中兼业程度农户	16.7	54.2	29.2
	高兼业程度农户	17.4	50.7	31.9

　　按地区分类，甘肃有 13.6%的样本农户选择不减少粮食播种面积，27.1%的选择减少全部粮食播种面积用于种经济作物；内蒙古 13.6%的农户选择不减少粮食播种面积，43.2%的农户选择减少全部粮食面积；而陕西 32.5%的农户选择不减少粮食播种面积，只有 6.4%的选择减少全部粮食面积；河南 24.4%的农户选择不减少播种面积，只有 9.7%的选择减少全部粮食面积。相对来说，当经济作物更赚钱时，甘肃与内蒙古的样本农户调整粮食面积的意愿更强烈些。

　　按收入分类，最低收入组、中下收入组、中等收入组、中上收入组、最高收入组中选择不减少粮食播种面积的农户比例分别为 29.2%、27.7%、13.8%、20%、14.1%，选择减少全部粮食播种面积的比例分别为 16.9%、16.9%、18.5%、16.9%、39.1%。可以看出，随着收入增加，农户选择不减少粮食面积的比例有所减少，而选择全部减少粮食面积的比例有所增加，表明当经济作物更赚钱时，收入越高的农户调整粮食面积的意愿更强烈。

按耕地面积分类，小规模、中等规模、大规模农户中选择不减少粮食播种面积的比例分别为 25.6%、16.1%、21.6%。这表明，当经济作物更赚钱时，较其他两种类型农户，中等规模的农户调整粮食面积的意愿更强烈。

按兼业程度分类，低兼业程度农户、中兼业程度农户、高兼业程度农户中选择不减少粮食播种面积的比例分别为 26.4%、16.7%、17.4%，选择减少全部粮食播种面积的比例分别为 9.3%、29.2%、31.9%。可见，随着兼业程度的提高，农户选择调整粮食播种面积的比例有所减少。这表明当经济作物更赚钱时，兼业程度越高的农户更愿意调整粮食播种面积。

3.2.3 农户对国家新农业政策的看法

在分析贫困地区农户种粮决策考虑的主要因素时，国家农业政策是其中的重要因素之一。本小节将进一步分析贫困地区农户对国家新出台的惠农政策（减免农业税、直接补贴、良种补贴、农机补贴等）的看法及期望。

1. **农户对新农业政策满意程度较高**。调查数据显示，样本户中没有农户对新出台的农业政策不满意或非常不满意，其中 66.4% 的农户对农业政策非常满意，30.6% 的农户认为满意，3.1% 的农户表示满意程度一般。不同类型样本农户的看法与样本总体基本一致，这说明政府新出台的惠农政策确确实实带给农民一定的实惠，农民是积极拥护的（表3-15）。

表 3 – 15   贫困地区不同类型样本农户对新农业政策的满意程度

地区/农户类型		非常满意	满意	一般
样本总体		66.4	30.6	3.1
地区	甘肃	66.7	27.2	6.2
	内蒙古	48.1	48.1	3.7
	陕西	75.0	25.0	0.0
	河南	75.6	22.0	2.4
农户收入	最低 20%收入组	69.2	27.7	3.1
	中下 20%收入组	66.2	29.2	4.6
	中等 20%收入组	72.3	26.2	1.5
	中上 20%收入组	66.2	32.3	1.5
	最高 20%收入组	57.8	37.5	4.7
农户耕地规模	小规模农户	70.0	27.8	2.2
	中等规模农户	78.6	17.9	3.6
	大规模农户	65.9	33.0	1.1
农户兼业程度	低兼业程度农户	60.9	34.8	4.3
	中兼业程度农户	66.7	30.2	3.1
	高兼业程度农户	68.6	28.9	2.5

2. **新农业政策对促进粮食生产起到积极作用。**为了了解新农业政策对刺激贫困地区农户粮食生产的作用程度,问卷中设计了"您认为新农业政策对种粮的刺激作用如何"这一问题。

从表 3 - 16 可以看出,46.6%的农户认为新农业政策大大提高了种粮积极性,26.2%认为有所刺激但作用不大,27.2%认为没什么刺激作用,该种什么还怎么种,这表明新农业政策对刺激农户种粮积极性起到了一定的作用。但不同类型农户之间存在着不同的认知。

表 3 - 16 贫困地区不同类型样本农户对新农业政策
刺激粮食生产作用的看法

地区/农户类型		大大刺激了粮食生产	有所刺激，但作用不大	没什么刺激作用，该种什么还种什么
样本总体		46.6	26.2	27.2
地区	甘肃	45.6	17.3	37.0
	内蒙古	32.1	25.9	42.0
	陕西	53.8	30.0	16.3
	河南	54.9	31.7	13.4
农户收入	最低20%收入组	33.8	30.8	35.4
	中下20%收入组	52.3	23.1	24.6
	中等20%收入组	55.4	18.5	26.2
	中上20%收入组	53.8	33.8	12.3
	最高20%收入组	37.5	25.0	37.5
农户耕地规模	小规模农户	49.5	28.3	22.2
	中等规模农户	53.6	21.4	25.0
	大规模农户	44.3	31.8	23.9
农户兼业程度	低兼业程度农户	49.7	28.9	21.4
	中兼业程度农户	45.8	21.9	32.3
	高兼业程度农户	40.6	26.1	33.3

按地区分类，甘肃 45.6％的样本农户认为新农业政策大大提高了种粮积极性，37.0％的认为没什么刺激作用；内蒙古 32.1％的农户认为大大提高了种粮积极性，42.0％的农户认为没什么刺激作用；而陕西 53.8％的农户认为大大提高了种粮积极性，只有 16.3％的农户认为没什么刺激作用；河南 54.9％的农户认为大大提高了种粮积极性，只有 13.4％的认为没什么刺激作用。相比较而言，甘肃与内蒙古的样本农户认为新农业政策刺激粮食生产的作用较小，陕西与河南的农户认为新农业政策对粮

食生产的刺激作用较大。

按收入分类，最低收入组、中下收入组、中等收入组、中上收入组、最高收入组中认为大大提高了种粮积极性的农户比例分别为 33.8%、52.3%、55.4%、53.8%、37.5%。可以看出，较其他四组来说，中等收入组的农户认为新农业政策的刺激作用较大，最低收入组和最高收入组的农户认为新农业政策的刺激作用较小。

按耕地面积分类，小规模农户中 49.5% 的认为大大提高了种粮积极性，中等规模农户中 53.6% 的认为大大提高了种粮积极性；大规模农户中 44.3% 的认为大大提高了种粮积极性。这表明较其他两种类型农户，中等规模的农户认为新农业政策的刺激作用较大。

按兼业程度分类，低、中、高兼业程度农户中认为大大提高了种粮积极性的农户比例分别为 49.7%、45.8%、40.6%，认为没什么刺激作用的农户比例分别为 21.4%、32.3%、33.3%。可见，随着兼业程度的提高，农户认为大大提高积极性的比例不断减少，认为没什么刺激作用的比例不断增加。这表明兼业程度越高的农户认为新农业政策的刺激作用越低。

3. 直接补贴政策是提高贫困地区农户种粮积极性的有效途径。为进一步了解贫困地区农民对政府支持粮食生产相关政策的看法，问卷中设计了"您对提高和保护农民种粮积极性最有效三个措施的看法"这一问题。问卷中列出的提高和保护农户种粮积极性的措施有：按保护价收购要出售的所有粮食、对种粮农民进行直接补贴、对购买化肥进行补贴、对购买良种进行补贴、对购买农机进行补贴、提供低息贷款、补贴农民参加农业保险以及其他八种措施。

调查数据显示，49.1% 的样本农户认为第一有效措施是对种粮农民进行直接补贴，28.7% 的样本农户认为第一有效措施是粮食保护价格政策；14.5% 的农户认为第一有效措施是化肥补贴，因此就目前已经实施的农业政策来说，贫困地区农户认为保护种粮积极性最有效的措施是对种粮农民进行直接补贴，其次是实施保护价收购粮食，再次是对购买化肥进行补贴（表3-17）。

表3-17　贫困地区农户认为提高和保护农民种粮积极性
最有效的三个措施选择比例（%）

措　　施	第一措施	第二措施	第三措施
按保护价收购农民要出售的所有粮食	28.7	9.6	7.7
对种粮农民进行直接补贴	49.1	26.9	9.6
对购买化肥进行直接补贴	14.5	47.2	28.4
对购买良种进行直接补贴	1.5	9.6	39.8
对购买农机进行补贴	0.9	2.2	4.9
提供低息贷款	1.5	3.1	5.9
补贴农民参加农业保险	1.5	0.6	3.4
其　他	2.2	0.9	0.3

表3-18是进一步比较不同类型农户关于提高和保护农户种粮积极性第一有效措施选择比例的差异，从中可以看出，尽管农户类型不同，但选择粮食直接补贴政策作为第一有效措施的比例仍占大多数，但不同农户选择比例有所不同。

表3-18　贫困地区不同类型样本农户认为保护农民种粮积极性
第一有效措施的选择比例（%）

地区/农户类型		保护价收购	粮食直补	化肥补贴	良种补贴	农机补贴	低息贷款	农业保险	其他
全部样本		28.7	49.1	14.5	1.5	0.9	1.5	1.5	2.2
地区	甘肃	19.8	40.7	25.9	2.5	1.2	2.5	2.5	4.9
	内蒙古	29.6	50.6	11.1	2.5	1.2	1.2	0.0	3.7
	陕西	27.5	55.0	13.8	0.0	0.0	1.3	2.5	0.0
	河南	37.8	50.0	7.3	1.2	1.2	1.2	1.2	0.0

（续）

地区/农户类型		保护价收购	粮食直补	化肥补贴	良种补贴	农机补贴	低息贷款	农业保险	其他
全部样本		28.7	49.1	14.5	1.5	0.9	1.5	1.5	2.2
农户收入	最低20%收入组	27.7	50.8	13.8	0.0	0.0	4.6	1.5	1.5
	中下20%收入组	26.2	61.5	6.2	0.0	0.0	0.0	1.5	4.6
	中等20%收入组	16.9	55.4	18.5	1.5	1.5	3.1	1.5	1.5
	中上20%收入组	33.8	43.1	13.8	4.6	1.5	1.5	0.0	1.5
	最高20%收入组	39.1	34.4	20.3	1.6	1.6	0.0	1.6	1.6
农户耕地规模	小规模农户	28.3	48.9	14.4	1.7	0.6	2.2	2.2	1.7
	中等规模农户	30.4	48.2	14.3	1.8	0.0	1.8	1.8	1.8
	大规模农户	31.8	45.5	8.0	2.3	1.1	2.3	4.5	4.5
农户兼业程度	低兼业程度农户	27.5	46.4	15.9	1.4	0.0	2.9	0.0	2.9
	中兼业程度农户	29.2	51.0	16.7	1.0	0.0	0.0	1.0	1.0
	高兼业程度农户	28.9	49.1	12.6	1.9	0.6	1.9	2.5	2.5

按地区分类，农户的选择存在着较大的差别，甘肃农户选择粮食直补作为第一有效措施的比例最低，只有40.7%，其他因素中选择化肥补贴的比例较大，为25.9%，选择保护价的农户占到总体样本的19.8%；内蒙古、陕西与河南选择粮食直补作为第一有效措施的比例均在50%以上，其他因素中选择保护价收购措施的比例最大，均在27%以上。

按收入分类，最低收入组、中下收入组、中等收入组、中上收入组、最高收入组中选择粮食直补作为第一措施的农户比例分别为50.8%、61.5%、55.4%、43.1%、34.4%。随着收入增加，农户选择粮食直补作为第一有效措施的比例有所下降，其他因素中化肥补贴和保护价收购的选择比例较大。

按耕地规模分类，小规模、中等规模、大规模农户中选择粮食直补为第一有效措施的比例分别为48.9%、48.2%、45.5%、选择保护价收购的比例分别为 28.3%、30.4%、31.8%，随着规模增大，农户选择粮食直补作为第一有效措施的比例在不断下降，选择保护价措施的比例不断增加。

按兼业程度分类，高、中、低兼业程度的农户分别有 49.1%、51.0%、46.4% 的农户将粮食直补选择作为第一有效措施，其次即保护价收购，其比重分别占到 28.9%、29.2%、27.5%，由此可见，在不同兼业程度的农户中，关于提高和保护种粮积极性最有效措施的选择差异不是很大。

4. **2/3 的样本农户期望的粮食直接补贴水平在种粮收入的 40% 以下。** 上述分析表明，直接补贴政策对刺激贫困地区农户种粮积极性具有较大的作用，下面将分析一下农户对直接补贴的期望水平（直接补贴占种粮收入的比例）。从表 3-19 可以看出，大部分贫困地区农户期望的补贴水平不是很高，63.9% 的样本农户期望的直接补贴水平在 40% 以下，其中期望补贴水平在 20% 以下的农户占 37.0%，26.9% 的农户期望补贴水平在 20%～40% 之间，只有 16.7% 的样本农户期望补贴水平在 90% 以上。不同地区农户对粮食补贴的期望值不同，甘肃有 45.68% 的农户、内蒙古有 43.21% 的农户都认为补贴比例在 20%～40% 之间，陕西有 37.5% 的农户期望补贴水平在 90% 以上，河南有 63.41% 的农户期望补贴水平在 20% 以下。从其他角度分类的不同类型农户之间期望水平的差别不是很大。

表 3-19　贫困地区不同类型样本农户期望的直接补贴水平

（直接补贴占种粮收入的比例）

地区/农户类型		20%以下	20%～40%	40%～60%	60%～90%	90%以上
样本总体		37.00	26.90	15.40	4.00	16.70
地区	甘肃	23.46	45.68	20.99	0	9.88
	内蒙古	24.69	43.21	13.58	11.11	7.41
	陕西	36.25	8.75	15.00	2.50	37.50
	河南	63.41	9.76	12.20	2.44	12.20

（续）

地区/农户类型		20%以下	20%～40%	40%～60%	60%～90%	90%以上
样本总体		37.00	26.90	15.40	4.00	16.70
农户收入	最低20%收入组	35.38	36.92	15.38	1.54	10.77
	中下20%收入组	40.00	20.00	13.85	4.62	21.54
	中等20%收入组	35.38	21.54	24.62	1.54	16.92
	中上20%收入组	36.92	26.15	10.77	4.62	21.54
	最高20%收入组	37.50	29.69	12.50	7.81	12.50
农户耕地规模	小规模农户	42.22	17.22	16.67	2.22	21.67
	中等规模农户	32.14	35.71	14.29	0.0	17.86
	大规模农户	29.55	40.91	13.64	10.23	5.68
农户兼业程度	低兼业程度农户	42.86	12.14	15.71	2.86	26.43
	中兼业程度农户	33.33	34.38	16.67	5.21	10.42
	高兼业程度农户	30.43	44.93	13.04	5.80	5.80

3.3 农户生产投资行为特征

1. 生产性固定资产投资额在1 000元以下、1 000～9 999元和10 000元以上的农户各占1/3左右。 从表3-20可以看出，贫困地区农户生产用固定资产投资额在1 000元以下、1 000～9 999元和10 000元以上的农户基本各占1/3左右。其中，37.3%的农户固定投资额在1 000元以下，18.8%的农户固定投资额在1 000～4 999元之间，13.0%的农户固定资产投资额在5 000～9 999元，30.9%的农户的固定资产投资额在10 000元及以上。

按地区分类，甘肃50.6%的农户和内蒙古35.8%的农户的生产用固定资产投资额在10 000及10 000元以上，陕西62.5%的农户和河南47.6%的农户生产性固定资产投资额在1 000元以下，甘肃和内蒙古农户的固定投资额比其他两个样本地区要高一些。

表 3 - 20　贫困地区不同类型样本农户固定资产投资情况

地区/农户类型		1 000 元以下	1 000～4 999 元	5 000～9 999 元	10 000 及10 000 元以上
样本总体		37.3	18.8	13.0	30.9
地区	甘肃	18.5	22.2	8.6	50.6
	内蒙古	21.0	18.5	24.7	35.8
	陕西	62.5	17.5	5.0	15.0
	河南	47.6	17.1	13.4	22.0
农户收入	最低 20％收入组	40.0	26.2	18.5	15.4
	中下 20％收入组	49.2	16.9	7.7	26.2
	中等 20％收入组	40.0	23.1	10.8	26.2
	中上 20％收入组	30.8	13.8	10.8	44.6
	最高 20％收入组	26.6	14.1	17.2	42.2
农户耕地规模	小规模农户	48.9	18.9	9.4	22.8
	中等规模农户	33.9	17.9	10.7	37.5
	大规模农户	56.8	9.1	6.8	27.3
农户兼业程度	低兼业程度农户	20.3	14.5	23.2	42.0
	中兼业程度农户	32.3	28.1	8.3	31.3
	高兼业程度农户	45.7	15.7	12.1	26.4

　　按收入分类，最低收入组、中下收入组、中等收入组、中上收入组、最高收入组中农户固定资产投资在 5 000 元以上的比例分别为 33.9％、33.9％、37％、55.4％、59.4％。可以看出，随着收入增加，固定资产投资在 5 000 元以上的农户比例不断增加，表明收入越高的农户在固定资产上的投资越大。

　　按耕地面积分类，中等规模农户生产性固定投资在 10 000 及10 000 元以上的比例高于样本总体水平，而在 1 000 元、1 000～4 999元、5 000～9 999 元上分布的比例均低于样本总体水平，这表明中等规模农户比其他两类农户的生产性固定资产投资都要高一些。

按兼业程度分类，低兼业程度农户、中兼业程度农户、高兼业程度农户中固定资产投资在 5 000 元以上的比例分别为 65.2％、39.6％、38.5％，随着兼业程度的提高，固定投资在 5 000 元以上的农户比例逐渐下降，表明兼业程度越高的农户生产性固定资产投资越少。

2. 超过一半农户的生产支出在 500～2 000 元之间。 生产支出是指将化肥投入、种子费用、机械投入、雇工支出及其他生产成本加总得到的总的生产支出。从表 3-21 可以看出，贫困地区样本农户中有 51.2％的农户生产支出在 500～2 000 元之间，19.4％的农户生产支出在 500 元以下，19.1％的农户生产支出在 2 000～3 999 元之间，10.2％的农户生产支出在 4 000 及 4 000 元以上。不同类型农户生产支出情况不同（表 3-21）。

表 3-21　贫困地区不同类型样本农户生产支出情况

地区/农户类型		500 元以下	500～999 元	1 000～1 999 元	2 000～3 999 元	4 000 及 4 000 元以上
样本总体		19.4	22.2	29.0	19.1	10.2
地区	甘肃	17.3	24.7	32.1	24.7	1.2
	内蒙古	4.9	12.3	19.8	27.2	35.8
	陕西	35.0	26.3	28.8	7.5	2.5
	河南	20.7	25.6	35.4	17.1	1.2
农户收入	最低 20％收入组	24.6	24.6	32.3	15.4	3.1
	中下 20％收入组	18.5	13.8	36.9	23.1	7.7
	中等 20％收入组	24.6	33.8	23.1	16.9	1.5
	中上 20％收入组	18.5	16.9	38.5	15.4	10.8
	最高 20％收入组	10.9	21.9	14.1	25.0	28.1
农户耕地规模	小规模农户	30.6	26.7	27.8	14.4	0.6
	中等规模农户	8.9	25.0	39.3	23.2	3.6
	大规模农户	3.4	11.4	25.0	26.1	34.1

（续）

地区/农户类型		500 元以下	500～999 元	1 000～1999 元	2 000～3 999 元	4 000 及4 000 元以上
样本总体		19.4	22.2	29.0	19.1	10.2
农户兼业程度	低兼业程度农户	10.1	24.6	24.6	23.2	17.4
	中兼业程度农户	10.4	12.5	37.5	29.2	10.4
	高兼业程度农户	28.9	27.0	25.8	11.3	6.9

按地区分类，不同地区农户在生产支出上存在着较大差异。内蒙古农户生产支出主要集中在 4 000 及 4 000 元以上和 2 000～3 999元之间，比例分别为 35.8％、27.2％；甘肃农户生产支出集中在 1 000～1 999 元之间和 2 000～3 999 元之间，比例分别为 32.1％、24.7％；陕西农户生产支出主要集中在 500 元以下和 1 000～1 999 元之间，比例分别为 35.0％、28.8％；河南农户生产支出主要集中在 1 000～1 999 元之间和 500～999 元之间，比例分别为 35.4％、25.6％。内蒙古农户的生产支出较高，主要是由于内蒙古农户耕地面积较大的原因所致。

按收入分类，高收入组农户的生产支出也较高。从最高收入组生产支出的分布情况来看，28.1％的农户支出在 4 000 及4 000元以上，25.0％的在 2 000～3 999 元之间，这两个比例均高于样本总体水平，而在 500 元、500～999 元、1 000～1 999 元上分布的比例均低于样本总体水平。

按耕地面积分类，小规模农户中 30.6％的生产支出在 500元以下，26.7％的农户生产支出在 500～999 元之间；中等规模农户中 39.3％的农户生产支出在 1 000～1 999 元之间，23.2％的农户生产支出在 2 000～3 999 元之间；大规模农户中 25.0％的生产支出在 1 000～1 999 元之间，34.1％的农户生产支出在 4 000及 4 000 元以上。可见小规模农户生产支出主要集中在

999 元以下（57.3%），中等规模农户支出主要集中在 500～
3 999元之间（87.5%），大规模农户主要集中在 1 000 元以上
（85.2%）。表明随着耕地规模的增大，农户生产支出相应地
增加。

按兼业程度分类，农户的生产支出与兼业程度变化成反比，
即兼业程度越高，生产支出就越少，反之越多。就高兼业程度农
户生产支出的分布情况来看，28.9%的农户生产支出在 500 元以
下，27.0%的农户生产支出在 500～999 元之间，这两个比例均
高于样本总体水平，在 1 000～1 999 元、2 000～3 999 元、4 000
及 4 000 元以上的比例均低于样本总体水平，表明高兼业程度农
户的生产支出较低。而中兼业程度农户和低兼业程度农户生产支
出在 4 000 及 4 000 元以上的比例高于平均水平 0.2 个百分点和
7.2 个百分点。

3.4　农户新技术采用行为特征

3.4.1　广播电视、邻里、销售和技术人员是农户技术信息获取的主要渠道

从表 3－22 中可以看出，贫困地区农户了解技术的主要途径
有广播电视、邻里介绍、销售人员介绍和技术人员介绍。51.9%
的农户认为是通过广播电视了解技术信息，33.6%的是通过邻里
介绍，32.4%的农户是通过销售人员了解，32.4%的农户通过技
术人员介绍，17%的农户通过宣传资料，9.6%的农户通过报纸
杂志，6.5%通过其他途径，如经验等。

不同地区的农户获取技术信息的渠道也不尽相同。甘肃和河
南技术信息获取渠道选择比例最高的是广播电视，分别有
48.8%和81.7%的农户选择这一渠道；内蒙古渠道选择比例最
高的是技术人员介绍，有 39.5%的农户选择；陕西渠道选择比
例最高的是销售人员介绍，有 48.8%的农户选择。

表 3 - 22 贫困地区不同类型农户对技术信息获取渠道的选择比例（％）

地区/农户类型		邻里介绍	销售人员介绍	技术人员介绍	宣传材料	报纸杂志	广播、电视	其他
样本总体		33.6	32.4	32.4	17.0	9.6	51.9	6.5
地区	甘肃	33.8	13.8	26.3	27.5	21.3	48.8	7.5
	内蒙古	37.0	11.1	39.5	8.6	8.6	35.8	11.1
	陕西	38.8	48.8	25.0	7.5	3.8	41.2	6.3
	河南	25.6	56.1	39.0	24.4	4.9	81.7	1.2
农户收入	最低 20％收入组	36.9	27.7	18.5	15.4	4.6	41.5	12.3
	中下 20％收入组	33.8	33.8	29.2	10.8	9.2	50.8	9.2
	中等 20％收入组	36.9	38.5	32.3	13.8	7.7	47.7	3.1
	中上 20％收入组	26.2	29.2	41.5	16.9	13.8	61.5	4.6
	最高 20％收入组	34.4	32.8	40.0	28.1	12.5	57.8	3.1
农户耕地规模	小规模农户	33.9	43.3	27.8	16.7	7.2	56.7	5.0
	中等规模农户	23.2	28.6	26.8	17.9	14.3	51.8	8.9
	大规模农户	31.8	35.2	29.5	13.6	4.5	55.7	1.1
农户兼业程度	低兼业程度农户	27.5	26.1	31.9	15.9	8.7	44.9	13.0
	中兼业程度农户	40.8	28.1	30.2	18.8	13.5	51.0	7.3
	高兼业程度农户	32.1	37.7	34.0	16.4	7.5	55.3	3.1

注：表中问题为多选题。

不同收入类型、不同耕地规模、不同兼业程度的农户技术信息获取渠道差异不大。按这三个角度分类的农户渠道选择比例最高的都是广播电视，其次为销售人员介绍、邻里介绍、技术人员介绍等。

3.4.2 新品种、新化肥和新农药是农户最愿意 购买的技术

问卷调查数据显示，有 84.3％的样本农户愿意购买新品种，57.7％的农户愿意购买新化肥，53.4％的农户愿意购买新农药，

22.5%的农户选择购买新农具，26%的农户愿意购买种植管理方法（表3-23）。

表3-23 贫困地区不同类型农户愿意购买各种农业技术的选择比例（%）

地区/农户类型		新品种	新农具	新农药	新化肥	种植管理方法
样本总体		84.3	22.5	53.4	57.7	26.0
地区	甘肃	76.5	43.2	59.3	61.7	35.8
	内蒙古	74.1	30.9	42.0	67.9	41.9
	陕西	91.2	7.5	56.3	62.5	13.8
	河南	95.1	8.6	56.1	39.0	12.2
农户收入	最低20%收入组	75.4	20.0	44.6	52.3	29.2
	中下20%收入组	84.6	12.3	52.3	61.5	18.5
	中等20%收入组	92.3	20.0	64.6	67.4	30.8
	中上20%收入组	83.1	26.2	49.2	49.2	23.1
	最高20%收入组	85.9	34.3	56.3	57.8	28.1
农户耕地规模	小规模农户	86.1	11.7	55.6	50.6	18.9
	中等规模农户	91.1	33.9	57.1	66.1	25.0
	大规模农户	83.0	11.4	52.9	53.4	15.9
农户兼业程度	低兼业程度农户	79.7	36.2	59.4	66.7	43.5
	中兼业程度农户	83.3	22.9	45.8	53.1	25.0
	高兼业程度农户	86.8	16.4	55.3	56.6	18.9

注：表中问题为多选题。

不同类型农户选择购买技术差异不大。不同地区、不同收入类型、不同耕地规模以及不同兼业程度的农户新技术选择比例最高的也均为新品种，说明农户对于新品种的偏好远远大于农具、农药、化肥等。

3.4.3 超过一半的农户愿意马上采用新品种

上述分析显示，贫困地区农户最愿意购买的是新品种，因此我们进一步研究贫困地区农户对于新品种的采用行为。从表

3-24可以看出，绝大部分农户愿意种植粮食新品种，仅有2.4％的样本农户不愿意种植新品种，愿意马上种植新品种的样本农户达到52.9％。

表3-24 贫困地区不同类型样本农户新品种采用行为选择比例（％）

地区/农户类型		愿意马上种	试种成功后再种	大多数人采用就种	不愿意种
样本总体		52.9	34.5	10.2	2.4
地区	甘肃	62.7	32.0	5.3	0.0
	内蒙古	80.6	16.1	3.2	0.0
	陕西	32.5	37.7	20.8	9.1
	河南	41.8	48.1	10.1	0.0
农户收入	最低20％收入组	54.1	36.1	6.6	3.3
	中下20％收入组	47.5	36.1	9.8	6.6
	中等20％收入组	50.8	32.2	16.9	0.0
	中上20％收入组	49.2	39.3	9.8	1.6
	最高20％收入组	64.7	27.5	7.8	0.0
农户耕地规模	小规模农户	42.5	41.3	13.2	3.0
	中等规模农户	52.8	34.0	9.4	3.8
	大规模农户	76.7	19.2	4.1	0.0
农户兼业程度	低兼业程度农户	68.4	22.8	7.0	1.8
	中兼业程度农户	55.2	39.1	5.7	0.0
	高兼业程度农户	44.1	37.5	14.0	4.4

按地区分类，甘肃、内蒙古、陕西、河南农户愿意马上种植新品种的比例分别为62.7％、80.6％、32.5％、41.8％，在试种成功后再种的比例分别是32.0％、16.1％、37.7％、48.1％。

相对来说，内蒙古采用新品种的意愿最强烈。

按收入分类，最低收入组、中下收入组、中等收入组、中上收入组、最高收入组中农户愿意马上种植新品种的比例分别为54.1％、47.5％、50.8％、49.2％、64.7％，选择试种成功后再种的比例分别为 36.1％、36.1％、32.2％、39.3％、27.5％。可以看到随收入增加，新品种采用积极性有增强的趋势。

按耕地面积分类，小规模农户中 42.5％的农户愿意马上种植，中等规模农户中 52.8％的愿意马上种植，大规模农户中76.7％的愿意马上种植。这表明耕地规模越大，农户更愿意立即采用新品种。

按兼业程度分类，低兼业程度农户中 68.4％的愿意马上种植，中兼业程度农户中 55.2％的愿意马上种植，高兼业程度农户中 44.1％的愿意马上种植。可见，随着兼业程度的提高，农户选择马上种植新品种的比例越低，表明非农化程度越高，采用新品种的积极性越低。

3.4.4 增产效果是农户采用新品种时考虑的主要因素

本研究以农户采用新品种为例来分析贫困地区农户在采用新技术时考虑的主要因素。为此，问卷中设计了"您在购买新良种时考虑的最主要的三个因素是什么"这一问题。问卷中列出的备选因素有：良种价格、增产效果、良种品质、别人是否采用、是否有良种补贴及其他。

调查数据显示，贫困地区农户购买良种时考虑的最主要因素是增产效果，此外，良种价格和良种品质也是农户考虑的重要因素。认为增产效果是购买良种时考虑的第一因素的农户比例为79.9％，有14.1％的农户选择良种价格作为第一考虑因素；60.8％的农户认为第二重要因素是良种品质，是否有良种补贴并不是贫困地区农户在采用良种时考虑的主要因素（表3-25）。

表3-25 贫困地区农户购买良种时考虑的三个最主要因素的选择比例（%）

影响因素	第一因素	第二因素	第三因素
良种价格	14.1	15.9	32.2
增产效果	79.9	17.7	1.7
良种品质	5.6	60.8	30.5
别人是否采用	0.0	4.5	26.6
是否有良种补贴	0.3	1.1	7.9
其 他	0.0	0.0	1.1

为进一步了解不同类型农户在采用良种时考虑主要因素的差异，下面将对不同类型农户购买良种时考虑的第一因素进行比较分析。从表3-26可以看出，各类农户选择增产效果作为在采用良种时考虑的第一因素的比例最高，但是不同类型农户选择的比例有所不同。

表3-26 贫困地区不同类型农户购买良种时第一考虑因素的选择比例（%）

地区/农户类型		良种价格	增产效果	良种品质	别人是否采用	是否有良种补贴
全部样本		14.1	79.9	5.6	0	0.3
地区	甘肃	21.3	71.3	7.5	0	0.0
	内蒙古	25.3	68.4	5.1	0	1.3
	陕西	1.3	91.0	7.7	0	0.0
	河南	8.5	89.0	2.4	0	0.0
农户收入	最低20%收入组	9.5	84.1	6.3	0	0.0
	中下20%收入组	20.6	74.6	4.8	0	0.0
	中等20%收入组	6.2	87.7	4.6	0	1.5
	中上20%收入组	14.1	75.0	10.9	0	0.0
	最高20%收入组	20.4	78.1	1.6	0	0.0
农户耕地规模	小规模农户	6.2	88.1	5.6	0	0.0
	中等规模农户	18.5	74.1	7.4	0	0.0
	大规模农户	5.8	87.2	5.8	0	1.2

（续）

地区/农户类型		良种价格	增产效果	良种品质	别人是否采用	是否有良种补贴
全部样本		14.1	79.9	5.6	0	0.3
农户兼业程度	低兼业程度农户	8.8	82.4	8.8	0	0.0
	中兼业程度农户	19.8	76.0	3.1	0	1.0
	高兼业程度农户	12.9	81.3	5.8	0	0.0

按地区分类，不同地区农户的选择比例存在着较大差别，陕西有91.0%的农户选择增产效果，其他因素的选择比例较小；河南有89.0%的农户选择增产效果，还有8.5%的农户选择良种价格；甘肃71.3%的农户选择增产效果，还有21.3%的选择良种价格；内蒙古选择增产效果的比例最低，只有68.4%，选择良种价格的比例为25.3%。甘肃和内蒙古农户对良种价格考虑相对其他两个地区较多。

按收入分类和按耕地规模分类，购买良种时农户第一考虑因素的选择比例没有呈现出明显的变化趋势。按兼业程度分类，选择增产效果比例最高的是低兼业程度者，选择良种品质最高的也是低兼业程度者，由此可见，以农业为主要收入的农户对于良种的品质和效果的关注程度高于兼业程度高的农户。

3.4.5　农户具有相对较强的良种价格承受能力

为了进一步分析贫困地区农户购买品种时考虑的重要因素——良种价格的影响程度，这里将进一步分析农户对良种价格的承受能力。从表3-27可以看出，总体而言，贫困地区农户对于良种价格具有较强的承受能力，有39.7%的农户能承受比老品种高出50%的价格，有14.1%的农户能承受比老品种高出30%～50%的价格。

表 3 - 27　贫困地区农户对新老品种价格差所能承受幅度的选择比例（％）

地区/农户类型		10％以下	10％～20％	20％～30％	30％～50％	50％以上
样本总体		14.1	17.3	14.7	14.1	39.7
地区	甘肃	12.5	25.0	22.5	13.8	26.3
	内蒙古	23.6	23.6	25.0	19.4	8.3
	陕西	19.2	14.1	7.7	6.4	52.6
	河南	2.4	7.3	4.9	17.1	68.3
农户收入	最低 20％收入组	11.5	27.9	18.0	8.2	34.4
	中下 20％收入组	24.2	17.7	8.1	14.5	35.5
	中等 20％收入组	10.8	10.8	18.5	7.7	52.3
	中上 20％收入组	17.5	19.0	9.5	22.2	31.7
	最高 20％收入组	6.5	11.5	19.7	18.0	44.3
农户耕地规模	小规模农户	11.3	13.0	11.9	10.7	53.1
	中等规模农户	13.0	20.4	13.0	18.5	35.2
	大规模农户	15.5	8.3	11.9	17.9	46.4
农户兼业程度	低兼业程度农户	12.3	26.2	20.0	12.3	29.2
	中兼业程度农户	9.7	20.4	19.4	17.2	33.3
	高兼业程度农户	17.5	11.7	9.7	13.0	48.1

按地区划分，甘肃、内蒙古、陕西、河南农户认为能承受新老品种价格差在 50％以上的比例分别是 26.3％、8.3％、52.6％、68.3％，认为能承受在 30％～50％之间的比例分别是 13.8％、19.4％、6.4％、17.1％。可见河南农户对良种价格的承受能力最强，陕西次之，甘肃第三，内蒙古最低。

按收入分类，最低收入组、中下收入组、中等收入组、中上收入组、最高收入组中认为能承受新老品种价格差在 50％以上的农户比例分别是 34.4％、35.5％、52.3％、31.7％、44.3％，认为在 30％～50％之间的比例分别是 8.2％、14.5％、7.7％、22.2％、18.0％。可以看出，基本上收入高的农户对新老品种价格差的承受幅度较大。

　　按耕地规模分类，不同农户之间对新老品种价格差的承受能力差别不明显。按兼业程度分类，低兼业程度农户、中兼业程度农户、高兼业程度农户中认为能承受新老品种价格差的最大幅度在50％以上的比例分别为29.2％、33.3％、48.1％。可以看出，兼业程度高的农户对新老品种价格差的承受能力较大。这主要是因为兼业程度高的农户收入较高，所能承受良种价格差的能力也就较强。

第 四 章

我国贫困地区农户粮食
生产行为影响因素分析

上一章对我国贫困地区农户粮食生产行为进行了分析，本章将建立相应的计量经济模型来研究我国贫困地区农户粮食生产行为的影响因素。本章主要建立了三个模型：农户种粮意愿影响因素模型、农户生产投入影响因素模型和农户新技术采用影响因素模型，所用数据为前述的农户问卷调查数据。

4.1 农户种粮决策行为影响因素分析

4.1.1 模型建立

1. **模型选择**。由前面的分析我们可以看到，满足自家需求是贫困地区农户种粮的首要和主要目的，在这种情况下，对农户种粮决策行为影响因素的分析，更有意义的应该是分析农户在满足自家粮食需求后是否愿意多种粮的影响因素。所以本章中农户种粮决策的含义，是指农户在满足自家粮食需求后是否仍愿意多种植粮食作物。结果只有两种情况：愿意或不愿意。将农户的种粮意愿作为因变量（0—1型因变量，y＝1表示愿意多种，y＝0表示不愿意多种）建立模型，由于模型中因变量为1和0变量，故采用二元选择模型Logit模型来对农户种粮决策行为的影响因素进行研究。

Logistic模型的估计方程为具有特征 X_i 的农户愿意多种粮

与不愿意多种粮的概率，愿意多种粮的概率是：

$$\text{Prob(event)} = \frac{e^z}{1+e^z} = \frac{1}{1+e^z}$$

式中：$z = \beta_0 + \beta_1 X_1 + \beta_2 X_2 + \cdots + \beta_j X_j$（j 为农户特征量的数量），不愿意多种粮的概率为 $\text{Prob(noevent)} = 1 - \text{Prob(event)}$。为了理解回归系数的含义，可以将方程式重新写为某一事件发生的比率，一个事件的比率被定义为它发生的可能性与不发生的可能性之比，现把 Logistic 方程写作几率的对数，命名为 Logit。其估计系数可以通过极大似然估计法得到。

$$\text{Log}\left[\frac{\text{Prob(event)}}{\text{Prob(noevent)}}\right] = \beta_0 + \beta_1 X_1 + \beta_2 X_2 + \cdots + \beta_j X_j$$

从上式中可以看出，方程的回归系数可以理解为一个单位自变量的变化所引起的几率对数的改变值。如果一个自变量的系数为正值，意味着几率将会增加，此值将会大于 1；如果一个自变量的系数为负值，意味着几率将会减少，此值将会小于 1；当 β_j 为 0 时，此值等于 1。

模型的具体形式为：

$$P_i = F\left(\alpha + \sum_{j=1}^{m}\beta_j X_{ij}\right) = 1 \Big/ \left\{1 + \exp\left[-\left(\alpha + \sum_{j=1}^{m}\beta_j X_{ij}\right)\right]\right\}$$

式中，P_i 是农户愿意多种粮的概率，m 为影响这一意愿因素的个数，X_{ij} 是自变量，表示第 j 种影响因素。

2. **变量选择**。根据前面对贫困地区农户种粮决策行为的特征分析以及理论分析，在建立农户种粮决策行为影响因素模型时考虑以下解释变量：

（1）**被调查者特征变量**。由于"是否愿意多种粮"这个问题是由被访者给出回答，其自身特征会对调查结果产生影响，因此加入被调查者特征变量。该变量主要有被调查者性别、年龄和文化程度。

（2）**农户耕地规模**。耕地是农户在农业生产中最重要的生产要素，一般来说，农户拥有的耕地越多，农户更愿意多种粮，预期该变量的系数符号为正。

（3）**劳动力数量**。对于农户而言，劳动力数量会影响到粮食生产。前面分析发现种粮费事是农户不愿意种粮的原因之一，如果家庭劳动力数量越多，就越有可能愿意多种粮，预期劳动力数量的系数符号为正。

（4）**粮食收益**。由前面分析可知，种植粮食收入低是农户不愿意种粮的原因，粮食收益越低的农户，愿意多种粮的可能性就越小，预期该变量的系数符号为正。

（5）**养殖业规模**。在分析农户种粮目的时，为满足饲料需要是贫困地区农户种粮的重要目的之一，因此家庭养殖业规模的大小在一定程度上会影响农户的种粮决策。一般来说养殖业规模越大，所需的饲料粮越多，则农户更愿意多种粮，预期该系数符号为正。

（6）**农户非农化程度**。兼业的存在，意味着农户收入可以分为农业收入和非农业收入两部分，因此，农户的行为受农业收入重要程度的制约。通常情况下非农化程度越高，对农业收入依赖性越低，而粮食收入是贫困地区农户农业收入的重要来源，则农户种粮积极性越低；相反，农户的非农化程度越低，对农业收入的依赖越高，则农户种粮积极性越高，估计该变量系数符号为负。

（7）**地区变量**。前面对农户种粮决策行为特征分析中显示，不同样本地区的农户在种粮意愿的选择上存在着较大的差异。因此在模型中加入地区变量。

3. **数据说明**。模型所用的数据均来自前述的农户问卷调查资料，剔除了其中不符合计算要求的一些观察值，农户种粮意愿选择模型估计中运用的观察值为 305 户。下面具体说明一下各个变量的数据引用情况。

因变量为二元变量：用 1 值表示农户愿意多种植，用 0 值表示农户不愿多种植。解释变量中被调查者性别为虚变量（1＝男性，0＝女性）；文化程度设为：1＝未受过正式教育，2＝小学，3＝初中，4＝高中；农户耕地规模引用农户总的耕地面积数据；农户非农化程度采用非农收入占家庭纯收入的比重；地区变量：由于样本地区为四个，所以设定三个地区虚拟变量：X1(1＝甘肃，0＝其他)，X2(1＝陕西，0＝其他)，X3(1＝河南，0＝其他)；粮食收益用人均每亩粮食纯收入来表示；劳动力数量用家庭总劳动力人数表示；养殖规模采用的是所有牲畜的数量总和。

4.1.2 模型估计结果与分析

利用前述调查数据，使用 SPSS13.0 对贫困地区农户种粮决策行为影响因素模型进行估计，结果见表 4－1。从估计结果来看，模型的拟合程度比较理想，根据模型估计结果可以得出以下几点结论：

表 4－1　贫困地区农户粮食种植意愿选择行为影响因素模型估计结果

解释变量	B	S. E.	Wald	Sig	Exp(B)
常数项	−0.089	1.090	0.007	0.935	0.915
性别	−0.668	0.365	3.354	0.067	0.513
年龄	−0.015	0.015	1.104	0.293	0.985
文化程度	−0.201	0.153	1.723	0.189	0.818
耕地规模	0.153	0.066	5.416	0.02	1.166
劳动力数	0.032	0.119	0.073	0.787	1.033
粮食收益	0.000	0.000	6.948	0.008	1.000
养殖规模	0.016	0.014	1.292	0.256	1.016
非农化程度	−0.446	0.479	0.867	0.352	0.640
地区虚变量（甘肃＝1）	1.827	0.510	12.836	0.000	6.215
地区虚变量（陕西＝1）	3.080	0.605	25.904	0.000	21.757
地区虚变量（河南＝1）	3.018	0.611	24.399	0.000	20.448
−2 Log likelihood	349.772		Cox & Snell R Square		0.204
Nagelkerke R Square	0.274				

第一，被调查者个人特征变量中性别变量通过了显著性检验，年龄与文化程度未通过显著性检验，表明调查者的性别影响其种粮意愿。该变量的系数为负值，说明女性相对于男性来说，在满足自家粮食需求后更愿意多种粮。

第二，耕地规模对贫困地区农户的粮食种植意愿具有显著的正向影响。农户拥有的耕地越多，其在满足自家粮食需求后多种植粮食的意愿就越强烈。

第三，劳动力数量在本模型中没有通过显著性检验，这表明劳动力数量不是影响贫困地区农户多种粮意愿的主要因素。

第四，粮食收益对贫困地区农户粮食种植意愿具有显著的正向影响。这表明粮食收益越高，农户越愿意多种粮，反映出贫困地区农户是具有理性的。

第五，养殖规模与非农化程度均未通过显著性检验，这说明养殖规模和非农化程度对贫困地区农户在满足自家需求后是否愿意多种粮没有显著影响。

第六，三个省份虚拟变量呈极显著水平，这表明地区差异对贫困地区农户粮食种植意愿具有显著的影响。三个系数都为正值，并从系数大小可以看出，河南、陕西和甘肃农户比内蒙古的农户具有更高的种粮意愿。原因在于内蒙古种植粮食的收益较低，在满足自身需要后农户经营行为表现出强烈的致富冲动，在比较利益的驱使下，农户更倾向于从事非农活动。

4.2　农户粮食生产投资行为影响因素分析

4.2.1　模型建立

1. **模型选择**。基于前述贫困地区农户问卷调查数据，这里主要通过农户粮食生产资金投入的影响因素分析来反应农户粮食生产投资行为的影响因素，模型采用多元线性回归模型：

$$Y_i = \alpha + \sum_{j=1}^{m} \beta_j X_{ij} + \varepsilon$$

其中，Y_i 代表第 i 个农户的粮食生产投入；X_{ij} 代表第 i 个农户的第 j 项影响因素；m 为影响这一投入变量的个数；β 代表影响系数。

2. 变量选择。

（1）**农户耕地规模。** 耕地规模对粮食生产投入有很大影响，一般来说，农业生产投入的要素是配比的，如果耕地的经营规模变大，会带来资金投入的提高，预期该变量系数符号为正。

（2）**劳动力变量。** 作为农业生产的主体，农户家庭拥有劳动力状况将直接影响农户的粮食投入状况。在一定条件下，劳动力和资金要素之间存在着相互替代的关系，如果农户的劳动力比较充裕，则有可能增加劳力而减少资金投入，因此预期劳动力数量变量的系数为负。

（3）**农户收入。** 家庭收入是贫困地区农户进行生产投入的主要资金来源，收入增加，则农户生产投资会相应的增加，则预期该变量系数符号为正。

（4）**农户非农化程度。** 由于农业比较利益低，如果有非农产业的就业机会农户就会进入，相对来说非农化程度越高的农户更容易进入非农产业，因此该变量对农户粮食投入具有负向影响，估计该变量系数符号为负。

（5）**粮食收益。** 收益是任何投资主体必须考虑的重要方面，作为理性经济单位的农户，其要素配置的最终目的还是收益的最大化，因此粮食收益必然会影响农户的生产投入决策。如果粮食收益增加，会使农户增加生产投入，预期该变量的系数符号为正。

（6）**地区变量。** 根据前面对农户生产投入分析显示，不同样本地区的农户在粮食生产投入上存在着较大的差异。因此在该模型中加入地区变量。

3. **数据说明**。模型引用的数据均来自前述的贫困地区农户问卷调查资料，剔除了其中不符合进行计算要求的一些观察值，农户粮食生产资金投入影响因素模型估计中运用的观察值为 306 户。下面具体说明一下各个变量的数据引用。

因变量采用的是农户劳均粮食生产资金投入数量，具体数值为农户粮食生产资金投入量/家庭劳动力人数。解释变量中农户耕地规模、农户收入、农户兼业程度、地区变量、劳动力数量、粮食收益与本章第一节种粮决策影响因素模型中的数据引用相同；文化程度采用的户主的文化程度（1＝未受过正式教育，2＝小学，3＝初中，4＝高中）。

4.2.2 模型估计结果与分析

用 Eviews5.0 软件对模型进行回归，模型估计结果见表 4-2。从估计结果来看，模型调整后的 $R^2＝0.516$，F 统计值为 30.0，远大于临界值，表明模型总体显著水平较高。根据估计结果，可以得出如下结论：

表 4-2 贫困地区农户粮食生产资金投入影响因素模型估计结果

变 量	回归系数	标准误差	T 统计值	概率
常数项	575.593	177.659	3.240	0.001
耕地规模	33.992	4.307	7.893	0.000
户主文化程度	89.368	41.934	2.131	0.034
劳动力数	−170.687	34.344	−4.970	0.000
人均纯收入	0.034	0.014	2.377	0.018
非农化程度	71.167	127.781	0.557	0.578
粮食收益	1.861	0.759	2.453	0.015
地区虚变量（甘肃＝1）	−478.368	124.259	−3.850	0.000

（续）

变　　量	回归系数	标准误差	T统计值	概率
地区虚变量（陕西＝1）	−387.714	142.491	−2.721	0.007
地区虚变量（河南＝1）	−345.127	147.507	−2.340	0.020
F	30.0		调整后的 R^2	0.516

第一，耕地规模的系数为正值，通过了检验，且显著性极高。说明耕地规模是影响贫困地区农户粮食生产资金投入的重要因素。耕地规模越大的农户，粮食生产资金投入越多，规模经营对农户粮食生产资金投入是具有促进作用的。

第二，农户人均纯收入变量系数为正值，且通过显著性检验，这表明人均纯收入是影响贫困地区农户粮食生产资金投入的重要因素。人均纯收入越高，则农户投资在粮食生产上的资金越多；反之，人均纯收入越低，则农户投资在粮食生产上的资金越少。

第三，非农化程度系数没有通过显著性检验，这表明兼业程度不是影响农户粮食生产投入的主要因素。

第四，户主文化程度的系数为正值，且通过了显著性检验，这表明农户文化程度越高，投入在粮食生产上的资金越多；反之，农户劳动力文化程度越低，投入在粮食生产上的资金则越少。

第五，劳动力数量的系数为负值，通过了显著性水平检验。说明农户拥有的劳动力数量越多，投入在粮食生产上的资金越少，拥有的劳动力数量越少，农户的粮食生产投资越多。

第六，粮食收益的系数为正值，且通过显著性检验，这表明粮食收益是影响农户生产资金投入的主要因素。粮食收益越高，农户的生产投入也越高。

第七，三个省份虚拟变量系数通过显著性检验，这表明地区差异是影响贫困地区农户粮食生产投入的重要因素。三个系数都为负值，这说明甘肃、陕西、河南相对于内蒙古而言，农户在粮食生产的投入较低。分析其原因在于内蒙古农户的耕地规模较大，故其投入粮食生产的资金也较多。

4.3 农户新技术采用行为影响因素分析

4.3.1 模型建立

1. **模型选择**。由上一章的分析可以看出，贫困地区农户最愿意采用的新技术是新品种，所以本节中以农户是否愿意采用新品种为例分析贫困地区农户新技术采用行为的影响因素。农户是否愿意采用新品种的结果只有愿意和不愿意。将农户采用新品种的意愿作为因变量（即 $0-1$ 型因变量，愿意采用 $y=1$，不愿意采用 $y=0$），我们同样采用二元 Logit 模型对农户新品种采用行为的影响因素进行分析。

模型的具体形式为：

$$P_i = F\left(\alpha + \sum_{j=1}^{m} \beta_j X_{ij}\right) = 1 \Big/ \left\{1 + \exp\left[-\left(\alpha + \sum_{j=1}^{m} \beta_j X_{ij}\right)\right]\right\}$$

其中，P_i 是农户愿意采用新品种的概率，m 为影响这一愿意因素的个数，X_{ij} 是自变量，表示第 j 种影响因素。

2. **变量选择**。

(1) **被调查者自身特征变量**。同种粮意愿选择一样，被调查的自身特征如性别、年龄和文化程度会影响到其对新品种的看法和认识，从而对新品种采用决策产生影响。通常情况下，文化程度越高，更愿意采用新技术，则预期该变量系数符号为正。

(2) **农户耕地规模**。前面分析贫困地区农户新技术采用行为特征发现，耕地规模越大的农户，越愿意采用新品种，则预期该变量的系数符号为正。

(3) **家庭规模**。贫困地区农户种粮的首要目的是为了满足自家口粮需要，而家庭规模越大的农户，口粮需求更多，应更愿意采用能带来高产的新品种，预期该变量的系数符号为正。

（4）**养殖规模**。一般来说，农户养殖规模越大，所需饲料粮越多，则更愿意采用能带来高产效果的新品种，预期该变量的系数为正。

（5）**农户收入**。从理论上讲收入是新品种采用的重要诱导因素，这代表着农户购买新品种的支付能力，人均收入越高，农户选择种植新品种的可能性就越大，预期收入变量的系数符号为正。

（6）**农户非农化程度**。前面数据分析发现，非农程度越低的农户更愿意采用新技术，预期变量的系数符号为负。

（7）**地区变量**。从前面对农户新技术采用行为特征分析中得出，不同样本地区的农户在新品种采用意愿上存在着较大的差异。因此在这里加入地区变量。

3. **数据说明**。模型引用的数据均来前述贫困地区农户问卷调查资料，剔除了其中不符合进行计算要求的一些观察值，农户新技术采用选择模型估计中运用的观察值为 307 户。这里具体说明一下各个变量的数据引用。

因变量为二元变量：用 1 表示农户愿意采用新品种，用 0 表示农户不愿采用新品种。解释变量中农户耕地规模、农户收入、农户非农化程度、地区变量、养殖规模、户主特征变量与本章第一节种粮决策模型中的数据采用相同；家庭规模采用的是家庭常住人口数。

4.3.2 模型估计结果与分析

利用前述调查数据，使用 SPSS13.0 对贫困地区农户采用新品种行为影响因素模型进行估计，结果见表 4-3。模型通过了检验，估计结果较为理想。由模型估计结果可以得出以下几点结论：

表4-3　贫困地区农户新品种采用影响因素模型估计结果

解释变量	B	S. E.	Wald	Sig	Exp(B)
常数项	0.884	1.168	0.572	0.449	2.420
性别	0.810	0.343	5.576	0.018	2.248
年龄	0.002	0.015	0.023	0.880	1.002
文化程度	0.187	0.152	1.510	0.219	1.206
耕地规模	−0.021	0.017	1.644	0.200	0.979
家庭规模	0.152	0.091	2.774	0.096	1.164
养殖规模	0.032	0.013	6.106	0.013	0.968
人均纯收入	0.000	0.000	9.064	0.003	1.000
非农化程度	−0.356	0.213	2.794	0.095	0.700
地区虚变量（甘肃＝1）	−1.517	0.507	8.963	0.003	0.219
地区虚变量（陕西＝1）	−2.736	0.571	22.961	0.000	0.065
地区虚变量（河南＝1）	−2.464	0.584	17.768	0.000	0.085
−2 Log likelihood	347.714		Cox & Snell R Square		0.218
Nagelkerke R Square	0.292				

第一，被调查者自身特征变量中性别通过了显著性检验，且系数为正值，这表明男性比女性更愿意采用新品种，这可能由于大多数男性相对来说更容易接受新事物。被访者年龄和文化程度变量未通过显著性检验，说明年龄和文化程度不是影响贫困地区农户新品种采用行为的重要因素。

第二，家庭规模系数为正值，通过显著性检验，这表明家庭规模是影响贫困地区农户新品种采用行为的重要影响因素。家庭规模越大的农户，粮食需求越多，则其更愿意采用粮食新品种，采用新技术的态度也更加积极。

第三，养殖规模系数为正值，且通过了显著性检验，这表明养殖业规模越大，农户更愿意采用粮食新品种。其原因在于农户养殖规模越大，所需的饲料粮较多，对高产优质的粮食新品种就更为偏好，从而更愿意采用新技术。

第四，人均纯收入变量通过了显著性检验，且系数为正值，这表明人均纯收入是影响农户新品种采用意愿的重要因素，收入越高的农户采用新品种的积极性越高。因为收入高的农户更有能力投资在新品种采用上，对新技术的需求相对来说要大一些。

第五，非农化程度系数为负值，且通过了显著性检验，这表明兼业程度是影响农户采用新品种意愿的重要因素，非农化程度越高的农户越不愿意采用粮食新品种。这可能是因为非农化程度越高的农户，对农业收入的依赖性越低，对农业生产关注较少，则采用新品种的积极性就越低。

第六，三个省份虚拟变量通过显著性检验，这表示地区差异是贫困地区农户是否愿意采用新品种的一个重要影响因素。三个系数都为负值，表明甘肃、陕西和河南相对于内蒙古而言，农户采用新品种的积极性较低。

第五章
研究结论及政策建议

5.1 研究结论

5.1.1 粮食生产是贫困地区农户一项极为重要的生产经营活动

    贫困地区农村非农产业不发达，农业剩余劳动力转出比较困难。因此农业对贫困地区农户来讲是满足自身生存消费需要、增加家庭的现金收入的主要来源。在传统价值体系和日常实践约束下，农户在生产经营中往往追求经济安定、收入稳定，同时风险又相对较低、利润最大的目标。贫困地区农户种粮的最主要动机是为了满足自家口粮需要，其次才是满足自家饲料粮需要、市场出售获得收入和保证自家劳动力就业。由此可以看出贫困地区农户粮食安全是家庭生产经营考虑的重点，不论从解决温饱还是增加家庭收入角度来看，粮食生产是贫困地区农户一项极为重要的生产经营活动。

5.1.2 不同地区、不同类型农户种粮决策的意愿差别较大

    不同贫困地区、不同类型农户粮食生产行为存在较大的差异。这种差异首先体现在种粮决策的意愿上，不同地区、不同耕地规模、不同收入、不同兼业程度农户在满足自家粮食需求后的种粮意愿选择行为存在较大的差别。高收入农户，更倾向于不种粮；小耕地规模与大耕地规模农户比中等耕地规模农户更愿意种

粮；兼业程度高的农户更不愿意多种粮。

5.1.3 满足自己需求、粮食市场价格、国家政策是农户种粮决策时考虑的主要因素

除满足自己需求外，粮食市场价格是农户种粮决策时考虑的最主要因素。农户对能承受粮价下跌幅度与期望粮价上涨幅度看法不同，不同地区的农户对粮价的反应不同：甘肃和内蒙古对粮价的上涨和下跌反应相对来说都较敏感些；不同收入、不同耕地规模和不同兼业程度的农户对能承受粮价下跌幅度存在差异，但对期望粮价上涨幅度的差别不大。当经济作物收益比粮食作物高时，大多数农户表示会调整部分粮食播种面积。

此外国家惠农政策也是农户种粮决策考虑的重要因素。总体来看新农业政策对刺激贫困地区农户种粮积极性起到了一定的作用，但不同类型农户之间的反应程度和期望程度不同。甘肃与内蒙古的样本农户认为新农业政策刺激粮食生产的作用较小，陕西与河南的农户认为新农业政策刺激作用较大些；兼业程度越高的农户认为新农业政策的刺激作用越低。

5.1.4 贫困地区农户生产投资行为的差异性较大

贫困地区农户粮食生产投资主要是化肥投入、种子费用、机械投入、雇工支出和生产性固定投资。农户在核算生产效益时一般不考虑自身的劳动投入。不同地区和不同类型农户粮食生产投入不同。内蒙古的生产支出较高；最高收入组的农户生产支出较高；随着耕地规模的增大，农户生产支出相应地增加；非农兼业户的生产支出较低。在家庭生产性固定资产投资方面，甘肃和内蒙古的投资额比其他两个样本地区要高一些；收入越高的农户在固定资产上的投资越大；中等规模农户比其他两类农户的生产性固定投资都要高一些；兼业程度越高的农户生产投资越少。

5.1.5　耕地规模、农户收入和种粮收益是影响贫困地区农户生产投资行为的主要因素

计量经济模型分析表明：耕地规模越大的农户，粮食生产资金投入越多；农户人均纯收入越高，则农户投资在粮食生产上的资金越多；种粮收益越高，农户的生产投入也越高；农户文化程度越高，投入在粮食生产上的资金越多；农户拥有的劳动力数量越多，投入在粮食生产上的资金越少。另外，地区差异是影响贫困地区农户粮食生产投入的重要因素。

5.1.6　贫困地区农户采用新技术行为的差异性较大

贫困地区农户了解新技术的主要途径有电视广播、邻里介绍、销售人员介绍和技术人员介绍。贫困地区农户采用新技术的积极性较高，但不同地区、不同类型农户采用的行为存在着差异：内蒙古采用新品种的意愿最强烈；耕地规模越大，农户更愿意采用新品种；非农化程度越高，采用新技术积极性越低。农户购买良种时考虑的最主要因素是增产效果，此外，良种品质、良种价格和别人是否采用也是农户考虑的重要因素。不同地区、不同类型农户对良种价格的反应程度不同，内蒙古地区农户平均能承受新老品种价格差的幅度最小；收入高的农户对新老品种价格差的承受幅度较大；兼业程度越高的农户对新老品种价格差的承受幅度较大。

5.1.7　家庭规模、养殖规模和兼业程度等是贫困地区农户新技术采用行为的主要影响因素

计量经济模型分析结果表明：对我国贫困地区农户采用新品种（新技术）具有显著影响的因素有性别、家庭规模、养殖规模、收入水平和兼业程度。男性相对于女性来说更容易接受新事物，更愿意采用新品种；家庭规模越大的农户，粮食需求越多，

则其更愿意采用粮食新品种；农户养殖规模越大，所需的饲料粮较多，更愿意采用新品种；收入高的农户更愿意采用新品种；非农化程度越高的农户，对农业收入的依赖性更低，采用新品种的积极性就越低。另外，地区差异是贫困地区农户是否愿意采用新品种的一个重要影响因素。

5.2 政策建议

基于对我国贫困地区农户粮食生产行为特征及影响因素的分析和总结，为提高我国贫困地区粮食生产水平，以实现粮食安全，提出如下政策建议。

5.2.1 加大农业基础设施投入，改善贫困地区农业生产条件

贫困地区农业自然条件比较恶劣，耕地质量下降，土地肥力不足，农业生产条件较差。农业基础设施建设是农业生产的重要保障和重要条件，是抵御自然风险、改善"靠天吃饭"局面的重要措施，尤其对于土地资源相对贫瘠和有限的贫困地区来说，基础设施建设显得尤其重要，必须加强和完善防洪、抗旱以及农田水利等基础设施。

5.2.2 完善粮食最低收购价格政策，积极推进各项粮食补贴政策

粮食最低收购价格政策、粮食直接补贴、良种补贴、农机购置补贴等政策措施是保护和提高贫困地区农户种粮积极性的有效措施。因此，应该根据贫困地区的特点，进一步完善粮食最低收购价格政策，提高最低收购价格水平，稳定粮食市场价格，保证农民种粮收入。同时要继续完善粮食直接补贴政策等各种补贴政策，不断提高补贴水平，以提高贫困地区的粮食生

产能力。

5.2.3 适度调整农业内部结构，保证粮食种植面积

贫困地区不同农户在满足自己需要后的种粮意愿存在着差别，大多数农户愿意减少部分粮食种植面积以种植经济收益较高的作物。因此，应坚持以解决温饱和提高贫困地区农户收入水平为目标，大力培养贫困地区农户的科技意识和市场意识，引导调整贫困地区农村农业结构。鼓励各地区根据农业生产的基本条件以及各地方的资源优势，鼓励改善品种结构，优化区域布局，大力发展特色农业。同时要注意因地制宜，应该根据不同贫困地区的具体情况、尊重不同类型农户的意愿来调整农业结构。确保粮食生产的稳定发展和农业结构的有效调整。

5.2.4 加大对贫困地区的技术投入，积极推广新技术

解决粮食问题的根本途径是建设基本农田和科学种田以提高粮食产量。我国贫困地区总体上农户新技术采用积极性较高，但有些地区农户由于对新技术不了解，担心新技术的变异风险，而不愿采用，因此国家应增加对农业科研的投入，推进贫困地区农业科技的推广。应加强媒体、销售渠道对新技术的宣传和推广，把优良品种的培育、引进、推广和耕作制度作为重要的农业工作切实抓好，保证技术人员到户、科技成果到田、技术要领到人。

5.2.5 培育收入增长新渠道，扩大贫困地区农户收入来源

正如因素分析中的结论所言，农户收入是影响农户粮食生产投资和新技术采用决策的重要因素，提高收入有利于提高农户生产投资和新技术采用积极性。因此应积极引导贫困地区农户，拓宽增收渠道，扩大其收入来源。近年来在我国贫困地区开发的一

些重点扶持产业，比如养殖业等，在很大程度上解决了贫困地区的劳动力剩余问题，提高了农户收入。此外非农就业机会对于稳定粮食生产非常重要，政府应为贫困地区农村剩余劳动力转移提供便利条件，提高农户的非农化程度，从而促进贫困地区经济的发展。

参 考 文 献

[1] Allan N. Rae. The Effects of Expenditure Growth and Urbanization on Food Consumption in East Asia: A Note on Animal Products. Agricultural Economics, 1998, 18: 219~299

[2] Anderson, S. A. (Ed.). Core indicators of nutritional state of difficult-to-sample populations: A report of the life sciences research office. The Journal of Nutrition, 1990, 120(11S): 1559~1600

[3] Awudu Abdulai and Dominique Aubert. A Cross-section Analysis of Household Demand For Food and Nutrients in Tanzania, Agricultural Economics, 2004, 31: 67~79

[4] Barnum, D.. Domestic Resource Cost and Effective Protection: Clarification and Synthesis. Journal of Political Economy, 1972(5)

[5] Barraclough, S. , and P. Utting. food security trends and prospects in Latin America, Working Paper no 99, Helen Kellog Institute for International Studies, University of Notre Dame, USA. 1987

[6] Berstein, T. Stalinism, Famine, and Chinese Peasants: Grain Procurement During the Great Leap Forward, Theory and Society, 1984, Vol. 13, No. 3

[7] Behrman, J. R. and Deolalikar, A. B. Will Developing Country Nutrition Improve with Income? A Case Study of Rural South India, Journal of Political Economy, 1987, 95: 108~38

[8] Borton, J. and J. Shoham. Mapping vulnerability to food insecurity: tentative guidelines for WFP Offices. mimeo. Study commissioned by the world Food Programme. London: Relief and Development Institute. 1991

[9] Bouis, H. and Haddad, L. J. Are Estimates of Calorie-Income Elasticities too High? A Recalibration of the Plausible Range. Journal of Development Economics, 1992, 39: 333~364

[10] Brink, Satya. Lack of Food Insecurity: A Research Framework for Human Resources Development Canada. Unpublished paper. Applied Research Branch, Human Resources Development Canada. 2001

[11] Catherine Halbrendt. Rural China Food Consumption: The Case of Guangdong. American Journal of Agricultural Economics, Nov. 1994: 794~799

[12] Chung, K., Haddad, L., Ramakrishna, J., Riely, F., Identifying the Food Insecure: The Application of mixed-Method Approaches in India, International Food Policy Research Institute, Washington, DC. 1997

[13] Chisholm, A. H., and R. Tyers, (eds). Introduction and overview. Food security: theory, policy, and perspectives from Asia and the Pacific Rim, Lexington books, Massachusetts. 1982

[14] Chambers, R., Sustainable Rural Livelihoods: A Key Strategy for People, Environment and Development. In: C. Conroy and M. Litvinoff. (eds). The Greening of Aid. Earthscan. London, 1988

[15] Clay, E., Food policy issues in low-income countries: an overview. In: food policy issues in low income countries. World Bank staff working paper, no 473. World Bank. Washington DC. August, 1981

[16] Coates, J., P. Webb, and R. Houser. Measuring Food Insecurity: Going Beyond Indicators of Income and Anthropometry. Food and Nutrition Technical Assistance Project. Washington, DC: Academy for Educational Development. 2003

[17] Davies, S., Versatile response: strategic adaptation to food insecurity in the Malian Sahel. IDS. Brighton, 1992

[18] Davis, B. and Tarasuk, V., Hunger in Canada. Agriculture and Human Values, 1994, Vol. 11(4): 50~57

[19] De Waal, A., Famine that Kills. Clarendon. Oxford, 1989

[20] David B. Eastwood, John A. Craven. Food Demand and Savings in a

complete, Extended, Linear Expenditure System. American Journal of Agricultural Economics, Aug. 1981: 544~549

[21] EEC. The Institution of an official Poverty Line and Economics Policy. Welfare state program paper series, 1993

[22] Eide, W. B. , G. Holmboe-Ottesen, A. Oshaug, D. Perera, S. Tilakaratna, and M. Wandel, Introducing Nutritional Considerations into Rural Development Programmes with Focis on Agriculture. Report No. 2: Towards Practice. Oslo, Norway: University of Oslo, Institute for Nutritional Research. 1986

[23] FAO. Rome declaration on world food security and world food summit plan of action, FAO, Rome. 1996

[24] FAO/WHO. Nutrition and development: A Global assessment. Rome. 1992

[25] Fan, S. , Pardey, P. , Research, productivity, and output growth in Chinese agricultural. Journal of Development Economics, 1997, 53: 115~137

[26] Foster, P. The world food problem: Tackling the causes of undernutrition in the Third World. Boulder, Colo,. USA: Lynne Rienner Publishers. 1992

[27] Frankenberger, T. Measuring Household Livelihood Security: An Approach for Reducing Absolute Poverty. Food Forum 24. Washington, D. C. Food Aid Management. 1996

[28] Frankenberger, T. R. , Indicators and data collection: methods for assessing household food security. In: Maxwell, S. and Frankenberger, T. R. Household Food Security: Concepts, Indicators, Measurements: a Technical Review, UNICEF/IFAD: New York/Rome, 1992

[29] Frank Riely, Nancy Mock, Bruce Cogill, Laura Bailey, and Eric Kenefick. Food Security Indicators and Framework for Use in the Monitoring and Evaluation of Food Aid Programs. 1999

[30] Jia-rui Lu, Amy(Chen)Peng. Evolution of Rural Consumption Patton in China. Consumer Interests Annual, Vol. 46, 2000

[31] Hoddinott, John and Yohannes, Yisehac. Dietary diversity as a food

security indicator, FCND(food consumption and nutrition division) discussion paper No. 136, IFPRI, 2002. 06

[32] Huang, K. S. Effects of Food Prices and Consumer Income on Nutrient Availability. Applied Economics, 1999, 31: 367~380

[33] International Conference on Nutrition(ICN), 1992, Caring for the socioeconomically deprived and nutritionally vulnerable, Theme Paper No. 3 in Major Issues for Nutritional Strategies . Food and Agriculture Organization of the United Nations/ World Health Organization, Geneva

[34] Jonsson, U. , and K. Toole. Household food security and nutrition: A conceptual Analysis. Mimeo. UNICEF, New York, 1991. 4

[35] K. Ge, Chunming Chen and T. Shen, Food Consumption and Nutritional Status in China: Achievements, Problem and Policy Implications, FNA/ANA, 1992, Vol. 2

[36] Luther Tweeten. The Economics of Global Food Security, Review of Agricultural Economics, 2000, Vol. 21

[37] Low, S. R. , P. K. Mayer. Comparative Advantage among African Coffee Producer. American Journal of Agricultural Economics, 1974, V73(9)

[38] Mark Nord. Margaret Andrews. Steven Carlson. Household Food Security in the United States, 2004. www. ers. usda. gov

[39] Maxwell, S. , Frankenberger, T. , Household Food Security: Concepts, Indicators, Measurement, A Technical Review. UNICEF, New York and IFAD, Rome. 1992

[40] Maxwell, S. , National food security planning: First thoughts from Sudan. Paper presented to workshop on food security in the sudan. IDS, Sussex, 3-5 October 1988

[41] Maxwell, S. , (ed). To cure all hunger: food policy and food security in Sudan. Intermediate technology publications. London, 1991

[42] Maxwell, D. Measuring food insecurity: The frequency and severity of coping strategies. Food Policy, 1995, 21: 291~303

[43] Nord, M. , A. K. Satpathy, N. Raj, P. Webb, and R. Houser.

Comparing Household Survey-Based Measures of Food Insecurity across Countries: Case Studies in India, Uganda and Bangladesh. Discussion Paper No 7. Boston: Friedman School of Nutrition Science and Policy, Tufts University. 2002

[44] Oppenheim, C. Poverty: the Facts. Child Poverty Action Group, 1993

[45] O'Brien-Place, P. and T. R. Frankenberger. Food Availability and Consumption Indicators. Nutrition in Agriculture Cooperative Agreement, Report No.3. Tucson, Arizona, USA: University of Arizona, Office of Arid Lands Studies. 1988

[46] Olson, C. M., Rauschenbach, B. S., Frongillo, E. A., Jr., & Kendall, A. Factors Contributing to Household Food Insecurity in a Rural Upstate New York County. Institute for Research on Poverty: Discussion Papers, No. 1107-96, University of Wisconsin: Madison. 1996

[47] Philips, T., and D. Taylor. Optimal control of food insecurity: A conceptual framework. American journal of agricultural economics, 1990, 72(5): 1304~1310

[48] Riely, F., N. Mock, B. Cogill, L. Bailey, and E. Kenefick. Food security indicators and framework for use in the monitoring and evaluation of food aid programs. IMPACT: Food security and nutrition monitoring project. Arlington, Va., U. S. A. 1995

[49] Radimer, K. L., Olson, C. M., Greene, J. C., Campbell, C. C., & Habicht, J. Understanding hunger and developing indicators to assess it in women and children. Journal of Nutrition Education, 1992, 24(1): 36S-44S

[50] Ravillion, M., Income effects on undernutrition. Economic development and cultural change, 1990, 38: 489~515

[51] Smith, M., et al. household food security, concepts and definition: an annotated bibliography, mimeo, IDS, Brighton. 1992

[52] Sen, A. Poverty and Famines: an Essay on Entitlement and Deprivation. Oxford, U. K.: Clarendon Press, 1981

[53] Shenggen Fan. Research investment and economic returns to Chinese

agricultural research. Journal of productivity analysis, 2000, 14(92):
163～180

[54] Shenggen Fan, Eric J. Wailes, Gail L. Cramer. Household Demand in
Rural China: A Two-Stage LES-AIDS Model. American Journal of
Agricultural Economics, Feb. 1995: 54～62

[55] Shoham, J. and E. Clay. The role of socio-economic data in food needs
assessment and monitoring, Disasters, 1989, 13(1): 41～60

[56] Staatz, J., Food security and agricultural policy: summary, proceed-
ings of the agriculture-nutrition linkage workshop, 1990, Vol. 1, Feb-
ruary 12-13, Virginia

[57] Smith, L., Elobeid, A., Jensen, H., Johnson, S, The geography
and causes of food insecurity in developing countries. Agricultural Eco-
nomics, 2000, 22: 199～215

[58] Segall Corrêa, A., R. Pérez Escamilla, L. Kurdian Maranha, and F.
Archanjo Sampaio. Relatório tócnico. Acompanhamento e avaliação da
segurança alimentar de famílias brasileiras: validação de metodologia e
de instrumento de coleta de informação. UNICAMP, Faculdade de
Ciências Médicas, Departamento de Medicina Preventiva e Social, Au-
gust. 2003

[59] Shenggen Fan and Xiaobo Zhang. Infrastructure and regional economic
development in rural China. China economic review, 2004, (15):
203～214

[60] Strauss, John. Joint determination of food consumption and production
in rural Sierra Leone: Estimates of a household-firm model. Journal of
development economics, 1984, 14: 77～103

[61] Strauss, J. and Duncan Thomas. The Shape of the Calorie Expenditure
Curve. Economic Growth Centre Discussion Paper No. 595, Yale Uni-
versity. 1990

[62] Subramanian, S. and Angus Deaton (1996) "The Demand for Food and
Calories", Journal of Political Economy, Vol. 104, No. 1.

[63] Squire. A. On the Theory of the Competitive Firm Under Price Un-
certainty. American Economic Review, 1971(3)

[64] Townsend, P. Poverty in the Kingdom: A Survey of the House and Living Standard. Allen Lane and Penguin Books, 1979

[65] Tong Han, Thomas I. Wshl. Rural Household Fruit and Vegetable Consumption in China. Annual Meeting of American Agricultural Economics Association, 1998

[66] Von Braun, J. A policy agenda for famine prevention in Africa. Food policy report. International food policy research institute. Washington DC. 1991

[67] World Bank. Poverty and Hunger: Issues and Options for Food Security in Developing Countries. World Bank. Washington. DC. 1986

[68] Zhujing. Public investment and China's long-term food security under WTO. Food policy, 2004, (29)

[69] 阿玛蒂亚·森. 评估不平等和贫困的概念性挑战. 经济学季刊. 2003, 2(2)

[70] 毕井泉. 在全国稳定农业生产资料价格工作电视电话会议上的讲话. 中国物价. 2006(4)

[71] 曹力群, 庞丽华. 改革以来农户生活消费的变动特征及近期的发展趋势. 中国农村经济. 2000(11)

[72] 曹轶瑛. 开放贸易背景下农户粮食销售行为与我国粮食安全的关系. [硕士学位论文]. 北京: 中国农业大学, 2001

[73] 陈凡. 贫困地区农户经济行为与贫困机理分析. 中国农村观察. 1998(5)

[74] 段庆林. 我国农村地区消费模式研究. 中国农村经济. 1999(3)

[75] 国家统计局农村社会经济调查总队. 1998 年农村居民生活消费情况. 调研世界. 1999(5)

[76] 丁声俊. 对我国食物安全问题的新观点新结论新建议. 软科学研究. 2005(3)

[77] 丁声俊, 朱立志. 世界粮食安全问题现状. 中国农村经济. 2003(3)

[78] 丁声俊. 我国粮食的现状、预测与对策. 农业经济问题. 1995(8)

[79] 都阳. 中国农村贫困性质的变化与扶贫战略调整. 中国农村观察. 2005(5)

[80] 都阳. 中国贫困地区农户劳动供给研究. 北京: 华文出版社, 2001

[81] 东梅，钟甫宁. 退耕还林与贫困地区粮食安全的实证分析——以宁夏回族自治区为例. 中国人口·资源与环境，2005，15(1)

[82] 冯海发. 亦论兼业化农民的历史命运. 中国农村经济. 1988(11)

[83] 国家发展改革委宏观经济研究院课题组. 解决"十一五"时期我国粮食安全和"三农"问题的途径. 宏观经济研究. 2005(10)

[84] 国家粮食局科学研究院课题组. 以粮食为重点的国家食物安全新构想. 宏观经济管理. 2006(10)

[85] 高帆. 中国粮食安全的理论研究与实证分析. 上海：上海人民出版社，2005

[86] 高晓红. 二元结构转换与体制转型中的农户粮食种植行为分析. 首都经济贸易大学学报. 2000(1)

[87] 郭玮，赵益平. 威胁粮食安全的主要因素及应对策略. 管理世界. 2003(11)

[88] 黄季焜. 中国的食物安全问题. 中国农村经济. 2004(10)

[89] 黄季焜. 迈向21世纪的中国粮食. 研究报告. 1995(11)

[90] 黄季焜. 社会发展、城市化和食物消费. 中国社会科学. 1999(4)

[91] 黄勇，张国云，王国勇. 浙江省粮食安全体系建设研究. 宏观经济研究. 2004(9)

[92] 黄宗智. 华北的小农经济与社会变迁. 北京：中华书局，1986

[93] 黄祖辉，胡豹，黄莉莉. 谁是农业结构调整的主体？农户行为及决策分析. 北京：中国农业出版社，2005

[94] 贺晓丽. 我国城乡居民食品消费的实证研究［硕士学位论文］. 北京：中国农业大学，2000

[95] 韩俊. 我国农户兼业问题探析. 经济研究. 1988(4)

[96] 韩广富. 当代中国农村扶贫开发的历史进程. 理论学刊. 2005(7)

[97] 胡红帆. 联合国粮农组织粮食安全特殊计划. 世界农业. 2000(2)

[98] 胡继连. 中国农户经济行为研究. 北京：中国农业出版社，1992

[99] 韩耀. 中国农户生产行为研究. 经济纵横. 1995(5)

[100] 侯军岐. 农户经济增长源泉与发展机制. 西安：西北大学出版社，2000

[101] 金和辉. 计划、市场和中国农民的粮食供给行为，经济研究. 1990(9)

[102] 蒋乃华. 价格因素对我国粮食生产影响的实证分析. 中国农村观察. 1998(5)

[103] 吉林省发展研究中心. 吉林省粮食主产区百户农民的家庭调查. 中国农村经济. 1998(12)

[104] 孔祥智. 中国农家经济审视. 北京：中国农业科技出版社，1999

[105] 康晓光. 地球村时代的粮食供给策略——中国的粮食国际贸易与粮食安全. 天津：天津人民出版社，1998

[106] 联合国开发计划署. 缓解中国贫困的一体化战略. 北京：社会科学文献出版社，2003

[107] 林毅夫. 再论制度、技术与中国农业发展. 北京：北京大学出版社，2000

[108] 李锐，项海荣. 不同类型收入对农村居民消费的影响. 中国农村经济. 2004(6)

[109] 李锐. 中国农业投资研究. 农业技术经济. 1996(5)

[110] 李小军，李宁辉. 粮食主产区农村居民食物行为的计量分析. 统计研究. 2005(7)

[111] 李军. 收入差距对消费需求影响的定量分析. 数量经济技术经济研究. 2003(9)

[112] 李晓西. 转轨经济中的消费行为及理论假说. 经济科学. 1998(4)

[113] 黎东升. 中国城乡居民食物消费. 北京：中国经济出版社，2005

[114] 刘晓梅. 关于我国粮食安全评价指标体系的探讨. 财贸经济. 2004(9)

[115] 刘惠英，顾焕章. 江苏农民消费结构分析. 中国农村观察. 2000(5)

[116] 梁振华，杨建仓，王燕明. 由温饱转向小康农民消费行为变化研究. 中国农村经济. 1994(1)

[117] 廖洪乐，李小云. 粮食价格对农户粮食生产影响的实证分析——湖南宁乡、汉寿两县为例. 中国农村观察. 1995(9)

[118] 卢良恕. 中国农业新发展与食物安全新动态. 中国工程科学. 2005(4)

[119] 鲁万波，李竹渝. 中国"九五"期间城乡居民结构及变化趋势的比较分析. 数理统计与管理. 2002(11)

[120] 陆一香. 论兼业化农业的历史命运. 中国农村经济. 1998(2)

[121] 马九杰等. 粮食安全衡量及预警指标体系研究. 管理世界. 2001(1)

[122] 马晓河. 我国中长期粮食供求状况分析及对策思路. 中国农村经济. 1997(3)

[123] 马成文. 我国农村居民消费结构分析. 中国农村观察. 1995(5)

[124] 马凤楼, 许超. 近50年来中国居民食物消费与营养状况回顾. 营养学报. 1999(21)

[125] 马鸿运. 中国农户经济行为研究. 上海：上海人民出版社, 1993

[126] 梅方权. 中国的科学技术和食物安全. 中国软科学. 1996(4)

[127] 穆月英. 中国城乡居民消费需求系统的 AIDS 模型分析. 经济问题. 2001(8)

[128] 蒙秀锋, 饶静, 叶敬忠. 农户选择农作物新品种的决策因素研究. 农业技术经济. 2005(1)

[129] 农业部产业政策与法规司课题组. 农村劳动力转移就业现状、问题及对策. 农业经济问题. 2005(8)

[130] 农户投资潜力研究课题组. 农户投资潜力的研究. 经济研究. 1991(10)

[131] 恰亚诺夫. 农户的经济组织. 北京：中央编译出版社, 1996

[132] 钱忠好. 农地承包经营权市场流转：理论与实证分析. 经济研究. 2003(2)

[133] 全国贫困缺粮县粮食安全问题课题组. 全国 332 个贫困缺粮县的基本粮情. 中国粮食经济. 2006(1)

[134] 孙振远. 中国粮食问题. 河南：河南人民出版社, 2000

[135] 世界银行. 2000/2001 年世界发展报告. 北京：中国财政经济出版社, 2001

[136] 石扬令, 常平凡. 中国食物消费分析与预测. 北京：中国农业出版社, 2004

[137] 戎刚. 农户消费的实证分析. 中国农村经济. 1997(6)

[138] 史清华. 农户经济增长与发展研究. 北京：中国农业出版社, 2001

[139] 史清华, 贾生华. 农户家庭农地要素流动趋势及其根源比较. 管理世界. 2002(1)

[140] 史清华, 卓建伟. 农户粮作经营及家庭粮食安全行为研究. 农村技术经济. 2004(5)

[141] 西奥金·舒尔茨. 改造传统农业. 北京：商务印书馆，1999

[142] 沈红. 中国贫困研究的社会学评述. 社会学研究. 2000(2)

[143] 谭向勇，孙琛. 目前粮食过剩问题及对策. 农业经济问题. 1999(7)

[144] 唐平. 近10年全国及低收入农民食物消费和膳食结构的变化特征及差异. 消费经济. 2001(1)

[145] 唐惠斌. 生存·改革·发展. 北京：中国展望出版社，1989

[146] 徐德徽. 我国贫困地区的食品消费与营养状况——对河北省内丘县侯家庄乡的实证研究. 中国农村观察. 1997(4)

[147] 王玉英，陈春明，何武. 1990—1998年中国食物消费与膳食结构. 卫生研究. 2000(5)

[148] 王德文，黄季焜. 双轨制度下中国农户粮食供给反应分析. 经济研究. 2001(12)

[149] 王旺国，武松明. 中国粮食生产在双轨制下价格反应的实证分析. 粮食问题研究. 2002(2)

[150] 吴志华. 中国粮食安全研究评述. 江海学刊. 2003(3)

[151] 闻海燕. 论市场化进程中浙江区域粮食安全体系的构建. 江海学刊. 2003(5)

[152] 叶普万. 贫困经济学研究：一个文献综述. 世界经济. 2005(9)

[153] 严瑞珍，程漱兰. 经济全球化与中国粮食问题. 北京：中国人民大学出版，2001

[154] 叶永盛. 我国主要食物消费需求经济计量学估计. 农业技术经济. 1993(3)

[155] 杨建仓，任燕顺. 我国农产品消费需求的回顾与展望. 中国农村经济. 1994(4)

[156] 尹士杰. 中国消费结构合理化研究. 湖南：湖南大学出版社，2001

[157] 余功豹. 不同层次的农村家庭在粮食生产中的行为分析. 中国农村经济. 1988(9)

[158] 朱泽. 中国粮食安全状况研究. 中国农村经济. 1997(5)

[159] 朱玲. 贫困地区农户的营养和食品保障. 经济研究. 1994(2)

[160] 朱晶. 贫困缺粮地区的粮食消费和食品安全. 经济学（季刊）. 2003(4)

[161] 朱希刚. 我国"九五"时期农业科技进步贡献率的测算. 农业经济

问题. 2002(5)

[162] 朱希刚. 跨世纪的探索：中国粮食问题研究. 北京：中国农业出版社, 1997

[163] 朱明芬, 李南田. 农户采用农业新技术的行为差异及对策研究. 农业技术经济. 2001(2)

[164] 翟凤英, 何宇娜, 王志宏等. 中国城乡居民膳食营养素摄入状况及变化趋势. 营养学报. 2005(3)

[165] 臧旭恒, 孙文祥. 城乡居民消费结构：基于 ELES 模型和 AIDS 模型的比较分析. 山东大学学报（社哲版）. 2003(6)

[166] 张红宇. 中国农地调整与使用权流转：几点评论. 管理世界. 2002(5)

[167] 张明梅. 粮食直补：农业支持政策在我国粮食主产区的实践. 调研世界. 2004(9)

[168] 张晓等. 中国水旱灾的经济学分析. 北京：中国经济出版社, 2000

[169] 张林秀. 农户经济学基本理论概述. 农业技术经济. 1996(3)

[170] 张海阳, 宋洪远. 农户的种粮行为与政策需求——对粮食主产区 6 县市 300 多个农户的调查分析. 2005(4)

[171] 张广胜. 农村市场发育对农户消费行为影响的实证研究. 中国农村观察. 2002(4)

[172] 郑必清. 关注居民的食物消费. 消费经济. 2002(3)

[173] 郑毓盛. 中国农业生产在双轨制下的价格反应. 经济研究. 1993(1)

[174] 中国社会科学院农村发展研究所课题组. 我国现阶段农民消费行为研究. 中国农村经济. 1999(9)

[175] 钟甫宁. 稳定的政策和统一的市场对我国粮食政策的影响. 中国农村经济. 1995(7)

[176] 钟甫宁, 朱晶, 曹宝明. 粮食市场的改革与全球化：中国粮食安全的另一种选择. 北京：中国农业出版社, 2004

[177] 周密. 论食物消费结构合理化的标准. 消费经济. 2002(6)

[178] 周建军, 王韬. 近十年我国城镇居民消费结构研究. 管理科学. 2003(4)

[179] 邹树林. 中国农业投入问题研究. 武汉：武汉出版社, 1994